JN219125

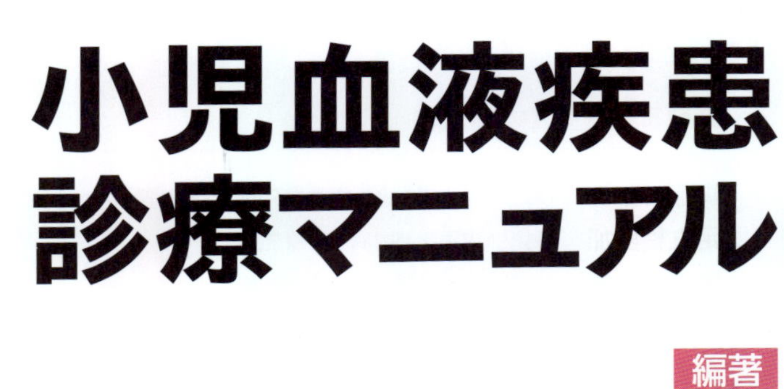

小児血液疾患診療マニュアル

編著

山本将平
東海大学医学部総合診療学系小児科学准教授

康　勝好
埼玉県立小児医療センター血液・腫瘍科長

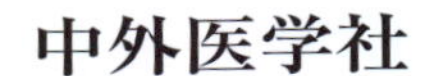

中外医学社

■執筆者一覧（執筆順）

森脇浩一	埼玉医科大学総合医療センター小児科教授
足立絵里加	島根大学医学部附属病院検査部
定方智美	島根大学医学部附属病院検査部
竹谷　健	島根大学医学部小児科教授
川口裕之	医療法人社団ナイズキャップスクリニック八千代緑が丘/防衛医科大学校小児科学講座
滝　智彦	杏林大学保健学部臨床検査技術学科/医学部付属病院遺伝子診療センター 教授
渡邉健太郎	東京大学医学部附属病院小児科助教
井上恭兵	慶應義塾大学医学部小児科学教室助教
磯部清孝	国立がん研究センター中央病院小児腫瘍科
山本将平	東海大学医学部総合診療学系小児科学准教授
板橋寿和	日本医科大学小児科学教室病院講師
富田　理	順天堂大学医学部附属順天堂医院小児科・思春期科助教
林　泰秀	群馬県立小児医療センター 顧問
本田　護	埼玉県立小児医療センター血液・腫瘍科医長
池田勇八	滋賀医科大学医学部附属病院小児科助教
大塚康平	東海大学医学部総合診療学系小児科学助教
小倉友美	自衛隊中央病院小児科
上月景弘	埼玉県立小児医療センター血液・腫瘍科
青木孝浩	千葉大学大学院医学研究院免疫細胞医学助教
石田悠志	岡山大学病院小児血液・腫瘍科病院講師
藤村純也	順天堂大学医学部附属順天堂医院小児科・思春期科准教授
一色恭平	さいたま市立病院小児科医長
望月慎史	国立国際医療研究センター病院小児科診療科長/第一小児科医長
中村こずえ	帝京平成大学ヒューマンケア学部看護学科准教授/帝京大学医学部小児科学講座客員講師
川上領太	浜松医療センター小児科医長
川村眞智子	埼玉県立がんセンター臨床検査科科長兼診療部長
加藤元博	東京大学医学部附属病院小児科教授
吉原宏樹	聖路加国際病院小児科医幹
荒川　歩	国立がん研究センター中央病院小児腫瘍科医長
牛腸義宏	国立成育医療研究センター小児がんセンター
金子綾太	東海大学医学部総合診療学系小児科学

外山大輔　東海大学医学部総合診療学系小児科学講師
大西宏明　杏林大学医学部付属病院造血細胞治療センター・臨床検査医学教室教授
康　勝好　埼玉県立小児医療センター血液・腫瘍科長
富澤大輔　国立成育医療研究センター小児がんセンター 血液腫瘍科診療部長
荒川ゆうき　埼玉県立小児医療センター血液・腫瘍科副部長
小埜良一　三重大学大学院医学系研究科感染症制御医学・分子遺伝学准教授
吉田奈央　日本赤十字社愛知医療センター名古屋第一病院小児医療センター血液腫瘍科部長
關中佳奈子　自衛隊中央病院小児科/防衛医科大学校小児科学講座
關中悠仁　自衛隊中央病院小児科/防衛医科大学校小児科学講座助教
福岡講平　埼玉県立小児医療センター血液腫瘍科医長
樋渡光輝　帝京大学医学部小児科学講座講師
嶋田　明　自治医科大学小児科・とちぎ子ども医療センター小児科教授
小池隆志　東海大学医学部総合診療学系小児科学講師
柴田真由子　東海大学医学部総合診療学系小児科学助教
三谷友一　埼玉県立小児医療センター血液・腫瘍科医長
柳　将人　札幌北楡病院小児思春期科医長
入倉朋也　東京大学医学部附属病院小児科助教
窪田博仁　京都大学医学部附属病院小児科特定病院助教
矢部普正　東海大学医学部総合診療学系小児科学客員教授
後藤晶子　神奈川県立こども医療センター血液・腫瘍科
野上由貴　国立がんセンター中央病院小児腫瘍科
小山千草　島根大学医学部小児科助教
秋山康介　伊勢原協同病院小児科診療部長
大隅朋生　医療法人財団はるたか会あおぞら診療所せたがや副院長
大嶋宏一　埼玉県立小児医療センター血液・腫瘍科医長
石川貴大　慶應義塾大学医学部小児科学教室助教
森　麻希子　埼玉県立小児医療センター血液・腫瘍科医長
松野良介　関西医科大学小児科学教室
渡壁麻依　奈良県立医科大学小児科
藤田祥央　東海大学医学部総合診療学系小児科学助教
花田良二　元埼玉県立小児医療センター

序文

血液疾患の診療に対して苦手意識をもっている臨床研修医，小児科専攻医の先生は多いのでないでしょうか．“こどもの血液疾患”となるとなおさらかもしれません．こどもの血液検査でみられる貧血，白血球減少・増加，血小板減少などから推察される鑑別診断，患者・保護者への説明，適切な治療など，診療の現場で要求されることは沢山あります．そのような時に，簡単に手に取って確認できる書籍として「小児血液疾患診療マニュアル」を出版しました．

本書の特徴は，“こどもの血液疾患のすべて”を網羅していることです．総論として診断に必要な検査，症候別の鑑別診断，各論として赤血球，白血球，血小板・凝固能異常をきたす疾患，造血器腫瘍性疾患，免疫異常症を中心に記載しています．また，造血細胞移植については，適応疾患，ドナー選択，前処置，合併症などについてわかりやすく解説しています．小児に対する輸血療法の実践，感染症対策，疼痛コントロールなどの支持療法についても具体的に記載し，充実した内容となっています．

近年，ゲノムを中心とした分子生物学の発展，免疫細胞療法の開発など，血液学はめまぐるしく変化しています．本書では，がんゲノム，遺伝性腫瘍と遺伝カウンセリング，細胞・遺伝子治療について，初学者でも容易に理解できるように解説しています．また，小児がんが治癒する時代となり，長期フォローアップの重要性が認識されています．特にフォローが必要な内分泌機能，認知機能，妊孕性，各種臓器機能について評価項目を詳細に記載しており，長期フォローアップ外来においても重宝されるものと考えます．

重要な点をKey Pointsとして簡潔に，各疾患については，患者・保護者への説明・指導のポイントをまとめています．臨床の第一線で活躍されているエキスパートの先生方に執筆いただき，実際の診療においては勿論ですが，小児科専門医試験や血液専門医試験にも大いに役立つと考えています．本書は“こどもの血液疾患のすべて”についてコンパクトにまとめており，臨床研修医，小児科専攻医だけでなく，小児血液診療に関わるすべての先生にとって，辞書のようにいつも手元においておきたくなる一冊になるように願っております．AIの技術の進化が目覚ましい現代においても，エキスパートの洞察と実地判断の結集は，何物にも代えがたい貴重な指針になると確信しております．

最後に，快くご執筆いただいた分担執筆者の皆様に感謝申し上げます．

また，本書では小児血液診療の大先輩である林　泰秀先生，花田良二先生，矢部普正先生にご自身のご経験をコラムにまとめていただきました．新井　心先生には優しいお母さんとこどもの挿絵を描いていただきました．この場をお借りして深謝いたします．

2024年12月

東海大学医学部総合診療学系小児科学准教授　山 本 将 平

目 次

第 1 章●血液総論

Ⅰ．血液疾患における検査

Ⅱ．血液疾患の症候と鑑別

第 2 章●赤血球の異常

第3章●白血球の異常

第4章●小児造血器腫瘍総論

第5章●支持療法

第6章●造血器腫瘍

第 7 章●小児造血細胞移植

第 8 章●晩期合併症

第 9 章●緩和医療

第 10 章●免疫異常

第 11 章●血小板と血栓止血の異常

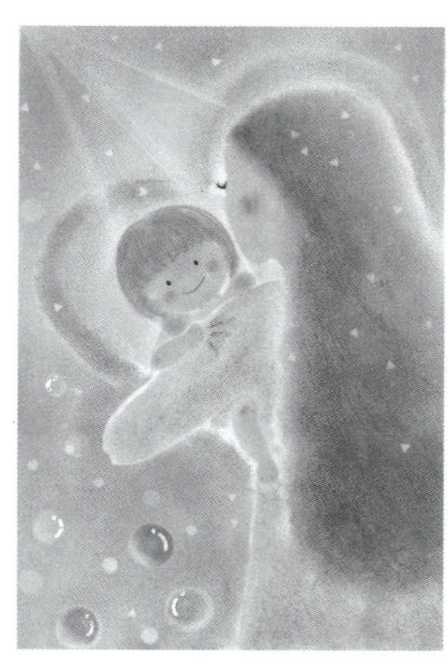

（作画：新井　心）

第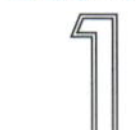章 ● 血液総論

Ⅰ．血液疾患における検査

SECTION 1

血算と凝固検査

KEY POINTS

1… 年齢，検査を行った時の状態，採取手技が結果に影響を与えるため，解釈時には注意する．

2… 必要に応じて検査技師と連絡をとり，追加検査をオーダーしたり，自分で標本を観察する．

3… 極端な異常値の場合，原因が推察できても改善傾向を確認する．

A 検査内容

1．血算

- 白血球数
- 赤血球数
- ヘモグロビン〔hemoglobin（血色素）: Hb〕
- ヘマトクリット（hematocrit: Ht）
- 赤血球恒数

  平均赤血球容積（mean corpuscular volume: MCV）

  平均赤血球ヘモグロビン量（mean corpuscular hemoglobin: MCH）

  平均赤血球ヘモグロビン濃度（mean corpuscular hemoglobin concentration: MCHC）
- 血小板数

MCV は各赤血球の大きさである．Ht を赤血球数で割れば計算できるが，赤血球の大きさの分布が正規分布でない場合は機械でのデータとずれる．MCH は各赤血球内のヘモグロビン量である．Hb を赤血球数で割れば計算できるが，MCV と同様，必ずしも機械値と計算結果は一致しない．

MCHC は赤血球単位体積あたりのヘモグロビン値で，Hb/Ht×100 で計算する．

単位は％で記載されることもあるが，計算式からはg/dLとなり，日本臨床検査標準協議会の資料でもg/dLとなっている．

以上の項目にはないが，赤血球形態（鉄欠乏性貧血の大小不同，溶血性尿毒症症候群の破砕赤血球など）からも重要な情報が得られるので鏡検は重要である．また血小板減少の場合，平均血小板容積（mean platelet volume: MPV）もみる．7〜11 fL程度が基準となる[5)]．免疫性血小板減少症や先天性血小板異常症の一部でMPVが大きい場合がある．

2. 白血球分画

近年は自動計測で好中球，リンパ球，単球，好酸球，好塩基球が出てくることが多いが，何らかの異常が想定される場合は検査技師が目視で確認する．血液疾患を専門とする医師以外が末梢血の塗抹標本を観察する機会は減っているが，ぜひ積極的に検査技師と一緒に観察してほしい．

3. 凝固・線溶

- プロトロンビン時間（PT）
- 活性化部分トロンボプラスチン時間（APTT）
- フィブリノゲン
- FDP
- D-dimer

PTとAPTTは二次止血のスクリーニングの主な検査である．PTは凝固の外因系因子（Ⅶ）および共通因子（Ⅰ，Ⅱ，Ⅴ，Ⅹ）の異常を，APTTは内因系因子（Ⅷ，Ⅸ，Ⅺ，Ⅻ）の異常を反映する．フィブリノゲンは凝固第Ⅰ因子とも呼ばれる急性期反応物質で，感染や炎症で上昇する．FDPはフィブリノゲン分解産物（一次線溶）とフィブリン分解産物（二次線溶）の総和．D-dimerはプラスミンによって生じた安定化フィブリンの分解産物．

B 採血時，検体分注時の注意

いずれも抗凝固薬の入った試験管に入れて提出する．そのため，採血後速やかに試験管に血液を入れる必要がある．採血に難渋する場合はその影響を受ける可能性があるため，解釈に注意が必要である．近年，クリニックでも血算とCRP（C-reactive protein）のみを比較的少量の血液で検査できる機械を設置して検査されていることも多い．その場合，耳朶や指先からの採血であることもあり，血算のデータは正確

JCOPY 498-24500

表 1 ▶ 血算

	白血球数 ($\times 10^3/\mu$L)		ヘモグロビン (g/dL)		平均赤血球容積 (fL)		血小板数 男児・女児ともに ($\times 10^4/\mu$L)
	男児	女児	男児	女児	男児	女児	
0 カ月	4.8-18.5	4.8-18.5	8.7-13.5	8.7-13.5	88.8-104.0	88.8-104.0	28.0-91.0
1 カ月	4.7-18.6	4.7-18.6	9.0-13.5	9.0-13.5	81.5-96.0	81.5-96.0	27.0-88.0
3 カ月	4.6-18.9	4.6-18.9	9.5-13.7	9.5-13.7	74.0-89.0	74.0-89.0	25.0-82.0
6 カ月	4.4-19.1	4.4-19.1	10.0-14.2	10.0-14.2	72.2-87.2	72.2-87.2	22.0-76.0
1 歳	4.3-19.6	4.3-19.1	10.5-14.1	10.7-14.1	71.3-86.9	71.3-87.4	16.8-65.0
2 歳	4.2-19.5	4.2-18.8	10.7-14.2	10.9-14.2	71.5-86.0	71.7-87.0	18.0-62.0
3 歳	4.2-19.0	4.2-18.3	11.0-14.2	11.1-14.2	73.0-86.0	73.0-87.0	18.0-58.0
6 歳	4.1-16.3	4.1-15.0	11.5-14.4	11.5-14.4	75.5-87.0	75.5-88.0	18.0-51.0
12 歳	4.0-10.7	3.8-10.1	12.2-15.7	11.9-14.9	78.0-92.0	78.0-93.0	18.0-44.0
15 歳	3.9-9.8	3.8-9.4	12.6-16.5	11.8-14.9	79.5-94.5	79.5-96.5	17.0-41.0
20 歳	3.8-9.5	3.7-9.4	13.7-17.2	11.5-14.6	82.0-97.0	82.0-98.0	16.0-37.0
日本臨床検査標準協議会基準値	3.3-8.6		13.7-16.8	11.6-14.8	83.6-98.2		15.8-34.8

(奥山虎之．小児科レクチャー．2013; 3: 538-43[1]より抜粋)

表 2 ▶ 白血球分画

	白血球 平均［範囲］	好中球 平均［範囲］，割合	リンパ球 平均［範囲］，割合	単球 平均，割合	好酸球 平均，割合
出生時	18.1 [9.0-30.0]	11.0 [6.0-26.0]，61%	5.5 [2.0-11.0]，31%	1.1，6%	0.4，2%
12 時間	22.8 [13.0-38.0]	15.5 [6.0-28.0]，68%	5.5 [2.0-11.0]，24%	1.2，5%	0.5，2%
1 日	18.9 [9.4-34.0]	11.5 [5.0-21.0]，61%	5.8 [2.0-11.5]，31%	1.1，6%	0.5，2%
1 週	12.2 [5.0-21.0]	5.5 [1.5-10.0]，45%	5.0 [2.0-17.0]，41%	1.1，9%	0.5，4%
2 週	11.4 [5.0-20.0]	4.5 [1.0-9.5]，40%	5.5 [2.0-17.0]，48%	1.0，9%	0.4，3%
1 カ月	10.8 [5.0-19.5]	3.8 [1.0-9.0]，35%	6.0 [2.5-16.5]，56%	0.7，7%	0.3，3%
6 カ月	11.9 [6.0-17.5]	3.8 [1.0-8.5]，32%	7.3 [4.0-13.5]，61%	0.6，5%	0.3，3%
1 歳	11.4 [6.0-17.5]	3.5 [1.5-8.5]，31%	7.0 [4.0-10.5]，61%	0.6，5%	0.3，3%
2 歳	10.6 [6.0-17.0]	3.5 [1.5-8.5]，33%	6.3 [3.0-9.5]，59%	0.5，5%	0.3，3%
4 歳	9.1 [5.5-15.5]	3.8 [1.5-8.5]，42%	4.5 [2.0-8.0]，50%	0.5，5%	0.3，3%
6 歳	8.5 [5.0-14.5]	4.3 [1.5-8.0]，51%	3.5 [1.5-7.0]，42%	0.4，5%	0.2，3%
8 歳	8.3 [4.5-13.5]	4.4 [1.5-8.0]，53%	3.3 [1.5-6.8]，39%	0.4，4%	0.2，2%
10 歳	8.1 [4.5-13.5]	4.4 [1.8-8.0]，54%	3.1 [1.5-6.5]，38%	0.4，4%	0.2，2%
16 歳	7.8 [4.5-13.0]	4.4 [1.8-8.0]，57%	2.8 [1.2-5.2]，35%	0.4，5%	0.2，3%
21 歳	7.4 [4.5-11.0]	4.4 [1.8-7.7]，59%	2.5 [1.0-4.8]，34%	0.3，4%	0.2，3%

平均［範囲］の単位: $\times 10^3/\mu$L
(奥山虎之．小児科レクチャー．2013; 3: 538-43[1]より抜粋)

表 3 ▶ 凝固検査

	PT (秒［%］)	APTT (秒)	Fbg (mg/dL)	FDP (μg/mL)	D-dimer (μg/mL)
1～6 カ月	10.0-12.7 [72-122]	21-33	130-330	＜10	＜3.5
7～12 カ月	9.5-12.8 [71-128]	24-33	160-400		＜11.0
1～5 歳	10.0-11.4 [89-121]	24-30	170-350		＜0.65
6～10 歳	10.2-11.6 [86-116]	25-32	180-360		＜0.52
11～18 歳	10.1-11.9 [81-118]	25-30	180-330		＜0.75
成人	9.7-11.4 [89-129]	22-28	200-390	＜5	＜0.48

(河崎裕英, 他. 小児科. 2021; 62: 1613-9[3]; 北里大学病院 臨床検査基準値一覧 別紙 小児基準値[4]より作成)

ではない（血小板数が少なめになるなど）ことがあるのでやはり注意が必要である．

C 基準値［表1］［表2］［表3］[1-4]

年齢，検査を行った時の状態，採取手技が結果に影響を与えるため，解釈時にはそれらを考慮する必要があり，患者・家族への説明時にも配慮が必要である．この表の範囲の中に入ったから正常，外れたから異常，というわけではない．いろいろな文献にさまざまな値の表があるが，ここでは比較的基準値を広く取ったものを紹介する．紙面の都合上，紹介項目は限定した．

D 異常値がみられた時の対応

異常がその時の患者の状態，年齢などから解釈可能であっても，極端な異常値の場合は，改善傾向を確認するのが望ましい．

貧血がある場合は，網赤血球を追加でオーダーする．MCVと網赤血球の組み合わせで貧血の原因をかなり推測できる．また，検査室の機械で赤血球の大きさのヒストグラムをプリントアウトできることもあるので，参考になる．

◆文献

1） 奥山虎之．小児臨床検査基準値（国立成育医療研究センター）．小児科レクチャー．2013; 3: 538-43.
2） 日本臨床検査標準協議会基準範囲共用化委員会，編．日本における主要な臨床検査項目の共用基準範囲ー解説と利用の手引きー．2022.
3） 河崎裕英，石北悦子，鏑木多映子，他．一般的凝固・線溶系検査（血小板数，PT，APTT，フィブリノゲン，FDP，Dダイマー，AT）の見方．小児科．2021; 62: 1613-9.
4） 加藤元博．フィブリノゲン，フィブリン・フィブリノゲン分解産物（FDP），Dダイマー．In: 加藤元博，高橋尚人，編．小児臨床検査ガイド．東京: 文光堂; 2006．p.97-9.
5） 日本血栓・止血学会用語集．https: //jsth.medical-words.jp/words/word-413/（2024年6月2日閲覧）

〈森脇浩一〉

JCOPY 498-24500

SECTION 2

骨髄検査と特殊染色

KEY POINTS

1… 小児の骨髄検査では最大限痛みを感じないようにする処置が重要である．事前に子どもに骨髄検査について理解できるように説明する．

2… 骨髄検査の方法には骨髄穿刺と骨髄生検の２つがあり，貧血や白血病などの血液疾患の評価に重要である．前者は細胞の詳細な構造を観察するのに役立ち，後者は組織構築を評価するのに有用である．

3… 骨髄標本（薄層塗抹標本や圧挫伸展標本，生検捺印標本）の作製には迅速かつ正確な手技が求められる．

4… 骨髄標本の観察は目視，弱拡大，中拡大，強拡大の段階で行い，それぞれの段階で評価項目が異なる．小児の骨髄標本は正常像の年齢差があり，特に乳児ではリンパ球様細胞（hematogones）が多くみられるため，白血病細胞との鑑別が重要である．

5… 特殊染色の方法としてペルオキシダーゼ染色，PAS 染色，エステラーゼ染色などがあり，白血病や骨髄異形成症候群（MDS）の診断や分類に役立つ．

A 小児の骨髄検査の重要な点

子どもに対して最大限，痛みを感じない処置を行うように心がける［図 1］．

1．プレパレーション

子どもの理解度に合わせて，骨髄検査について事前に説明をする．

2．骨髄検査前の鎮痛方法

局所麻酔が不可欠である．具体的な方法として，まず，表面麻酔として骨髄穿刺部位にデプロドンプロピオン酸エステルクリームを検査の 30 分前に塗布する．その後，リドカインを細い注射針（23～26G）で皮内に注入して，注射針の刺激に反応しなければ徐々に皮下に針を進めながらリドカインを投与していく．この時，皮膚が盛り上がる程度までしっかりリドカインを注入することで痛みが緩和される．その後，針先が骨に届いた時に，骨膜にもリドカインを入れる．なお，安静が保て

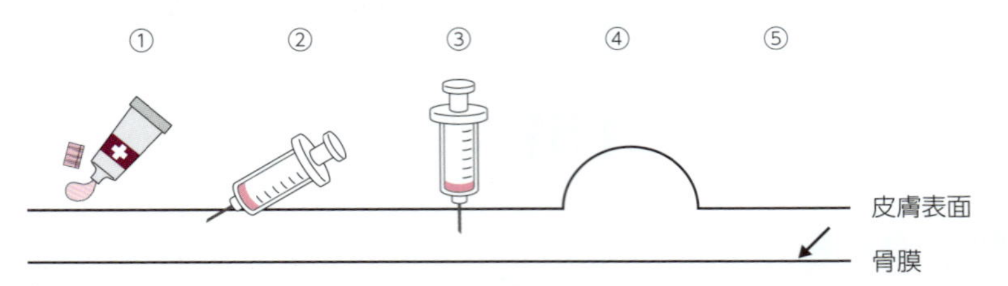

図 1 ▶ 骨髄穿刺/骨髄生検の時の鎮痛方法

①皮膚表面をデプロドンプロピオン酸エステルクリームで 30 分間，表面麻酔を行う.
②細い注射針（23〜26 G）でゆっくりと皮内にリドカインを注入する.
③〜④皮膚表面の刺激がないことを確認して，キシロカインをゆっくりと皮下に注入していく. この時，皮膚が「みかん」のように盛り上がる程度までリドカインを投与する.
⑤骨膜（矢印）にも麻酔することを忘れない.

ない子どもには鎮静薬を併用する.

3. 骨髄穿刺

局所麻酔した部位に骨髄針を刺し，骨髄針が骨に当たった後，左右に回しながらゆっくりと骨の中に骨髄針を進めていく. 骨髄針が立っている（指で骨髄針を叩いても動かない）ことを確認して，ゆっくりと骨髄を吸引する.

B 骨髄検査の方法

骨髄は骨組織に囲まれた造血組織で，赤血球，白血球，巨核球の造血 3 系統の細胞のほか，マクロファージ，細網細胞，脂肪細胞，血管などから構成されている. 骨髄検査は，貧血や白血病などの血液疾患における骨髄造血能の評価のために重要な検査で，骨髄穿刺と骨髄生検の 2 つの方法がある［表 1］.

a. 骨髄穿刺

骨髄内に穿刺針を入れて骨髄液を吸引し，塗抹標本を作製して観察するもので，造血細胞をはじめとした骨髄を構成する個々の細胞の詳細な構造を観察するのに役立つ.

b. 骨髄生検

生検針を用いて骨髄組織を採取し，他の生検組織と同様に標本を作製して観察するもので，骨髄全体の組織構築を評価するのに有用である.

穿刺と生検はそれぞれの用途や検査内容によって選択されるが，生検は穿刺に比べて患者への負担が大きく，手技的な点からも穿刺が行われることが多い. なお，穿刺により採取された骨髄液の中にも骨髄小片が含まれており，細胞数の算定や塗抹標本を作製した残りの骨髄液をホルマリン固定後パラフィン包埋して標本（ク

表 1 ▶ 骨髄穿刺と骨髄生検の違い

	骨髄穿刺	骨髄生検
採取組織	骨髄液と細胞 （主に単一細胞レベル）	骨髄組織片 （骨髄組織全体）
手技 （小児は通常，胸骨で行う）	骨髄針を用いて骨髄を吸引	骨髄生検針を用いて骨髄を切り取る
用途 （血液疾患の診断）	細胞形態や細胞比率を評価	骨髄の構造，細胞分布，線維化の程度などを評価
検査	細胞の形態観察，細胞表面マーカー検査，染色体・分子生物学的検査など	細胞の形態観察，組織学的検査，免疫組織化学染色など

ロット標本）を作製すれば，骨髄の組織構築の観察が可能となる．病理では塗抹標本を参考にしながら，このクロット標本を観察することが中心となる．

C　骨髄標本の作製[1)]

1．薄層塗抹標本［図 2A］

造血細胞をはじめとする骨髄内の個々の細胞形態観察に優れている．薄層塗抹標本の作製方法は，基本的に末梢血液の場合と同じであるが，一般に骨髄液の採取には抗凝固薬を用いないので，穿刺した骨髄液を素早く受け取り，手際よく迅速に標本を作製する必要がある．また，適切に採取された骨髄液は細胞密度と粘稠度が高いことから，末梢血塗抹標本作成時よりも塗抹角度をやや緩やかにし，ゆっくり引くことが重要である．作成枚数は最低でも 5 枚，症例によっては特殊染色を行うことも考慮して 5〜15 枚程度とする．作成した標本はただちにドライヤーなどで冷風強制乾燥させる．

2．圧挫伸展標本［図 2B］

骨髄小粒子をスライドガラスに伸展したもので，骨髄組織構造，細胞密度などを評価できる．ピンセットなどでスライドグラスに骨髄液中の小塊を採る．次に，反対の手で別のスライドグラスを持って，骨髄液小塊の載ったスライドグラスにこれを押しつける．2 枚のスライドグラス間で小塊が押しつぶされて広がったことを確認したら，2 枚のスライドグラスを左右に水平を保って速やかに引き離し，ただちにドライヤーなどで冷風強制乾燥させる．

3．生検捺印標本

骨髄 dry tap などで塗抹標本の作製ができなかった場合，生検検体の捺印標本作

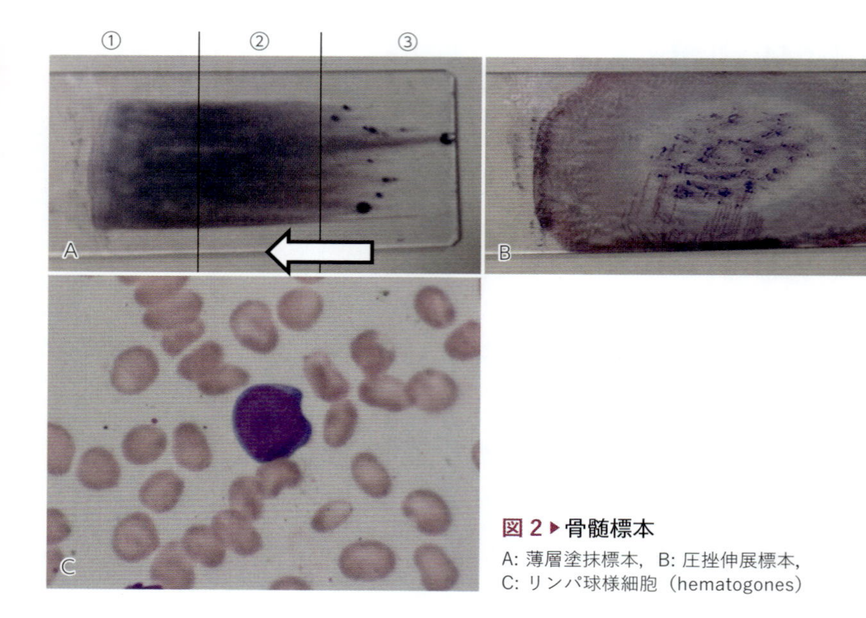

図2▶骨髄標本
A: 薄層塗抹標本，B: 圧挫伸展標本，
C: リンパ球様細胞（hematogones）

成は細胞の観察に有用で，病理組織標本では判定できない細胞の微細構造を知ることができる．生検より得られた骨髄組織をガーゼにとり，スライドガラスに押しつけて捺印標本を作製し，ただちにドライヤーなどで冷風強制乾燥させる．

D 骨髄標本の観察[1,2)]

1. 目視による観察

薄層塗抹標本の終末部に骨髄組織片（BM particles/spicules）が認められるかが最も重要であり，認められない場合は骨髄が採取されていないか，末梢血大量混入の可能性がある．dry tap で骨髄が採取できない場合は標本が得られない．

2. 弱拡大（40～100倍）での観察

標本の適性の評価，全体像の把握のため，BM particles の数と密度（cellularity），巨核球数とその形態，異常細胞の有無，標本全体の細胞や脂肪組織の分布などを評価する．

3. 中拡大（200～400倍）での観察

造血細胞3系統（顆粒球系，赤芽球系，巨核球系）の成熟状況の確認，芽球や異形成を持った細胞などの異常細胞や抗酸菌，細菌など病原体の有無，マクロファージや間質細胞，形質細胞の増多などを確認する．また，強拡大での観察部位の確認などを行う.

4. 強拡大（1,000倍）での観察

個々の細胞の同定を行い骨髄有核細胞の分類，骨髄系/赤芽球系（M/E）比を算出し造血能の評価や各細胞の比率，異常細胞の性状と出現率を確認，算出する．観察部位はBM particlesから造血細胞が流れ出している箇所を観察すると，末梢血による希釈の影響が少ないとされている.

5. 骨髄標本の部位と観察項目

薄層塗抹標本［図2A］において，終末部に骨髄組織片（BM particles）（図2A③の部分）が認められるか肉眼で確認し標本の評価を行う．骨髄組織片から引き始めに向かって（図2Aの矢印方向），弱拡大～強拡大で観察を行う．引き始めに近い部分（図2A①の部分）は細胞密度が高くなり観察には適さない.

圧挫伸展標本［図2B］に関して，骨髄成分，周辺部に末梢血混入成分が分布する中央部分を観察することで，骨髄組織構造，細胞密度などを評価できる.

6. 小児正常骨髄像の注意点

小児骨髄標本を観察するにあたって，小児の正常骨髄像を正しく認識することが必要である．年齢的差異があり，特に乳児においては著しい．小児骨髄細胞の形態学的特徴として，裸核ないし胞体のせまいリンパ球様細胞（hematogones）［図2C］がみられやすい．この傾向は，乳幼児に強く，分類上，リンパ球として数えられてはいるが末梢リンパ球とは異なる．小児期に多くみられるリンパ球性白血病細胞と非常に類似する点が多く，数の多い場合は白血病細胞との鑑別に注意することが肝要である．また，リンパ球数が乳幼児には多く存在し，年齢を経るとともに，しだいに減少する.

E 特殊染色[1)]

1. ペルオキシダーゼ染色［図3A］［表2］

a. 目的

主に顆粒球系および単球系細胞に発現するミエロペルオキシダーゼ（MPO）を検出する．MPOは正常顆粒系・単球系細胞の分化・成熟段階の早期から発現するため，リンパ系，赤芽球系，血小板系細胞の鑑別に利用する．また，MPOの先天的欠乏，あるいは骨髄異形成症候群（MDS）などの後天的欠損の有無の検索にも用いる.

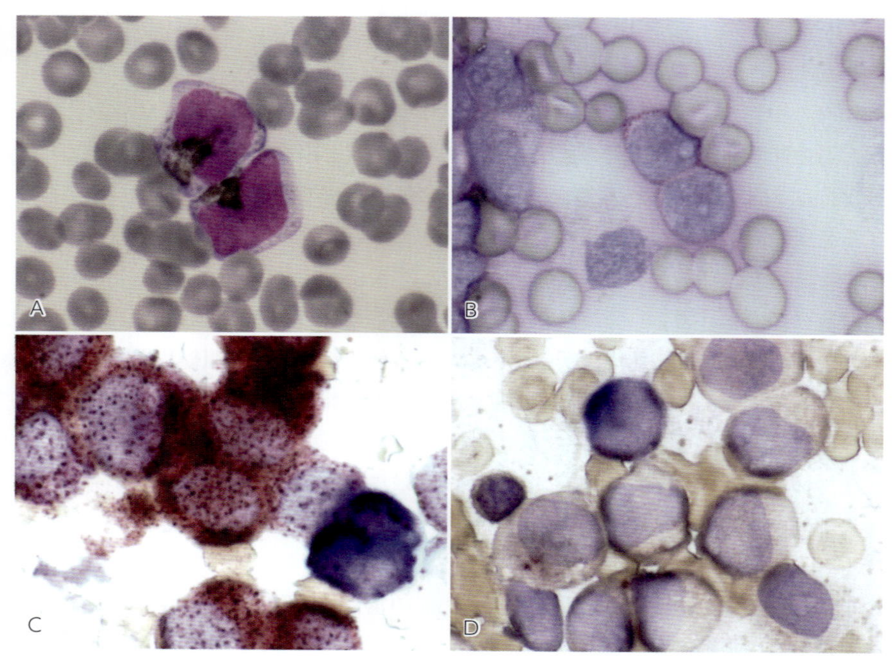

図3▶特殊染色

A: MPO（myeloperoxidase） AML 染色
B: PAS（periodic acid Schiff）染色 ALL
C: EST（esterase）染色
D: ESTNaF（sodium fluoride）による阻害された急性単球性白血病

表2▶各種正常血球のペルオキシダーゼ染色態度

POD	染色態度
骨髄芽球	−〜＋
前骨髄球〜成熟好中球	＋〜2＋
好酸球	2＋
好塩基球	−〜＋
単芽球	−〜±
単球	±〜＋
リンパ球	−
形質細胞	−
赤芽球	−
巨核球	−

（水口國雄，代表編集．染色法のすべて．東京: 医歯薬出版; 2021[3]）

表 3 ▶ エステラーゼ染色態度

		非特異的エステラーゼ染色		特異的エステラーゼ染色
		α-NB	NaF 加 α-NB (NaF 阻害試験)	Naphthol AS-D chloroacetate
正常細胞	好中球	−〜±	−	+〜2+
	単球	2+〜3+	−	−〜±
	リンパ球	−〜+	−〜+	−
	赤芽球	−〜±	−〜±	−
	巨核球	±〜2+	±〜2+	−
腫瘍細胞	ALL	−〜±	−〜±	−
	M2	−	−	+〜2+
	M3	±	±	3+
	M4	+〜3+	−〜±	+〜2+
	M5	3+	−	−
	M6	−	−	±

(水口國雄，代表編集．染色法のすべて．東京: 医歯薬出版; 2021[3])

b. 臨床的意義

白血病細胞が MPO 陽性の場合は顆粒球系あるいは単球系に分化した細胞が腫瘍化したと判断できる．ただし FAB 分類の M0，M5 のような未分化な場合，MPO 陰性でも顆粒球系あるいは単球系細胞であることを否定できない．なお，先天的酵素欠損や MDS では顆粒球系細胞でも陰性となることがある．

2. PAS 染色 [図 3B]

a. 目的

PAS 染色は血球内の多糖類（グリコーゲン，アミロイド，糖脂質など）の証明として用いられる．多糖類の有無，染色態度から細胞の鑑別，特に白血病細胞の分類（リンパ性，骨髄性，単球性）に利用する．また，赤芽球系では腫瘍性の有無を確認するために用いる．

b. 臨床的意義

巨赤芽球が多数出現する赤白血病や MDS では PAS 染色がびまん性に陽性となる赤芽球がみられることから巨赤芽球性貧血との鑑別に用いられる．また，骨髄がん腫症（固形がんの骨髄転移）の腫瘍細胞の確認に用いる．

3. エステラーゼ染色 [図 3C，D] [表 3]

a. 目的

エステラーゼ染色は細胞質内のエステラーゼ酵素の有無や分布状態などで単球系

細胞と骨髄系細胞を鑑別するために用いる．また，使用する基質（非特異的エステラーゼ: α-NB・特異的エステラーゼ: N-ASDCA）により反応態度が異なる特性を用い，急性骨髄性白血病の鑑別を目的とすることが多い．さらに，フッ化ナトリウム（NaF）の阻害反応は単球系細胞の証明に有用である［図3D］．

b. 臨床的意義

エステラーゼ染色は単球系細胞と骨髄系細胞の鑑別，つまり単球性白血病と骨髄性白血病の鑑別に有用であり，非特異的，特異的エステラーゼ二重染色を行うことで急性骨髄単球性白血病および慢性骨髄単球性白血病の診断に有用である．

◆文献

1）日本検査血液学会，編．スタンダード検査血液学．第4版．東京: 医歯薬出版; 2021.
2）巽　典之，監修．骨髄標本分析法―スクリーニング方法と考え方―．東京: ベックマン・コールター; 2007.
3）水口國雄，代表編集．染色法のすべて．東京: 医歯薬出版; 2021.

〈足立絵里加　定方智美　竹谷　健〉

SECTION 3

表面マーカー

KEY POINTS

1… 表面マーカーにより血球細胞の帰属や分化度を評価することができる.
2… 表面マーカーはフローサイトメトリーにより正確かつ迅速に解析することができる.
3… 表面マーカーは治療標的として用いられることがある.

A 表面マーカー

細胞のタンパク質・糖タンパク質のうち，①主に細胞の表面に分布し，②細胞の特性（帰属や分化段階など）の指標となり，③抗原抗体反応で発現の有無を評価できるものを，表面マーカー（表面抗原）と呼ぶ［図1A，B］[1-4]．ヒト白血球の表面マーカーはHLDA（Human Leucocyte Differentiation Antigens）Workshopsにより整理され，この原稿を執筆の時点で446種類の抗原に371までの番号（欠番を含む）が付与されている．例としてB細胞の成熟に伴う表面抗原発現の推移を［表1］に示した．細胞の帰属・成熟度と表面抗原についての網羅的な情報は文献[5,13]などを参照されたい．なお，CD3（T細胞）やCD79a・CD22（B細胞）等は分化の早い段階では細胞内のみに局在するため，細胞膜の透過処理を行ってから抗体を反応させることで細胞の帰属と分化段階についての情報が得られる.

B フローサイトメトリー

フローサイトメトリーの原型は1960年代に存在していたが，レーザー技術・モノクロナール抗体・蛍光色素・情報処理の進歩により，複数の抗原の発現を短時間で評価できるようになった[6]．この結果，細胞集団の中で複数の特性を持つサブグループの定量が可能となり，微小残存腫瘍（minimal residual disease: MRD）の評価や免疫不全症の診断[7]に応用されている［図1C，D］.

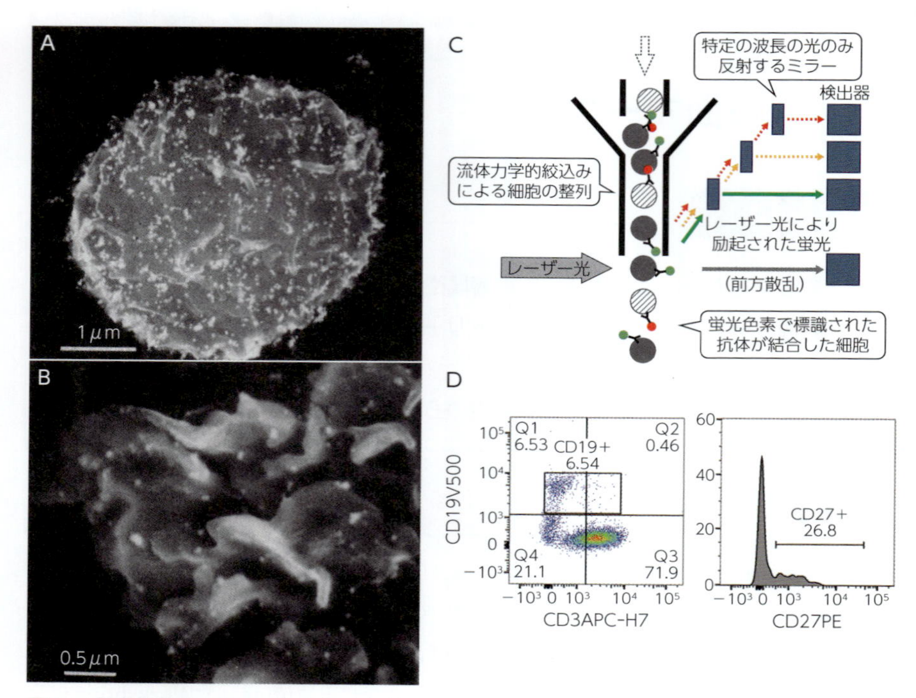

図1▶表面抗原とフローサイトメトリー

A, B: 血球細胞にモノクロナール抗体を反応させ, 金のナノ粒子で標識した二次抗体（GAM-G40, Janssen）で抗原の分布を可視化した走査電子顕微鏡写真.（出版社が廃業したため, 著者の許可を得て文献4より転載）. A: リンパ性白血病細胞にJ5（抗CD10抗体）を反応させた. B: 好中球に抗LFA-1抗体（抗CD11a/CD18抗体）を反応させた.

C: フローサイトメトリーの原理[14]

D: 正常人末梢血の分析の例. $CD19^{+}CD3^{-}$分画の$CD27^{+}$分画を定量して$CD3^{-}CD19^{+}CD27^{+}$（memory B cell）の細胞数を評価している.

C 正常細胞と異なる（aberrant）表面抗原の発現

造血器腫瘍の中には対応する正常細胞には見られない抗原を発現するものがあり, 遺伝子型が推定される場合もある［表2］[8,9]. 二系統以上の表面マーカーをもつ白血病の中で一定の基準を満たしたもの[10]を混合型急性白血病（mixed phenotype acute leukemia: MPAL）と呼び, 未分化な細胞を起源としていると考えられている[11].

表 1 ▶ 正常 B 細胞の表面マーカーの分化に伴う変化

	Stem cell	CLP	Pro B cell	Pre B cell	Imma-ture B cell	Transi-tional B cell	Follic-ular B cell	Acti-vated B cell	Plasma-blast	Plasma cell
CD34	+	+								
CD10		+	+	+	+					
CD19					+	+	+	+	+	
CD20			+	+	+	+	+			
CD127	+	+	+	+	+					
CD38			+	+	+	+			+	+
CD24						+				
CD22							+			
CD27									+	+
CD138										+

CLP: Common lymphocyte precursor
(Lineage Biomarkers of the Human Immune System (BIO-RAD)[13])

表 2 ▶ 白血病細胞の非定型的な表面マーカー発現の例

疾患	遺伝子型など	対応する正常細胞に発現していない表面マーカー
B-ALL	*BCR*::*ABL*	CD66c
B-ALL	Hyperdiploid	CD66c
B-ALL	*ETV6-RUNX1*	CD13・CD33・CD27
B-ALL	*KMT2A*::*AFF1*	CD65
B-ALL	*KMT2A*::*MLLT3*	CD3
B-ALL	*ZNF384*-rearranged	CD33
B-ALL	Ph-like	CD66c
B-ALL	Hypodiploid	CD66c・CD33
B-ALL	*DUX4*-rearranged	CD371
AML	*FLT3*::ITD	CD123
AML	*RUNX1*::*RUNX1T1*	CD19・CD56

D　治療への応用

表面抗原には CD20（リツキシマブ）・CD33（ゲムツズマブ オゾガマイシン）・CD30（ブレンツキシマブ ベドチン）・CD38（ダラツムマブ）・CD22（イノツズマブ オゾガマイシン）・CD19（ブリナツモマブ チサゲンレクルユーセル）・CD79b（ポラツズマブ ベドチン）などのように，がん抗原としてモノクロナール抗体・抗体薬物複合体・二重特異性T細胞誘導抗体（BiTE）・遺伝子改変T細胞療法（CAR-T療法）などの抗体療法の治療標的になるものがある[12]．

◆文献

1） Yata J, Tsukimoto I. Acute lymphatic leukemia and related diseases. Rinsho Ketsueki. 1976; 17: 422-7.

2） Blom B, Spits H. Development of human lymphoid cells. Annual Review of Immunology. 24; 2006: 287-320.

3） Craig FE, Foon KA. Flow cytometric immunophenotyping for hematologic neoplasms. Blood. 2008: 111; 3941-67.

4） Soligo D, Lambertenghi-Deliliers G, De Harven E, et al. Immuno-scanning electron microscopy of normal and leukemic leukocytes labeled with colloidal gold. Scanning Microsc. 1987; 1: 719-25.

5） Engel P, Boumsell L, Balderas R, et al. CD nomenclature 2015: Human leukocyte differentiation antigen workshops as a driving force in immunology. J Immunol. 2015; 195: 4555-63.

6） De Rosa S, Brenchley JM, Roederer M. Beyond six colors: a new era in flow cytometry. Nat Med. 2003; 9: 112-7.

7） Kanegane H, Hoshino A, Okano T, et al. Flow cytometry-based diagnosis of primary immunodeficiency diseases. Vol. 67, Allergology International. Japanese Society of Allergology; 2018. 43-54.

8） Ohki K, Takahashi H, Fukushima T, et al. Impact of immunophenotypic characteristics on genetic subgrouping in childhood acute lymphoblastic leukemia: Tokyo Children's Cancer Study Group（TCCSG）study L04-16. Genes Chromosomes Cancer. 2020; 59: 551-61.

9） Kulis J, Wawrowski Ł, Sędek Ł, et al. Machine learning based analysis of relations between antigen expression and genetic aberrations in childhood B-cell precursor acute lymphoblastic leukaemia. J Clin Med. 2022; 11: 2281.

10） Béné MC, Porwit A. Mixed phenotype/lineage leukemia: Has anything changed for 2021 on diagnosis, classification, and treatment? Vol. 24, Current Oncology Reports. Berlin: Springer; 2022. p.1015-22.

11） Alexander TB, Gu Z, Iacobucci I, et al. The genetic basis and cell of origin of mixed phenotype acute leukaemia. Nature. 2018; 562: 373-406.

12） 門脇則光．造血器腫瘍に対する免疫療法の到達点と課題．日本内科学会雑誌．2020; 109: 301-7.

13） Lineage Biomarkers of the Human Immune System（BIO-RAD). https: //www.bio-rad-antibodies.com/static/2016/human-booklet/lineage-biomarkers-of-the-human-immune-system.pdf?_gl=1*11g4spe*_gcl_au*MTA5MzQzNjMxNC4xNzE3MTM2NDI0

14） Flow Cytometry Animation（StarCellBio Animations). https: //www.youtube.com/watch?v=EQXPJ7eeesQ

〈川口裕之〉

SECTION

染色体・遺伝子検査

KEY POINTS

1… WHO 分類に基づいた診断のために，染色体検査と遺伝子検査は必須の検査である．

2… 造血器腫瘍を疑って骨髄穿刺を行う時は，常に染色体検査の実施を考慮する．G 分染法が基本だが，必要に応じて FISH 法や SKY 法を行う．

3… 白血病の染色体分析を成功させるためには，できる限り骨髄液を用いる．抗凝固剤はヘパリンを用いる．他の抗凝固剤を用いてはならない．

4… 染色体検査によって見つかった異常が全て病気と関係があるとは限らない．腫瘍細胞の染色体異常の特徴を理解し，クローン性の異常か，正常変異や先天性の異常かどうかの区別が重要である．

A 染色体分染法とその関連検査

1．染色体分染法

さまざまな分染法があるが，通常は G 分染法が行われる．染色体異常の有無の診断は，染色体の長さ，形，染色される白黒のバンドのパターンなどによって行われる．検出できる異常の大きさは，おおむね 10 Mb 以上である．

2．FISH（fluorescence *in situ* hybridization）法

検査機関などで通常行われるのは間期核 FISH 法である．色が異なる 2 種類のプローブ（dual color）の位置関係（break-apart，dual-fusion など）によって，遺伝子の切断や融合，欠失の有無などを知ることができる．分染法や分裂核 FISH 法，SKY 法などと比べて，同一標本内での観察可能な細胞が多く，100～1,000 個程度の細胞を観察して評価する．そのため，低頻度のクローンの確認も可能である．

3．SKY（spectral karyotyping）法

5 種類の蛍光色素の組み合わせにより 24 種類の染色体を 24 色に染め分ける．分染法では判別が難しい複雑な染色体異常の診断に有用である．

B 染色体検査をする際の注意点

1．いつ，どの検体で染色体検査をするか

a．分染法

①白血病: できる限り骨髄液を用いる．末梢血では，腫瘍細胞が十分含まれている場合でも成功率は下がる．したがって，骨髄穿刺を行う時には常に染色体検査（分染法）の必要性を考慮すべきである．

②リンパ腫: リンパ節生検組織を用いる場合は，細かくほぐして培養を行う．腫瘍細胞を含む腹水なども使用できる．

b．FISH 法

間期核 FISH 法は，腫瘍細胞を多く含む末梢血や，生検組織でも可能である．

c．SKY 法

通常は，分染法で判明した不明な構造異常の同定のために行われる．FISH 法，SKY 法とも，分染法を行ったあとに残ったカルノア固定液を用いて実施可能である．後日追加検査する可能性がある場合は，検査機関からカルノア固定液を回収して保存しておく（−20～−80℃）．

2．検体採取の注意点

染色体検査用の採血管にはヘパリンが含まれている．ヘパリン以外の抗凝固剤はカルシウムを除去することにより抗凝固作用を示すが，カルシウム除去は染色体分析に必要な細胞分裂を阻害する．そのため，採血の際にヘパリン以外の抗凝固剤は使用してはならない．

C 造血器腫瘍の染色体検査結果を理解するために必要な最低限の知識

1．核型（かくがた: karyotype）記載のルールを知ろう

染色体検査では通常 20 細胞を分析する．異常染色体の同定や核型記載は ISCN（International System for Human Cytogenomic Nomenclature）に従ってなされる[1)]．検査機関からの報告書に主な核型記号の説明がついていることが多いが，詳しくは ISCN を見ていただきたい．

2．その染色体異常はクローン性の異常か

腫瘍の染色体検査では，同一検体中に異なる染色体異常を持つ細胞が観察されることがしばしばある．その異常が本当にクローン性（clonal）の異常かどうかを判

断する基準は，①同一検体で，2細胞以上に同一染色体の過剰か構造異常（数的増加，相互転座など）がみられた場合，または②同一検体で，3細胞以上に同一染色体の不足（数的減少）がみられた場合，にクローン性染色体異常と診断できるとされている．

しかし，過剰か構造異常が1細胞の場合や同一染色体の不足が2細胞以下の場合にそれをクローン性異常ではないと完全に否定できるわけではない．病型特異的な異常であれば1細胞のみでもクローン性異常の可能性がある．その場合は染色体分析の追加や再検，またはFISH法やRT-PCR法により確認することが望ましい．

3. 腫瘍細胞を代表する染色体の数

同一検体中に染色体数が異なる複数のサブクローンが存在するときに，最も細胞数が多いクローンの染色体数（modal number）をその腫瘍集団を代表する染色体数とする．高2倍体や低2倍体の診断の時に必要となる．

4. 染色体異常の全てが病的なものではない

inv(9)(p12q13）は健常人の1～2.5%にみられる正常変異である．そのほかにもヘテロクロマチンの長さの異常など，表現型に影響しない染色体の変化がいくつも知られている．

5. 腫瘍細胞の染色体異常の中に先天性の異常が含まれることがある

腫瘍細胞の染色体検査でみつかった染色体異常が分析細胞全てに認められた場合には，常に先天性の異常の可能性がある．寛解期の染色体検査でこの異常が消失するかどうかで判断できる．先天的な均衡型相互転座で本人の表現型に異常がない場合でも，将来習慣流産のリスクなどにつながる場合があり，適切な遺伝カウンセリングが必要となる．

D 遺伝子関連検査

1. キメラ（融合）遺伝子解析

特定のキメラ遺伝子を単独で検出するための検査の他に，複数のキメラ遺伝子を検出するための“キメラ遺伝子スクリーニング”検査が，検査機関などによって提供されている．

2. 遺伝子変異検査

WHO分類第4版以降，分類に取り入れられる遺伝子変異が増えている．検査機関で検査可能な遺伝子も少しずつ増えている．

3．検体採取の注意点

遺伝子検査用の採血管には通常 EDTA 塩を含む保存液が入っている．骨髄液の吸引の際には，吸引途中での凝固を防ぐためにシリンジにあらかじめヘパリンを加えて吸引することが多いが，ヘパリンは核酸増幅を阻害するので用いない方が良いとされていた．しかし，現在一般的に用いられているシリカゲルメンブレン法による核酸抽出ではヘパリンの影響を除去できるため，ヘパリンの使用は通常問題はない．

◆文献

1）Hastings RJ, Moore S, Chia N, eds. ISCN 2024: An International System for Human Cytogenomic Nomenclature（2024）. Basel; Karger: 2024.

〈滝　智彦〉

SECTION
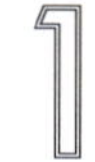

貧血

KEY POINTS

1… 貧血による症状は動悸・息切れ・易疲労性などが一般的である．日本語で「貧血」というときには，血液学的な anemia の他に失神や立ち眩みなどのいわゆる脳貧血を指すことがあることに注意する．

2… 小児の貧血をきたす疾患は，その原因・病態により，赤血球を「失っている」「作れない」の２種類に大別される．

3… 小児の貧血を鑑別するにあたり，検査からは MCV による「小球性」「正球性」「大球性」のカテゴリーと，網赤血球数の増加・減少という２つの軸をもとに考えると整理しやすい．

4… 問診および診察で緊急性の有無を判断しつつ診断を絞り，上記の２軸をもとに必要十分な検査を追加することで，スムーズに確定診断に迫りたい．

A 定義

貧血は末梢血液中での赤血球の減少を意味し，検査としてはヘモグロビン（Hb）値によって定義される[1,2]．Hb の基準値は年齢によって異なるが，大まかには 11 g/dL 程度を下限と考え，それ以下を貧血とすることが多い．白血球や血小板の異常を伴う場合については B-4．汎血球減少の項 （p.40）も参照されたい．

B 症状と病因

貧血は，その進行速度によって呈する症状が異なる[3]．大量出血などにより急速に進行する貧血の場合は，ショックや心不全などの激烈な徴候を呈する（逆に，急速な失血の場合には相応するヘモグロビン値の低下がみられないことがある）．一方で，慢性的に進行する貧血の一般的な症状は，顔色不良，動悸，息切れ，易疲労性などである．活動性の低下，めまい，吐き気などを呈する場合もある．緩徐に進行する場合は症状が表面化しにくく，長期に気づかれないこともあり，成長障害の原因精査から見つかる場合もある．鉄欠乏性貧血の場合は，異食症を契機に診断される場合もある．

ここで注意すべきは，患者や家族が日本語で「貧血」を訴える場合には立ち眩み，失神，眼前暗黒感などのいわゆる脳貧血や，回転性のめまいなどを指している場合が多々あることである．もちろんこれらの多くは血液学的な貧血（anemia）に起因するものではない．

一方で，血液学的な貧血においては，ときに上記のような非特異的な症状を呈し，小児においては易疲労性の表現も多彩で曖昧であることから，問診や診察から貧血の可能性を拾い上げる必要がある．身体所見としては，眼瞼結膜の貧血，溶血の場合は眼瞼結膜や皮膚の黄染，鉄欠乏やビタミン B_{12}欠乏に伴う舌炎の所見などが見られうる．

貧血には，大きく分けて2つの原因となる病態が存在する[4]．すなわち，体内の赤血球について，

①赤血球喪失の亢進＝「失っている」→出血や溶血により赤血球を失っている

②赤血球の産生・分化障害＝「作れない」→造血能の異常で赤血球が供給できていない

という2つのパターンに分けられる．①の代表例として消化管出血や自己免疫性溶血性貧血があげられる．②の代表例として鉄欠乏性貧血や再生不良性貧血があげられる．

C 貧血をきたしうる疾患

貧血をきたしうる代表的な疾患を［表1］に示す[5]．造血不全や赤血球の異常といった血液疾患とともに，感染症や炎症など他の全身疾患をもとにしたものも種類・頻度ともに多い．

D 検査の進め方と診断のポイント

貧血は専ら血液検査により認識され，検査結果をもとに鑑別をすすめることになるが，その鑑別には（他の検査異常に対するアプローチと同様に，）年齢や性別などの基礎的な属性からの想起に加えて，病歴の詳細な聴取および身体所見の評価が不可欠である．

病歴の聴取においては，出生歴（分娩様式，黄疸や光線療法の有無など），直近の感染症への罹患，渡航歴，内服歴，食生活などの生活歴，家族歴（貧血や出血傾向を含めた血液疾患，黄疸や胆道疾患，自己免疫疾患など），外傷歴，月経の経血量や

表1▶貧血の原因となる主な疾患

1. 赤血球喪失の亢進
a. 溶血性貧血 <赤血球の異常> 遺伝性球状赤血球症 遺伝性楕円赤血球症 <赤血球以外の異常> 自己免疫性溶血性貧血 寒冷凝集素症 発作性寒冷ヘモグロビン症 新生児溶血性貧血 播種性血管内凝固 溶血性尿毒症症候群 **b. 失血性貧血** 消化管出血，外傷，性器出血など
2. 赤血球の産生・分化障害
a. 造血障害 再生不良性貧血（Fanconi 貧血などの先天性，肝炎後，薬剤性など） Diamond-Blackfan 貧血 ウイルス感染症による造血能低下・赤芽球癆 Shwachman-Diamond 貧血 白血病，骨髄異形成症候群 固形腫瘍の骨髄転移 骨髄線維症 薬剤性造血障害 エリスロポエチン産生低下（慢性腎不全，慢性炎症など） **b. 赤血球の分化障害・無効造血** 鉄欠乏性貧血 鉄芽球性貧血，ビタミン B_{12}欠乏，葉酸欠乏 ビタミン B_6欠乏，銅欠乏，亜鉛欠乏 鉛中毒 サラセミア

（五十嵐隆．小児科学．改訂第 10 版．東京: 文光堂; 2011[4]から改変）

下血の有無など出血の状態を確認する．

身体所見は貧血の進行速度を反映しやすい．急速に進行する重度の貧血においては，顔面蒼白に加えて，頻脈，頻呼吸，頸静脈怒張，喘鳴，肝腫大などの心不全徴候を呈しうる．一方で，緩徐に進行する慢性の貧血の場合には，代償作用により所見が明瞭ではなく，顔面蒼白や黄疸のみの場合も多い．点状出血や紫斑などの出血徴候や，外表奇形，血管奇形などが手がかりとなる場合もあり，全身の系統的な診察が必要である．

検査により貧血の鑑別を進めるにあたっては，平均赤血球容積（MCV）と網赤血球数(reticulocyte)の 2 つの値をもとにした 2 軸で考えることが一般的である[図 1]．

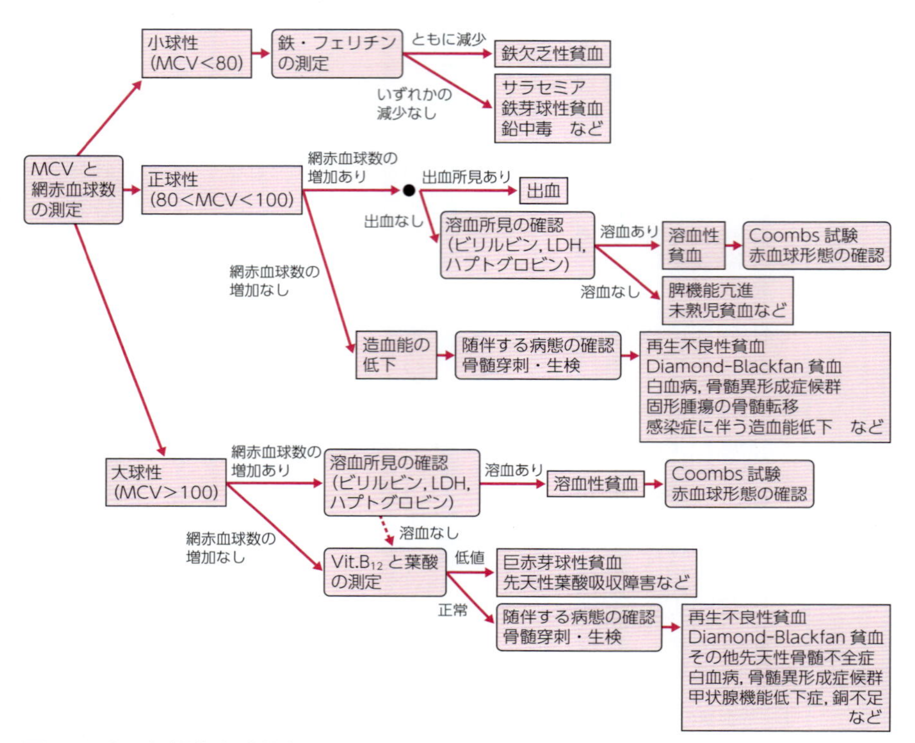

図1▶MCV と網赤血球数をもとにした貧血の鑑別手順

(Gallagher PG. Blood. 2022; 140: 571-93[3] から改変)

MCV により「小球性貧血」「正球性貧血」「大球性貧血」の 3 つのカテゴリーに分類することができ，それぞれのカテゴリー内に絞り込むことが検査をもとにした鑑別の第一歩になる．網赤血球数はパーセント（%），パーミル（‰，パーセントの 10 倍の値であり，10 パーミルは 1 パーセントである），絶対数の 3 種類で表現しうるが，評価の際には絶対数を用いるのが妥当である．貧血における網赤血球数の増加は，骨髄における赤芽球系の造血亢進を示しており，赤血球を沢山作っているが結果的に不足している状態，すなわち溶血や無効造血を含む破壊亢進や，失血が示唆される．一方で網赤血球数の減少は，骨髄での赤芽球系の造血が減弱していることを示しており，赤血球を作れていない状態，すなわち造血能の低下および異常が示唆される．

以下，MCV による分類ごとの代表的な疾患につき記載する．各疾患の詳細については第 2 章（p.60）も参照のこと．

1. 小球性貧血（MCV＜80）

小球性貧血においては（また，小児の貧血全体の中でも），鉄欠乏性貧血が最も多い．血清鉄およびフェリチンの測定を行い，これらがいずれも低値であれば診断できる．体内の鉄が不足する原因としては，乳児期後半の成長に伴うものや思春期女子の生理出血によるものが多いが，病歴聴取で血便など他の喪失機転がないことを確認することが望ましい．鉄およびフェリチンのいずれかが低下していない場合には，他の原因を検討する必要がある．サラセミア，慢性炎症に伴う二次性貧血，鉄芽球性貧血などが相当する．サラセミアでは代償的に赤血球数が比較的多くなる特徴があることから，Mentzer index（MCV/RBC）＜13 が指標とされる．疑われる場合はヘモグロビン分画の検査を検討する．鉄芽球性貧血は稀であり，血清鉄の低下がみられないことが特徴である．骨髄検査による環状鉄芽球の観察を行う．その他，鉛中毒などで小球性貧血を呈する場合がある．

2. 正球性貧血（80＜MCV＜100）

正球性貧血は幅広い疾患により呈しうる．網赤血球数が増加している場合は，急性の失血機序のないことを確認すると同時に，溶血所見の確認を行う．具体的には，溶血に際して LDH および間接ビリルビン値の上昇や，ハプトグロビンの低下がみられる．溶血性貧血を呈する疾患として，免疫学的機序による自己免疫性溶血性貧血や，赤血球膜の異常である遺伝性球状赤血球症が代表的であり，Coombs 試験を追加するとともに，赤血球の形態の確認を行う．

網赤血球数の増加がみられない（基準値内もしくは減少している）場合は，何らかの造血不全が示唆される．白血球・血小板の異常や病歴・随伴する病態によってある程度は絞り込みうるが，骨髄穿刺を要する場合が多い（B-4．汎血球減少の項，p.40 も参照）．骨髄穿刺で吸引された細胞数が少なく再生不良性貧血が疑われる場合は，骨髄生検も行う．このような場合は再生不良性貧血や先天性の骨髄不全，骨髄異形成症候群慢性疾患や白血病などの悪性疾患の可能性もある一方で，感染などによる一過性の造血能低下もしばしば経験する．一度の骨髄穿刺で確定診断が得られない場合は，時間経過での変動を観察するために，間隔をあけた骨髄穿刺・生検の反復による慎重な判断が求められる．

3. 大球性貧血（MCV＞100）

大球性貧血の鑑別においては，まず網赤血球数および溶血所見の確認を要する．急速な溶血で網赤血球数が極端に増加すると，MCV が大きくなることがあるためである．網赤血球数の増加がないことを確認できた場合，まず鑑別すべき疾患は巨赤芽球性貧血である．これはビタミン B_{12} や葉酸の欠乏による疾患であるため，これらの測定を行い診断する．ビタミン B_{12} と葉酸が正常である場合は，Diamond–Blackfan 貧血や骨髄異形成症候群，再生不良性貧血を含む種々の血液疾患が鑑別に上がり，これらを診断するためには骨髄穿刺を必要とする．Diamond–Blackfan 貧血においては正形成骨髄にもかかわらず赤芽球系細胞のみの著減がみられる．その他，甲状腺機能不全症，銅不足，薬剤性などでも大球性貧血を呈する場合がある．

◆文献

1）日本小児血液・がん学会，編．小児血液・腫瘍学．改訂第 2 版 東京: 診断と治療社; 2022．xxviii，611．
2）加藤元博，高橋尚人．小児臨床検査ガイド．第 3 版．東京: 文光堂; 2023．xvi，709．
3）Gallagher PG. Anemia in the pediatric patient. Blood. 2022; 140: 571–93.
4）五十嵐隆．小児科学．改訂第 10 版．東京: 文光堂; 2011．xxvii，1141．
5）Wintrobe MM, Greer JP. Wintrobe's clinical hematology. 12th. John P Greer, et al, ed. Wolters Kluwer Health/Lippincott Williams & Wilkins; 2009. 2 v.(xxv, 2606, I–47 v)

〈渡邉健太郎〉

SECTION 2

白血球数の異常

KEY POINTS

1… 白血球数の異常を認めた際は白血病などの悪性腫瘍の可能性も考慮し，分画を確認した上で鑑別疾患を考える必要がある．

2… 小児では年齢，月齢によって白血球数の基準値が異なる点を意識して鑑別を行うことが重要である．

3… 著明な白血球高値の場合には leukostasis などの可能性があり緊急な対応が必要になる．

白血球分画のそれぞれの細胞が増加する疾患，減少する疾患について概要と鑑別疾患を述べる．分画のそれぞれの細胞の増加，減少の定義の一部は文献によって異なっており本章で記載している定義は他とは異なる場合があることにご留意いただきたい．

A 白血球増加症

1．概要

白血球増加症は白血球数＋2 SD 以上と定義される[1]．小児では年齢によって正常値が異なるため正常値を踏まえて検討する必要がある．白血球数は一般的に生後2週間程度が最も多く，以後は徐々に減少し思春期早期に成人と同程度となる[2]．

白血球増加症は好中球，好酸球，好塩基球，リンパ球，単球などのそれぞれの細胞が増加する疾患に分類される．成熟した好中球の増加が原因であることが最も多い．

詳細な検査を行う前に偽高値の可能性もあるため，塗抹の血液像を確認することが必要である[3]．凝集した血小板，クリオグロブリン，有核赤血球などが自動血球計数装置によって白血球と誤認される可能性がある．

2．合併症

白血球数 100,000/μL 以上の際は原因が腫瘍性であることが多く，leukostasis を発症する可能性があり oncologic emergency な状態である[4]．

leukostasisは白血球増加症の際に血液の粘性が増加することによって微小循環が障害され臓器が低酸素となる状態である．leukostasisは適切な日本語訳は無いが白血球停滞と訳されることが多い．呼吸困難，意識混濁，視覚障害などの多彩な症状が起こりうるが，非特異的な症状であるため，白血球増加症にこのような症状を合併している際はleukostasisと判断して迅速に対応しなければならない．

白血病によって白血球増加症となっている際はleukostasis以外の合併症として播種性血管内凝固異常症（disseminated intravascular coagulopathy: DIC），腫瘍崩壊症候群（tumor lysis syndrome: TLS）が起こりうる．

骨髄芽球はリンパ芽球や正常の白血球と比較して細胞容量が大きく変形能が低いため合併症を起こしやすい．そのため，急性骨髄性白血病や慢性骨髄性白血病の患者ではより慎重に対応することが必要となる．

類白血病反応（leukemoid reaction）は重篤な細菌感染，薬剤，ストレスなどが原因となり成熟好中球が増加することによって白血球50,000/μL以上となる非悪性の状態である．白赤芽球症（leukoerythroblastosis）は末梢血中に幼弱な赤血球や白血球が出現し白血球増加を呈する疾患であり，骨髄線維症やがんの骨髄転移などによって発症する．

3．好中球増加症

好中球数＋2 SD以上と定義される[2)]．成人の白血球の正常範囲は4,400〜11,000/μLであり，60〜70％が好中球となるので成人では7,700/μL以上が好中球増加症とされる．

先天性の原因，後天性の原因に分類される．

a．先天性の原因

- 白血球接着不全症（leukocyte adhesion defect: LAD）: 原発性免疫不全症の1つであり，接着に寄与する分子の欠損や障害によって発症する．原因によってLAD-Ⅰ，LAD-Ⅱ，LAD-Ⅲに分類される[2,3)]．それぞれの原因として，LAD-Ⅰはβ2インテグリンの欠損，LAD-Ⅱはフコシル化炭水化物の欠損，LAD-Ⅲは全てのβインテグリンの活性化傷害と報告されている．遺伝形式は常染色体潜性である．
- 遺伝性好中球増加症: G-CSFの受容体の遺伝子である*CSF3R*の変異によって発症する非常に稀な疾患である[2,3)]．LADは易感染性であるが，本疾患では白血球の機能は正常であり免疫能は保たれている．遺伝形式は常染色体顕性である．

b. 後天性の原因

感染症，外傷や手術などの身体的な侵襲，薬剤，川崎病などの免疫疾患，妊娠，喫煙，無脾症/脾臓低形成などが原因となる．

4. 単球増加症

単球は新生児期では 1,000/μL 程度であり新生児期以降は徐々に減少し，成人期に 400/μL 程度となる[5]．成人では 800/μL 以上が単球増加症と定義される．感染症や炎症への反応によって二次的に単球は増加し，その他に脾臓摘出，急性骨髄性白血病，骨髄異形成症候群，慢性骨髄性白血病なども原因となる．

5. 好酸球増加症

好酸球は 2 歳以上では白血球の 3〜5%となり，500/μL 以上の際に好酸球増加症と定義される[1,2]．1,500/μL 以上が 1 カ月以上持続する状態は hypereosinophilia（HE）と呼ばれ，1,500/μL 以上が 6 カ月以上持続し臓器障害や機能不全をきたす状態は hypereosinophilic syndrome（HES）と呼ばれる．先天的な HE，二次性の HE に分類され，二次性の原因はアレルギーが最も多く，その他には寄生虫や真菌などの感染症，多発血管炎性肉芽種症（Wegener 肉芽腫）やサルコイドーシスなどの免疫疾患がある．原因によって以下の 6 つに分類される[2,6]．

a. Myeloproliferative HE/HES（M-HE/HES）

PDGFRA，*PDGFRB*，*FGFR1* などの遺伝子の再構成によって発症する．貧血，血小板減少，肝脾腫を合併することが多い．一部の疾患ではチロシンキナーゼ阻害薬が用いられる．

b. Lymphocytic variant HE/HES（L-HE/HES）

T 細胞受容体再構成などによって異常な T 細胞が生じ，それによって産生されたサイトカインの影響により好酸球が増加している．

c. Overlap HES

特徴的な症状を持つ既知の疾患に伴う HES である．単一臓器に限局した疾患では好酸球性消化管疾患や好酸球性肺炎，多臓器にまたがる疾患では好酸球性多発血管炎性肉芽腫症などが該当する．

d. Associated HE/HES

蠕虫などの感染症や薬物過敏症などの原因によって二次的に発症する疾患である．

e. Familial HE/HES

遺伝形式は常染色体顕性である．稀な疾患であり，好酸球性食道炎を発症することが多い．

f. Idiopathic HES

上記のどれにも該当しない疾患である．

6. 好塩基球増加症

好塩基球数 120/μL 以上と定義される．慢性骨髄性白血病や骨髄異形成症候群などの血液疾患以外に，アトピー性皮膚炎，アレルギー性鼻炎，鉄欠乏性貧血などが原因となる．

7. リンパ球増加症

リンパ球の値は年齢によって大きく異なるがリンパ球増加症の定義は若年の小児では 8,000/μL 以上，青年期以降では 4,000/μL 以上とされる[2)]．先天性の原因には B cell expansion with NF-κB and T cell anergy（BENTA）という疾患があるが非常に稀であり，ほとんどが二次性の原因である．サイトメガロウイルスや EB ウイルスなどのウイルス感染症，ブルセラや結核などの細菌感染症，薬剤，悪性疾患などが原因となる．

B 白血球減少症

1. 概要

白血球増加症と同様に年齢によって基準値は大きく異なるが，成人では白血球減少症は 4,000/μL 未満と定義される．白血球減少症は多くの場合は一過性であり，感染症，薬剤，栄養状態の悪化などが原因となる[2,8)]．白血球減少症が持続する場合は悪性腫瘍，骨髄不全症候群，原発性免疫不全，自己免疫疾患などの基礎疾患が原因となっている可能性がある．

汎血球減少症の場合には悪性腫瘍，骨髄線維化，肉芽腫，再生不良性貧血，骨髄異形成症候群，ビタミン欠乏（ビタミン B_{12}欠乏症，葉酸欠乏症）などが鑑別疾患となる．造血機能の低下が関与している可能性があれば骨髄穿刺を行う．再生不良性貧血などの骨髄不全症が想定される際には骨髄生検の適応となる．

2. 好中球減少症

好中球数 1,500/μL 未満と定義され，特に 500/μL 未満の場合には免疫力の低下が問題となる[7,9)]．200/μL 未満は無顆粒球症と定義される．

原因として以下の 3 つに分類される．①外因性の好中球の破壊，②後天性の骨髄系細胞の障害，③骨髄系細胞の内因性の障害．①は感染症や免疫疾患など，②は再生不良性貧血や骨髄異形成症候群など，③は重症先天性好中球減少症や先天性角化不全症，Shwachman-Diamond 症候群などの疾患が該当する．鑑別のためには血液像の目視での確認が重要であり，診断が確定しない際には骨髄穿刺，骨髄生検を検討すべきである．

以下，①に該当する免疫性好中球減少症と③に該当する重症先天性好中球減少症について述べる．

a. 免疫性好中球減少症

同種免疫または自己免疫によって抗好中球抗体が生じることにより発症する．同種免疫による疾患のほとんどは同種免疫性新生児好中球減少症であり，胎児の父親由来の好中球上の抗原に対して母体の同種抗体が胎盤を通して胎児に移行することによって生後早期に発症する．自己免疫による疾患の多くが乳幼児期に発症し，中耳炎などの軽微な感染症に罹患する．後述する重症先天性好中球減少症と比較して重症な感染症を発症する頻度は低い．

b. 重症先天性好中球減少症

前骨髄球の段階で骨髄の成熟が停止することによって発症する．繰り返す発熱，臍炎などの皮膚感染症，口腔潰瘍，歯肉炎，直腸膿瘍など一般的には頻度の低い感染症に罹患する．多くの原因遺伝子が報告されているが *ELANE* 変異が約 70%と最も多く，遺伝形式は常染色体顕性である．*HAX1* 欠損は約 20%であり，遺伝形式は常染色体潜性である（Kostmann 症候群）．

3. 単球減少症

単球数 200/μL 未満と定義される[5]．先天的な疾患として GATA2 欠損症が知られており，治療として造血細胞移植が行われる．二次的な原因として有毛細胞白血病，ステロイド投与などがある．

4. 好酸球減少症

好酸球数 10/μL 未満と定義される[2]．感染症やステロイド投与など二次的な原因が多く，先天的な原因はほぼみられない．

5. 好塩基球減少症

好塩基球数 10/μL 未満と定義される[2]．慢性蕁麻疹，クッシング症候群，その他の慢性炎症などの際に認められる．

6. リンパ球減少症

他の血球と同様に年齢によって正常値が異なる．成人では 1,500/μL 未満，8 カ月未満の乳児では 4,500/μL 未満と定義される[2]．軽症/中等症の際は特に問題になることはないが重症の際は致命的なウイルス感染症を発症することがある．

先天性の疾患には軟骨毛髪低形成症，毛細血管拡張性運動失調症，重症複合免疫

不全症，Wiskott-Aldrich 症候群などがある．

後天性の疾患には後天性免疫不全症候群（AIDS）が該当する．その他，栄養失調（タンパク漏出性胃腸症，手術などによる胸管の損傷），全身性エリテマトーデス，関節リウマチ，サルコイドーシス，医原性の原因（抗がん剤，放射線照射）などがある．

◆文献

1）木下真理子，盛武　浩．好中球/好酸球/好塩基球増加症．In: 日本小児血液・がん学会，編．小児血液・腫瘍学．改訂第 2 版．東京; 診断と治療社，2022．p.413-6.
2）Walkovich K, Connelly JA. Disorders of white blood cells. In: Lanzkowsky P, et al. Editors. Lanzkowsky's Manual of Pediatric Hematology and Oncology. 7th ed. London; Academic Press, 2022. p.207-35.
3）南谷泰仁．白血球増加症・減少症の鑑別．In: 日本血液学会，編．専門医テキスト．改訂第 4 版．東京; 南江堂，2023．p.44-5.
4）黒澤秀光．小児白血病の白血球増多症による Leukostasis．日本小児血液・がん学会雑誌．2017; 54: 120-5.
5）Marshall AL. Monocytosis and Monocytopenia. In: Marshall AL, et al. Editors. Williams Manual of Hematology. 8th ed. New York: McGraw-Hill; 2013. p.1041-6.
6）Helbig G, Klion AD. Hypereosinophilic syndromes-An enigmatic group of disorders with an intriguing clinical spectrum and challenging treatment. Blood Rev. 2021; 49: 100809.
7）Michniacki TF, Walkovich KJ. Leukocytosis. In: Kliegman RM, et al. Editors. Nelson Textbook of Pediatrics. 21th ed. Philadelphia; Elsevier, 2020. p.1147-9.
8）Michniacki TF, Walkovich KJ. Leukopenia. In: Kliegman RM, et al. Editors. Nelson Textbook of Pediatrics. 21th ed. Philadelphia; Elsevier, 2020. p.1141-7.
9）溝口洋子，岡田　賢．好中球減少症．In: 日本小児血液・がん学会，編．小児血液・腫瘍学．改訂第 2 版．東京; 診断と治療社，2022．p.410-3.

〈井上恭兵〉

SECTION 3
出血傾向，血栓傾向

KEY POINTS

1… 小児の出血傾向・血栓傾向を示す疾患は感染症，膠原病など血液疾患以外にもみられるため，それらの除外が大切である．

2… 出血傾向，血栓傾向の鑑別には詳細な病歴の聴取，身体所見の評価，および血液学的なスクリーニング検査などを組み合わせて行う．

3… 先天性の凝固因子欠乏や凝固抑制因子欠乏が示唆される場合，それぞれの因子の活性を測定する．

4… 休日・夜間など詳細な凝固検査ができない場合は遠心処理した後，上清を凍結保存し，後日検査を行う．

A 定義

血管が破綻すると血小板，凝固因子，血管内皮細胞が協調して血栓を形成する[1)]．一方で血液凝固が進みすぎるのを防ぐために，血栓を溶解する線溶系が働くことも重要である．通常，凝固系と線溶系のバランスが適切に保たれている．出血傾向は「異常な出血もしくは止血困難な病的状態」[3)]と定義され，凝固系低下や線溶系亢進もしくはその両方により生じる．血栓傾向は「過剰に血栓が形成される病的状態」で，凝固系亢進や線溶系低下もしくはその両方により生じる．

B 症状と病因

1．出血傾向の症状

a．紫斑

出血症状は表在性出血と深部出血に分けられる．表在性出血には皮膚もしくは粘膜出血があり，直径 2～3 mm 以下の点状出血とそれ以上の大きさの斑状出血に分けれられ，両者を合わせて紫斑という[4)]．紫斑と紅斑の鑑別にはガラス板を用いた圧迫が有用である．ガラス板の圧迫で消失しなければ紫斑である．

b．粘膜出血

粘膜出血には鼻出血，歯肉出血，口腔粘膜出血，消化管出血，血尿，女性性器出血，眼球結膜下出血などがある．鼻出血は頻度が多いものの病的ではない場合が多いが，圧迫してもなお数時間止血できない，といった状況があれば出血傾向の病態を考える必要がある．消化管出血では消化管全体にわたる多発性出血を認める場合，出血傾向の検索をする必要がある．また，普段は出血傾向を示さないが妊娠・分娩の際にのみ出血傾向を示すことがあり，注意を要する．眼球結膜下出血はしばしば再発するが自覚症状に乏しく，血液学的検査に異常を認めず，特別な治療を要さないことが多い．

c．深部出血

深部出血では関節内出血や筋肉内出血の頻度が高い．明らかな外傷起点がないにも関わらず，関節内出血や筋肉内出血を認めた場合は血友病などの出血性素因を検討する．筋肉内出血のうち腸腰筋出血は右側では虫垂炎と似た症状を呈するため，注意が必要である．

d．後出血

後出血とはいったん止血したように見えるが，しばらくすると再び出血する現象である．

2．血栓傾向の症状

脳静脈洞血栓症では激しい頭痛，腸間膜静脈血栓症では腹痛，嘔吐，下血などを認める．小児で上記のようなまれな部位に血栓症を認めた場合，先天性血栓性素因を疑う．

3．出血傾向と血栓傾向の病因

出血傾向の原因としては，①血小板の異常，②凝固因子の異常，③線溶因子の異常，④血管の異常に分類される．血栓傾向のおもな原因としては，①血流停滞，②血管内皮の損傷，③血液凝固の亢進に分類される．血液凝固の亢進には凝固抑制因子の低下，凝固因子機能の亢進，線溶能低下などが含まれる．

C　出血傾向・血栓傾向をきたしうる疾患

出血傾向をきたしうる代表的な疾患を［表 1］に示す．血液疾患の他にウイルス感染症による血小板の産生低下や肝疾患による凝固因子の産生低下も鑑別として重要である．血栓傾向をきたしうる代表的な疾患を［表 2］に示す．血液疾患の他に人工物の留置による血流低下や血管内皮損傷，悪性腫瘍による血液凝固亢進も鑑別として重要である．

表 1 ▶ 出血傾向を示す疾患の病態別分類

血小板	数の低下	産生低下	白血病，骨髄異形成症候群，悪性腫瘍の骨髄浸潤，再生不良性貧血，感染症，血球貪食症候群，抗がん薬や放射線による骨髄抑制，無巨核球性血小板減少症，Wiskott Aldrich 症候群
		破壊亢進，消費亢進	免疫性血小板減少症，DIC，脾機能亢進症，肝硬変，大量出血，体外循環，全身性エリテマトーデス，血栓性微小血管症，Kasabach-Merrit 現象，新生児同種免疫性血小板減少症
	機能低下	先天性	Bernard-Soulier 症候群，von Willebrand 病（2 型），血小板無力症，血小板顆粒異常症
		後天性	アスピリン
凝固因子	先天性	産生・機能低下	血友病，von Willebrand 病，各種凝固因子欠乏症
	後天性	産生低下	ビタミン K 欠乏症，肝硬変，ワルファリン
		破壊亢進	DIC，凝固因子インヒビター
		機能低下	ヘパリン
線溶因子		活性化亢進	組織プラスミノーゲンアクチベーター過剰症
		阻害低下	α_2 プラスミンインヒビター欠乏症，プラスミノーゲンアクチベーターインヒビター欠乏症
血管の異常	先天性		Ehles-Danlos 症候群，Marfan 症候群，遺伝性出血性毛細血管拡張症
	後天性		IgA 血管炎，壊血病，ANCA 関連血管炎

（石黒　精．出血傾向，血栓傾向．In: 日本小児血液・がん学会 編．小児血液・腫瘍学．改訂第 2 版．東京: 診断と治療社; 2022．p.33-5[1)]）

表 2 ▶ 血栓傾向を示す疾患の病態別分類

先天性	凝固抑制因子低下	プロテイン C 欠乏症，プロテイン S 欠乏症，アンチトロンビン欠乏症，ヘパリンコファクターⅡ欠乏症
	凝固因子機能亢進	第Ⅴ因子 Leiden（本邦にはない）
	線溶能低下	プラスミノーゲン異常症，α_2 プラスミンインヒビター増加症
	血小板活性化	ADAMTS13 欠乏症
	血管障害	ホモシスチン尿症
後天性	血流低下	中心静脈カテーテル留置，長期臥床，大手術，脱水，ネフローゼ症候群，仮死，過粘度症候群
	血管内皮損傷	川崎病，人工血管，人工弁への置換術後，造血 K 幹細胞移植後
	血液凝固亢進	重症感染，DIC，溶血性尿毒症症候群，抗リン脂質抗体症候群，ヘパリン起因性血小板減少症，悪性腫瘍，ステロイドやエストロゲン製剤など薬物

（石黒　精．出血傾向，血栓傾向．In: 日本小児血液・がん学会 編．小児血液・腫瘍学．改訂第 2 版．東京: 診断と治療社; 2022．p.33-5[1)]）

D 検査の進め方と診断のポイント

出血傾向，血栓傾向の鑑別には詳細な病歴の聴取（家族歴，既往歴，内服歴，栄養など）と，入念な身体所見の評価，および血液学的なスクリーニング検査が必須である．

病歴の聴取では先行感染の有無，出血・血栓の家族歴（母が出産時に出血傾向を示していないか），臍帯出血の有無，ホルモン補充の有無，出血傾向・血栓傾向の原因となる薬剤内服の有無，極度の偏食の有無などについて確認する．

身体所見では出血傾向であれば紫斑の有無，関節出血の有無，意識レベル低下やけいれんなど頭蓋内出血を示唆する所見の有無，腰筋徴候の有無など，血栓傾向であれば電撃性紫斑の有無，胸痛，腹痛，頭痛など血栓が存在する部位の疼痛の有無などについて確認する．

検査では生化学，血算，凝固検査，尿検査，各種ウイルス検査が重要であり，診断の補助となる．血液学的なスクリーニング検査としては先述の検査に含まれている血小板数，活性化部分トロンボプラスチン時間（APTT），プロトロンビン時間国際標準比（PT-INR）で行う．これらに異常があれば凝固因子活性測定などより詳細な検索を行う．なお，APTT は新鮮血液とクエン酸ナトリウム（0.11 mol/L）を 9：1 の割合で混合して測定するため，血漿が少ない多血症ではクエン酸過剰となり APTT が延長することがあり，注意を要する．

このように出血傾向・血栓傾向の鑑別には種々の検査を組み合わせて行う必要がある．出血傾向の鑑別としてはまず血小板数が正常か否か判定する．血小板数が正常な場合のフローチャートを［図 1］に示す．

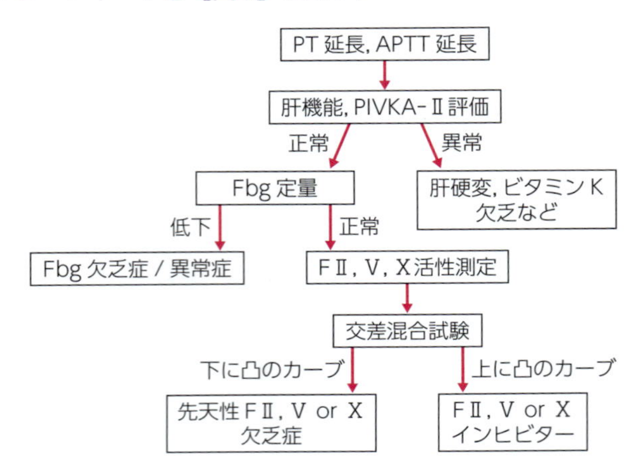

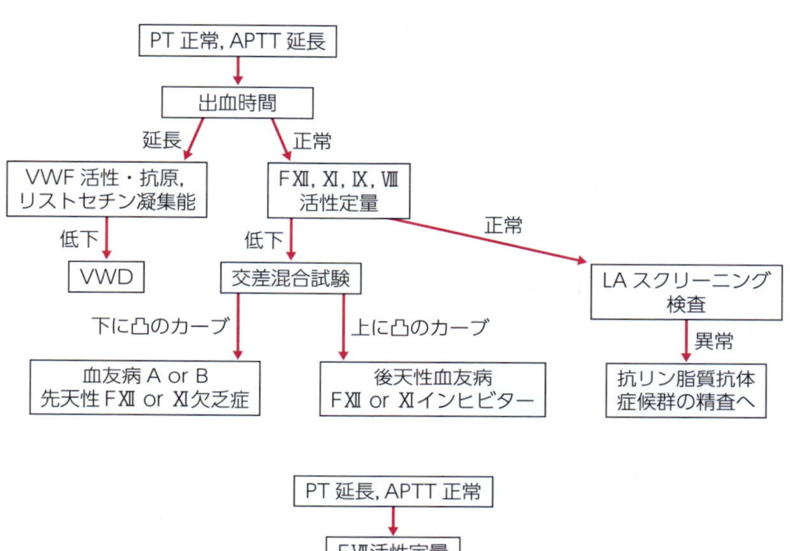

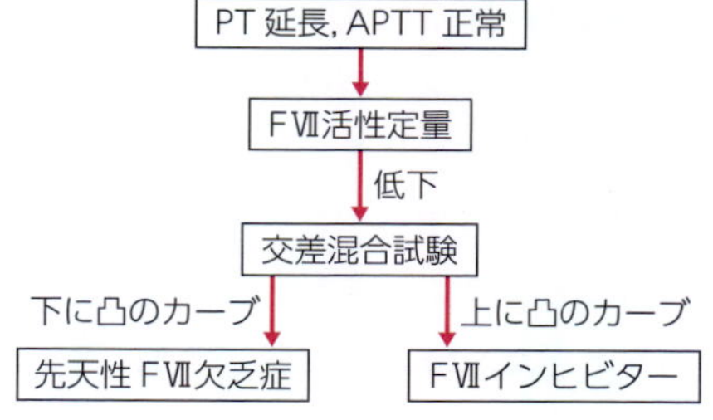

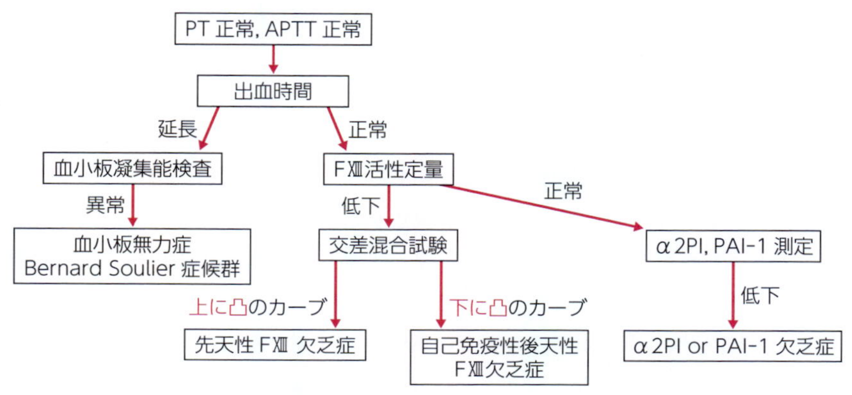

図 1 ▶ 血小板数が正常な場合の鑑別フローチャート

A: PT, APTT ともに延長の場合, B: PT 正常, APTT 延長の場合, C: PT 延長, APTT 正常の場合, D: PT, APTT ともに正常な場合
Fbg: フィブリノーゲン, VWF: von Willebrand 因子, VWD: von Willebrand 病, LA: ループスアンチコアグラント, α_2PI: α_2 プラスミンインヒビター, PAI-1: プラスミノーゲンアクチベーターインヒビター 1
(森下英里子. 出血傾向の鑑別診断. 日本内科学会雑誌. 2020; 109: 1340-6[4])

出血傾向・血栓傾向を示す主な疾患の特徴と鑑別点を以下に示す．

1．血友病

血友病Aは第Ⅷ因子，血友病Bは第Ⅺ因子活性が低下していることにより出血症状を示す．両者ともX連鎖潜性遺伝の形式を示し，男児が罹患する．血小板数が正常でATPP延長，PT正常，出血時間正常を示した場合，第Ⅷ，Ⅺ因子活性を測定し診断に至る．しかしながら，凝固因子活性の測定は平日や日中でなければ測定できないことも多い．休日や夜間など，凝固因子の詳細な検査ができない時間帯に頭蓋内出血などの重篤な出血をきたした患者に直面した場合，通常の採血に加え，クエン酸ナトリウムが封入されている凝固用の採血管に1本余分に採取し，疑いのある疾患に対する診断的治療を開始することが大切である．具体的には乳児，幼児期の男児で誘引のない頭蓋内出血でAPTT単独の延長を認めた場合は血友病を疑い，確定診断を待たずして凝固因子の補充を行うことが肝要である．血友病Bよりも血友病Aの頻度が高いため，まず第Ⅷ因子製剤を投与する．投与15分後にAPTTを測定し，改善されていれば，血友病Aと考え，以後の止血計画を立てる．改善されていなければ，第Ⅺ因子製剤を投与する．さらに投与15分後にAPTTを再検し，改善されていれば，血友病Bと考え，以後の止血計画を立てる．改善されていなければ，その他の凝固異常症と考え，FFPの投与を行う．なお，通常の採血とは別に凝固用の採血管に採取した検体は4℃，1,500 gで5～20分間遠心後に上清の血漿を−20℃（2週間以上の場合は−80℃）で冷凍保存すれば，後日詳細な検査が可能である．

2．von Willebrand病

von Willebrand病はvon Willebrand因子の量的もしくは質的異常により出血症状を示す．一部を除き常染色体顕性遺伝形式であるため男女共に発症し，女性の遺伝性出血性疾患の中で最多である．血小板数が正常でATPP延長，PT正常，出血時間延長を示した場合，von Willebrand因子活性・抗原の測定，リストセチン凝集能の測定を行い，それぞれ低下を示していればvon Willebrand病と診断できる．ただし，FVIII活性の低下が軽度の場合はAPTTが正常となるため，APTTが正常であることをもってvon Willebrand病を除外することはできない点に注意を要する．

3．抗リン脂質抗体症候群（ASP）

小児例では先行感染を認める場合が多い．血友病と同様に血小板数が正常でATPP延長，PT正常，出血時間正常を示すが，第Ⅷ，Ⅺ因子活性は正常である．スクリーニング検査として交差混合試験を行い，インヒビター型を示せばASPの可能

性を考え，dRVVT test などでループスアンチコアグラントの確認試験を行う．

4．第XIII因子欠乏症

先天性第XIII因子欠乏症は *F13A* 遺伝子もしくは *F13B* 遺伝子いずれかの変異に起因する常染色体列子遺伝形式の出血性疾患であり，200 万人に 1 の頻度とされる．PT および APTT が正常であるにも関わらず，出血症状を呈する疾患で鑑別となる．第XIII因子はフィブリンポリマーを架橋することで安定化させる働きがあるが，これが欠乏していると，プラスミンによる切断を受けやすく再出血する．出生後の臍帯からの再出血が特徴的な症状である．

5．MYH-9 異常症

血球成分のうち血小板数のみ低下を示し，大型～巨大血小板を呈する．大型～巨大血小板を示す疾患としては MYH-9 異常症や Bernard-Soulier 症候群が有名であるが前者は好中球デーレ小体を認めることが多い．後者はリストセチン凝集が欠如することで鑑別が可能である．また，MYH-9 異常症では腎炎，難聴，白内障といった Alport 症状を呈するため，出血以外の精査も重要である．

6．免疫性血小板減少症（ITP）

小児では先行感染があることが多く，問診が重要である．血小板に対する抗体が産生され，血小板の破壊が亢進する．下肢の点状出血などが受診の契機となることが多い．少数の大型血小板が混在することがあるが，MYH-9 異常症などのように大多数ではない．診断は除外診断であるため，非典型例や免疫グロブリンに対する反応不良などの場合は骨髄検査を検討する．

7．先天性凝固抑制因子欠乏

小児の血栓症では頻度の高いプロテイン C，プロテイン S，アンチトロンビン活性をまず測定し，原因を特定する．

◆文献

1）石黒　精．出血傾向，血栓傾向．In: 日本小児血液・がん学会，編．小児血液・腫瘍学．改訂第 2 版．東京: 診断と治療社; 2022．p.33-5.
2）惣宇利正善．先天性XIII因子欠乏症の診断と治療．血栓止血誌．2018; 29: 703-6.
3）加藤淳．出血傾向へのアプローチ．日本内科学会雑誌．2009; 98: 1562-8.
4）森下英里子．出血傾向の鑑別診断．日本内科学会雑誌．2020; 109: 1340-6.

〈磯部清孝〉

SECTION

汎血球減少

KEY POINTS

1… 小児の汎血球減少をきたす疾患は，感染症などの common disease に付随するなど血液疾患以外にもみられるため，それらの疾患の除外が大切である．

2… 汎血球減少の鑑別には詳細な病歴の聴取，身体所見の評価，および血液スクリーニング検査，骨髄検査，画像検査などを組み合わせて行う．

3… 遺伝性骨髄不全症が示唆される場合，染色体脆弱性試験，テロメア長の測定を必ず行う．

4… 常に白血病を念頭におき，必要であれば躊躇せずに骨髄検査を行う．

5… 汎血球減少の原因検索を目的とした骨髄検査では，骨髄全体の細胞密度，造血細胞の形態，異常細胞の浸潤の有無を評価するため骨髄生検が必須である．

A 定義

汎血球減少とは，末梢血中で白血球，赤血球，血小板の 3 系統の血球減少を同時に認める状況をさす．汎血球減少の基準にはさまざまな指標があるが，再生不良性貧血（AA）の診断基準では，Hb＜10 g/dL，好中球＜1,500/μL，血小板＜10 万/μL が用いられている．

B 症状と病因

汎血球減少の症状は，貧血に伴う息切れ，顔色不良，正常白血球減少に伴う感染症による発熱，血小板減少による紫斑などの出血症状などである．汎血球減少の原因としては，骨髄における正常造血の抑制，血液細胞の破壊や消費の亢進，脾腫による血球の捕捉などがある．急性白血病やがんの骨髄浸潤では，骨髄内への異常細胞の浸潤により，正常造血が障害される．AA では骨髄微小環境における免疫反応を介して造血が抑制される．骨髄異形成症候群（myelodysplastic syndrome: MDS）

表1 ▶ 汎血球減少の原因となる主な疾患

■骨髄での正常造血の抑制
- 再生不良性貧血（aplastic anemia: AA）
- 骨髄異形成症候群（myelodysplastic syndrome: MDS）
- 遺伝性骨髄不全症候群（inherited bone marrow failure syndrome: IBMFS）
- 発作性夜間血色素尿症（paroximal nocturnal hemoglobinuria: PNH）
- 巨赤芽球性貧血
- 急性白血病
- 悪性リンパ腫
- 固形腫瘍の骨髄浸潤（神経芽腫，横紋筋肉腫など）
- 薬剤性血球減少症
- 低栄養

■血球の破壊や消費の亢進
- 感染症（ウイルス感染，敗血症，全身真菌症，マイコプラズマ感染症など）
- 全身性エリテマトーデス（systemic lupus erythematosus: SLE）
- 血球貪食症候群（家族性，ウイルス関連など）
- 溶血性尿毒症症候群（hemolytic uremic syndrome: HUS）
- 甲状腺機能低下症
- 先天代謝異常症

■血球の補足
- 慢性肝疾患，脾機能亢進症（肝硬変，門脈圧亢進症）

では，造血幹細胞レベルでの遺伝子異常により，血球の分化・成熟障害が生じて，汎血球減少をきたす．脾機能亢進症では脾腫により血球が脾臓に集積するとともに，細胞のターンオーバーが促進され，汎血球減少をきたし得る．

C 汎血球減少をきたしうる疾患

汎血球減少をきたしうる代表的な疾患を［表1］に示す．血液疾患のほかに，感染症，血球貪食症候群などによる血球の破壊や消費の亢進によるものの頻度が高い．

D 検査の進め方と診断のポイント

汎血球減少の鑑別には詳細な病歴の聴取（家族歴，発達歴，既往歴，内服歴，栄養など），丹念な身体所見の評価，および血液スクリーニング検査，骨髄検査，腹部エコーなどの画像検査が必須である．問診で確認すべき項目，身体所見，検査一覧を［表2］にまとめた．

病歴の聴取では，発熱などの感染症状の有無，Fanconi貧血などの家族歴の有無，汎血球減少の原因となりうる薬剤内服の有無，偏食による低栄養の有無などについて確認する．

身体所見では，外表奇形の有無，爪や口腔内の所見，リンパ節腫脹や肝脾腫の有

表2▶汎血球減少の鑑別に必要な項目

■**病歴聴取**
- 現病歴（発熱などの経過や出血症状の有無など）
- 家族歴（家族内における先天性造血障害の有無など）
- 内服歴（抗けいれん薬，抗菌薬などの汎血球減少をきたしうる薬剤内服の有無）
- 栄養状態（食事摂取の状況についての確認）

■**身体所見**
- 発熱を含むバイタルサイン
- 口腔内や皮膚，爪などの所見（色素沈着の有無，爪や舌の萎縮の有無など）
- 表在リンパ節腫脹
- 肝脾腫
- 神経学的所見

■**検査**
- 血算，MCV，MCHC，網赤血球数，白血球分画，血液像
- 生化学検査（AST，ALT，LDH，T-Bil，D-Bil，ビタミンB_{12}，葉酸，鉄，銅，亜鉛，TSH，FT3，FT4）
- 凝固検査（PT，APTT，PT-INR，フィブリノーゲン，FDP，D-dimer，ADAMTS13）
- 尿検査
- クームス試験，ハプトグロビン
- ウイルス検査（HBV，HCV，EBV，HIV，CMV，パルボウイルスB19など）
- マイコプラズマ抗体価
- 抗核抗体，抗dsDNA抗体
- 細胞表面マーカー（CD55，CD59）
- 胸部X線
- 腹部エコー
- 画像検査（CT，MRI，シンチグラフィ，PET-CTなど）
- 骨髄穿刺・生検（骨髄細胞計測，細胞分画および形態観察，表面マーカー，染色体・遺伝子検査）
- 遺伝性骨髄不全症が疑われる場合は，染色体脆弱性試験，テロメア長の測定，次世代シーケンサーを用いた網羅的遺伝子解析

無に注意する．検査では，特に末梢血の白血球分画，血液像，網赤血球数が重要である．白血球分画は自動血球計測器でカウントされるが，異常細胞の検出，鑑別には十分でないため，目視による観察が重要である．

汎血球減少の原因検索を目的とした骨髄検査では，通常の骨髄穿刺に加え，骨髄生検が必須である．骨髄液は，骨髄像，細胞表面マーカー，染色体・遺伝子検査，病理検体などに用いられる．骨髄生検は，骨髄全体の細胞密度や線維化，造血細胞の形態，異常細胞の浸潤の有無を評価するためにきわめて重要である．

生化学，凝固検査，尿検査，各種ウイルス検査などはスクリーニング検査として重要であり，それだけで診断の助けになりうる．遺伝性骨髄不全症が示唆される場合，染色体脆弱性試験，テロメア長の測定は必須である．また，次世代シーケンサーを用いた網羅的遺伝子解析による確定診断が重要である．

汎血球減少の診断は多くの場合，末梢血と骨髄の検査でなされるが，肝脾腫によ

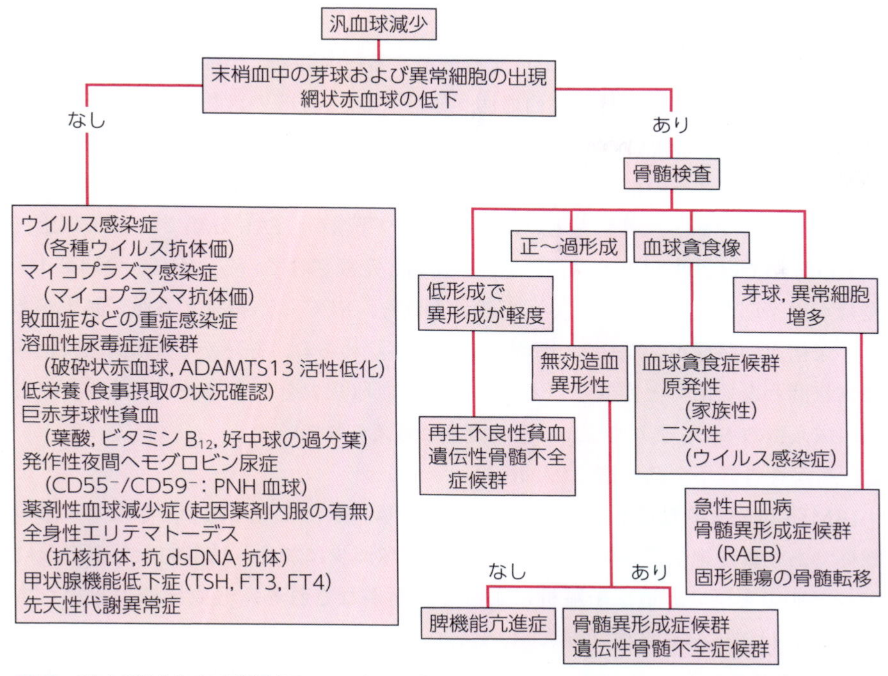

図 1 ▸ 汎血球減少症の鑑別フローチャート（谷川俊太郎，他．小児内科．2016; 47: 1041-5[2]）一部改変）

る血球の破壊や消費の亢進，固形腫瘍の骨髄浸潤，悪性リンパ腫などでは，腹部エコー，CT，シンチグラフィ，PET-CT が有用であり，再生不良性貧血の場合は脊髄 MRI などの画像診断が必要に応じて行われる．

このように汎血球減少症の鑑別にはさまざまな検査を組み合わせて行う必要がある．鑑別のフローチャートを［図 1］に示した．

主な疾患の特徴と鑑別点を以下に示す．

1．再生不良性貧血（AA）

骨髄での造血が抑制されることにより，末梢血での汎血球減少と，骨髄での造血細胞の減少，脂肪髄の増加を特徴とする．診断には少なくとも 2 系統以上の血球減少を伴い，骨髄低形成であること，他の疾患の除外が必要である．MDS とは形態異常や染色体異常を伴うことが少ない点で鑑別されるが，低形成で異形成が乏しい場合などには区別が難しいこともある．

2．骨髄異形成症候群（MDS）

MDSは血球減少と血球の異形成を特徴とする症候群で，一部では芽球の増加を伴い，経過とともに急性骨髄性白血病へ移行する．MDSの診断には，骨髄検査による芽球割合，3系統血球（白血球，赤血球，血小板）のうち1系統以上での血球形態異常の同定とその割合，染色体検査，骨髄生検による有核細胞数や線維化などの確認が必要である．骨髄あるいは末梢血中の芽球が，FAB分類では30％以上，WHO分類では20％以上の場合に急性白血病と定義されている．WHO分類第4版では小児不応性血球減少（RCC）が設けられた．RCCは，持続する血球減少があり，末梢血の芽球が2％未満，骨髄に異形成が認められ，芽球が5％未満，染色体異常は問わないものと定義される．小児の汎血球減少を示すなかで半数近くを占め，成人型のMDSよりもAAに近い概念と考えられている．

3．遺伝性骨髄不全症候群（IBMFS）

IBMFSは先天的な造血細胞の分化増殖の障害によって血球減少をきたす疾患の総称であり責任遺伝子が同定されてきた．血球減少に加え，特徴的な外表奇形によって疾患を疑い，遺伝子解析によって診断がなされる．汎血球減少をきたすIBMFSにはFanconi貧血（FA），dyskeratosis congenita（DC），Diamond-Blackfan貧血などがある．FAは汎血球減少，皮膚の色素沈着，身体奇形，低身長，性腺機能不全を伴い，染色体断裂試験で染色体不安定性，FANCA～V遺伝子変異を認める．DCは爪の萎縮，口腔内白斑，皮膚色素沈着の身体的特徴，汎血球減少を伴い，テロメア長の短縮，*DKC1*遺伝子変異など11遺伝子の異常が知られている．骨髄不全症が示唆される場合，染色体脆弱性試験，テロメア長の測定は必須である．また，次世代シーケンサーを用いた網羅的遺伝子解析による確定診断が重要である．

4．発作性夜間血色素尿症（PNH）

血管内溶血や早朝のヘモグロビン尿を認め，通常血球表面に発現しているCD55やCD59の発現を欠くPNH型血球の存在から診断される．睡眠中は低換気状態になりやすく，CO_2が貯留し呼吸性アシドーシスに向かうことで血管内溶血をきたすため早朝にヘモグロビン尿を認める．診断には，LDH，間接ビリルビンの上昇，ハプトグロビンの低下，網赤血球の増加，およびPNH血球の証明によってなされる．

5．急性白血病

急性白血病は末梢血中に芽球の出現を伴った白血球増加，貧血，血小板減少を認めることが多いが，白血球が減少している例や芽球を認めないこともある．白血病が疑われれば，骨髄検査による診断が重要である．

6. 悪性リンパ腫

悪性リンパ腫では血球貪食症候群の合併，骨髄浸潤，著明な肝脾腫を伴う場合に汎血球減少を認める．LDH，可溶性IL-2受容体の上昇が特徴的であるが，他の疾患でも認められるため非特異的である．リンパ節腫脹を伴う場合には，リンパ節生検によって診断するが，血球減少以外の所見に乏しい場合は骨髄検査で骨髄中にリンパ腫細胞の浸潤を認めることで診断にいたることがある．

7. 固形腫瘍の骨髄浸潤

神経芽腫や横紋筋肉腫などの固形腫瘍が骨髄浸潤を起こすと，腫瘍細胞により正常造血が抑制され，さらに固形腫瘍にともなう慢性炎症による貧血，DICの合併，全身衰弱などの低栄養も重なり，汎血球減少をきたしうる．骨髄中に血液細胞ではない異常細胞の浸潤を認めた場合には，画像検査による全身検索で原発巣を確認し，さらに生検を行い診断する．

8. 感染症

敗血症などの重症感染症では，感染巣への好中球の動員などによる好中球減少，慢性炎症に伴う貧血，DICによる血小板減少などで汎血球減少をきたす．Epstein-Barr（EB）ウイルス，サイトメガロ（CMV）ウイルスなどのウイルス感染症，マイコプラズマ感染症でもしばしば汎血球減少を認める．遺伝性球状赤血球症をもつ患児ではパルボウイルスB19感染症は重度の赤芽球癆の原因となり，汎血球減少を合併することもある．発熱などの感染症状，頬部紅斑ののちに網赤血球の著明な低下を伴う貧血を認めた場合には，鑑別としてパルボウイルスB19のIgM抗体，もしくはPCR検査を行う．

9. 全身性エリテマトーデス（SLE）

SLEの診断基準に血球減少が含まれている．血球減少は自己抗体による場合や，骨髄の線維化や骨髄低形成を伴う場合がある．頬部紅斑などの皮膚所見，関節炎，漿膜炎，腎障害などのSLEに特徴的な症状がない場合でもSLEの可能性は否定できないため，汎血球減少を認めた場合には，抗核抗体，抗DNA抗体のスクリーニングが必要である．

10. 血球貪食症候群

家族性と，感染症や悪性腫瘍に伴う二次性のものがある．汎血球減少，発熱，肝脾腫などの全身症状を伴う場合が多い．骨髄中に血球貪食像を認めるが，病初期は明らかでないこともあり繰り返しの骨髄検査で証明できる場合もある．原因として報告されているウイルスは多種類にわたるが代表的には，EBウイルス，CMVウイルス，単純ヘルペスウイルスなどである．

11．慢性肝疾患，脾機能亢進症

肝疾患自体で貧血，血小板減少をきたすが，さらに脾腫の合併で血球が脾臓に捕捉され，汎血球減少が著明となる．骨髄密度は，正から過形成を示す．

◆文献

1）黒川峰夫，荒井俊也．厚生労働科学研究費補助金（難治性疾患政策研究事業）．特発性造血障害に関する調査研究班: 特発性造血障害疾患の診療参照ガイド．平成 28 年度改訂版．2019．p.5.
2）谷川俊太郎，谷ヶ崎博．汎血球減少　鑑別のフローチャート．小児内科．2016; 47: 1041-5.
3）Bennett JM, Catovsky D, Daniel MT, et al. Proposals for the classification of the myelodysplastic syndromes. Br J Haematol. 1982; 51: 189-99.
4）Arber DA, Orazi A, Hasserjian R, et al. The 2016 revision to the World Health Organization classification of myeloid neoplasms and acute leukemia. Blood. 2016; 127: 2391-405.
5）Marsh JC, Ball SE, Cavenagh J, et al. Guidelines for the diagnosis and management of aplastic anemia. Br J Haematol. 2009; 147: 43-70.

〈山本将平〉

SECTION
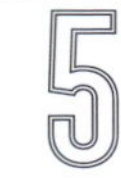

5 リンパ節腫大，肝脾腫

KEY POINTS

1… リンパ節腫大は小児診療の現場ではよく経験し，鑑別すべき疾患が多岐にわたるが，時に悪性疾患が原因のことがある．

2… リンパ節腫大の鑑別には詳細な病歴の聴取，診察所見，血液検査，画像検査が重要である．

3… 直径 2 cm 以上，球形，硬く可動性のないリンパ節腫大が 2 週間以上改善しない時は悪性疾患の可能性を考え生検を行う．

4… 悪性腫瘍を疑い生検を行う場合は吸引細胞診よりは開放生検を考慮する．

A リンパ節腫大

1．解剖学と定義

リンパ節の位置について［図 1］に記した．小児の正常なリンパ節の大きさは一般的には腋窩や頸部リンパ節で長径 1 cm 未満，鼠径部で 1.5 cm 未満，上腕骨滑車上，鎖骨上窩は触知しない．リンパ節が腫大する機序としては，①リンパ節自体が感染または腫瘍化する，②リンパ節内に好中球や転移性腫瘍細胞などが流入する，③組織反応としての反応性腫大がある．リンパ節の大きさだけで悪性腫瘍を鑑別できるわけではないが，直径 2 cm を超えるリンパ節で悪性腫瘍のリスクは増加する．

2．診察

a．問診

リンパ節腫大に気がついた時期（急性か，慢性か），大きさの変化，自発痛・圧痛の有無，発熱，上気道症状，体重減少，盗汗現象，眼球結膜の充血，皮疹など随伴症状があるかを確認する．続いて内服歴，ペットの飼育歴，アトピー性皮膚炎などの罹患歴，予防接種歴を確認する．

b．リンパ節の触診

どこのリンパ節が腫大しているのか，数，大きさ（定規で cm を測定する），形態（楕円形か球形か），硬さ，可動性，自発痛・圧痛，発赤や熱感などの炎症の有無を

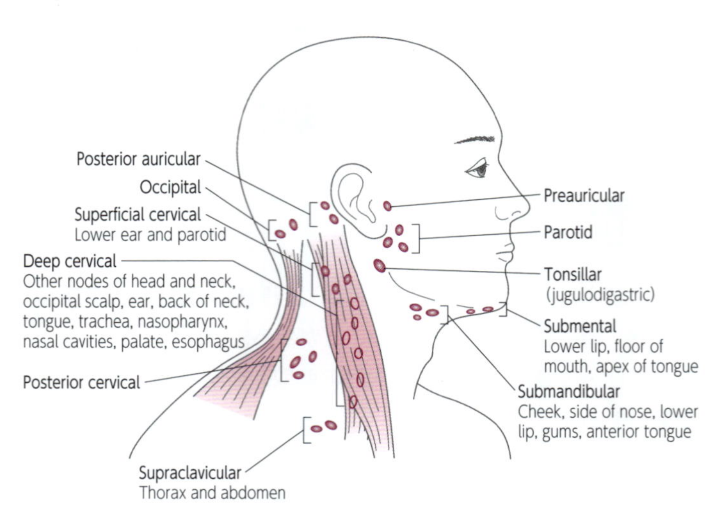

図1▶頭頸部リンパ節の位置

Posterior auricular: 耳介後部 Occipital: 後頭部 Superficial cervical: 浅頸部 Deep cervical: 深頸部 Posterior cervical: 後頸部 Supraclavicular: 鎖骨上窩 Preauricular: 耳介前部 Parotid: 耳下腺部 Tonsillar: 扁桃リンパ節 Submental: オトガイ下部 Submandibular: 顎下部

表1▶リンパ節腫大の鑑別疾患

感染症（ウイルス）	EBウイルス，サイトメガロウイルス，単純ヘルペスウイルス，水痘・帯状疱疹ウイルス，アデノウイルス，風疹ウイルス，B型肝炎ウイルス，麻疹ウイルス，HIVウイルス
感染症（細菌）	A群溶連菌感染症，黄色ブドウ球菌，猫ひっかき病，結核
感染症（スピロヘータ）	梅毒，ライム病
感染症（寄生虫）	トキソプラズマ症，リューシュマニア症，マラリア
悪性腫瘍（原発性）	ホジキンリンパ腫，非ホジキンリンパ腫
悪性腫瘍（転移性）	急性リンパ性白血病，急性骨髄性白血病，神経芽腫，横紋筋肉腫
自己免疫性	全身性エリテマトーデス，関節リウマチ
代謝性	ゴーシェ病，ニーマンピック病
薬剤性	抗てんかん薬，抗菌薬など
その他	サルコイドーシス，血球貪食性リンパ組織球症，キャッスルマン病，ランゲルハンス細胞組織球症，組織急性壊死性リンパ節炎（菊池病），ロザイ・ドルフマン病，川崎病，PFAPA症候群

評価する．また両側性か片側性か，全身性か限局性かも評価する．

c. 全身の診察

眼球結膜の充血，扁桃への白苔付着，歯肉腫脹，口腔内出血斑，肝脾腫，皮膚に発疹や出血斑，関節症状について確認する．

3. 鑑別疾患

鑑別すべき疾患を［表 1］[1)]に記す．大きく分類すると感染症，悪性腫瘍，自己免疫疾患，代謝性疾患，薬剤性，その他に分けることができる．鑑別疾患を考慮した上で問診と診察所見から診断に必要な検査を進めていく．各疾患に対して確定診断をどのように行っていくかは成書に譲る．

4. 検査

a. 一般検査・培養検査

問診と身体診察で鑑別できるかどうか判断する．周囲に流行性の疾患を認める場合は，ウイルス迅速検査を行う．血液検査は一般的な全血球計算，生化学検査を行う．必要により，EB ウイルスや CM ウイルスなどのウイルス抗体価，バルトレラ菌の抗体価または PCR 検査，ツベルクリン反応やインターフェロン-γ 遊離試験，可溶性 IL-2 受容体，フェリチン，抗核抗体，抗ストレプトリジン-O（ASO），AFP や尿中 VMA HVA などの腫瘍マーカーの検査を行う．化膿性リンパ節炎の場合は耳鼻科と相談し，穿刺吸引が可能であれば抗菌薬使用前に行いグラム染色，好気・嫌気培養，抗酸菌培養を行う．

b. 画像検査

胸部単純 Xp で縦隔腫大がないか確認する．超音波検査は非侵襲的で手軽に行うことができる．超音波検査では，全体の大きさ，長径と短径，扁平か球状か，表面は平滑か不整か，一塊化しているか評価する．反応性腫大であれば表面平滑であることが多いが，悪性疾患では円形に近く，表面不整であることが多い．通常リンパ節は中央のリンパ門から内部への血流を観察できるが，反応性腫大では内部血流の変化は認められない．一方で炎症性腫大であればリンパ門からの血流が増加し，悪性腫瘍であれば周囲からの血流増加が見られる．腫大リンパ節内の血流を欠く場合は膿瘍形成や壊死を疑う．造影 CT 検査はリンパ節周囲の炎症像や内部の性状を詳細に知ることができるが，被曝を伴う検査のため深部への病変の広がりや悪性腫瘍の転移を把握するため，外科的処置が必要になる際の解剖学的な評価が必要な時などに限定する．

c．生検

下記5悪性疾患を疑う場合は生検を考慮する．穿刺吸引細胞診は十分な検体を採取できない可能性があること，穿刺した部位に腫瘍細胞が混入していない可能性があることから，診断的価値が高いとは言えない．また悪性疾患の診断には病理学的診断以外にも，表面マーカー検査や染色体・遺伝子検査も必要なため多くの検体が必要になる．以上のことから，生検を行う際は開放生検を選択する．

5．悪性疾患（＝生検を考慮する）を疑う場合

プライマリケアで受診する患者において悪性腫瘍の有病率は比較的低い．リンパ節腫大の原因について，多国籍の小児2,687人を対象とした系統的レビューでは悪性腫瘍は4.7％と報告されている[2]．一方で1.5 cm以上，抗菌薬不良で生検を受けた頸部リンパ節腫脹患児159人では，約40％がリンパ腫であったと報告されている[3]．悪性腫瘍を考慮して生検を行う基準を［表2］[1]に記す．圧痛の有無は重要な所見ではあるが，腫瘍が急速に増大する場合は圧痛を伴うことがあり，圧痛の有無だけでは良性か悪性かの判断はできない．

B　肝脾腫

1．肝脾腫の定義

肝腫大，脾腫大は共に原因に関わらず正常よりも大きくなることである．肝腫大は触診において右季肋下鎖骨中線上で触れる肝下縁から肋骨弓までの距離で評価する方法がある．新生児では3～4 cm程度，乳児期では2 cm程度，年長児では呼気時に1 cm程度は生理的範囲内であるが，これ以上の大きさを呈する時は肝腫大と考える．エコーで計測すると垂直長軸の評価では生後1週間で4.5～5 cm，12歳の男児で7～8 cm，女児で6～6.5 cm程度であり，これを上回ると肝腫大の存在を考慮する必要がある．脾臓も健康な小児で触知するが，脾臓の下縁が左季肋部に2 cm

表2▶悪性を示唆する所見

・全身症状（1週間以上続く発熱，寝汗，10％以上の体重減少）
・鎖骨上リンパ節腫脹
・全身のリンパ節腫脹
・他の症状がなく球形で硬くて可動性のないリンパ節
・直径2 cm以上の硬いリンパ節でサイズが増大傾向にある
・直径2 cm以上の硬いリンパ節で2週間の抗菌薬に反応しない
・胸部単純X線で縦隔腫瘤を認める
・血液検査でリンパ芽球を認める，1系統以上の血球減少を認める
・乳酸脱水素酵素の上昇がある
・抗菌薬治療をしても赤血球沈降速度やC反応性タンパクが上昇する

以上触れる場合は病的な腫大が示唆される．超音波検査では，脾円蓋部から脾先端までの距離が生後3カ月で6 cm 生後12カ月で7 cm，6歳児で9.5 cm，12歳児で11.5 cm，15歳以上は男児13 cm，女児で12 cmを目安とする報告がありこれを上回ると脾腫大の可能性がある．

2. 肝脾腫の鑑別疾患

病因・病態によって物質の蓄積，炎症，細胞浸潤，脈管系・胆管系の拡張などに分類される．個々の鑑別疾患は［表3］および［表4］に記す[4]．各疾患の確定診断や治療方法は成書に譲る．

表3 ▶ 肝腫大の鑑別疾患

蓄積	脂肪	・栄養失調・肥満・代謝性肝疾患など
	特異的脂肪蓄積疾患	・ゴーシェ病・ニーマンピック病 ・Wolman 病
	グリコーゲン	・糖原病・ベックウィズ症候群など
	その他	・α1 アンチトリプシン欠損症 ・ウイルソン病など
炎症	肝細胞の腫大（肝炎）	・ウイルス性・薬剤性 ・自己免疫性・細菌性
	Kupffer 細胞の増大	・サルコイドーシス ・全身性エリテマトーデス ・血球貪食症候群 ・マクロファージ活性化症候群
細胞浸潤（良性）	肝細胞性	・限局性結節性過形成 ・結節性再生性過形成・肝細胞腺腫
	中胚葉性	・乳児血管内皮腫・間葉性過誤腫
	嚢胞性腫瘤	・総胆管嚢腫・肝嚢胞・血管腫など
細胞浸潤（悪性）	肝細胞性	・肝芽腫・肝細胞がん
	中胚葉性	・血管肉腫・未分化型胎児性肉腫
	二次性・転移性腫瘍	・リンパ腫　・白血病 ・リンパ増殖性疾患 ・ランゲルハンス細胞組織球症 ・神経芽腫　・ウイルムス腫瘍
脈管系の拡張	肝静脈の肝内閉塞	・Budd-Chiari 症候群・類洞閉塞症候群 ・肝静脈狭窄
	肝上性	・うっ血性心不全
		・心膜疾患・タンポナーデ ・収縮性心外膜炎・フォンタン手術後
	造血性	・鎌状赤血球症・サラセミア
胆管系の拡張		・先天性肝線維症・カロリ病 ・肝外閉塞症

表 4 ▶ 脾腫大の鑑別疾患

解剖学的	・嚢胞　・仮性嚢胞　・過誤腫・多脾症・血管腫・リンパ管腫 ・外傷性血腫/破裂など	
血液疾患による過形成 溶血	ヘモグロビン異常症	・鎌状赤血球症　・サラセミア ・不安定ヘモグロビン症
	赤血球膜異常症	・遺伝性球状赤血球症　・楕円赤血球症 ・熱変形赤血球症
	赤血球酵素異常症	・重度の G6PD 欠損症 ・ピルビン酸キナーゼ欠損症
	自己免疫性溶血性貧血	
	発作性夜間ヘモグロビン尿症	
血液疾患による過形成	慢性鉄欠乏症	
血液疾患による過形成 髄外造血	骨髄増殖性疾患	・慢性骨髄性白血病　・骨髄線維症 ・若年性骨髄単球性白血病　・真性多血症
感染症	細菌	・敗血症　・膿瘍など
	ウイルス	・CMV・EBV・HIV・HHV-6 ・肝炎ウイルスなど・血球貪食症候群
	スピロヘータ	・梅毒　特に先天性梅毒・レプトスピラ症
	リケッチア	・ロッキー山紅斑熱・Q 熱・発疹チフス
	真菌/マイコバクテリア	・粟粒結核・播種性ヒストプラズマ症 ・全身性カンジダ症など
	寄生虫	・マラリア・トキソプラズマなど
自己免疫性	・全身性エリテマトーデス・若年性関節リウマチ・混合性結合組織病 ・全身性血管炎・血清病・薬剤性・移植片対宿主病 ・シェーグレン症候群・クリオグロブリン血症・アミロイドーシス ・サルコイドーシス・自己免疫性リンパ増殖症候群 ・移植後リンパ増殖性疾患・組織球症・血球貪食症候群	
悪性疾患	原発性	・急性白血病・慢性白血病・リンパ腫など
蓄積	代謝異常症	・ゴーシェ病　・ニーマンピック病 ・GM1 ガングリオシドーシス
	ムコ多糖症	・ハーラー症候群　・ハンター症候群
	ムコリピドーシス	・ムコリピドーシスⅡ型 ・シアリドーシス　・フコシドーシス ・マルチプルスルファターゼ欠損症
	糖代謝異常	・ガラクトース血症 ・フルクトース不耐症・糖原病Ⅳ型
	・シーブルー組織球症候群 ・タンジール病 ・Wolman 病 ・高カイロミクロン血症Ⅰ Ⅳ型	
うっ血	心不全 肝硬変　肝線維症 肝外門脈閉塞症	

◆文献

1）McClain KL. Peripheral lymphadenopathy in children: Etiology. In: UpToDate, Connor RF (Ed), 2020. Wolters Kluwer.(Access on June 1, 2024)
2）Deosthali A, Donches K, DelVecchio M, et al. Etiologies of pediatric cervical lymphadenopathy: A systematic review of 2687 subjects. Glob Pediatr Health. 2019; 6: 2333794x19865440.
3）Celenk F, Gulsen S, Baysal E, et al. Predictive factors for malignancy in patients with persistent cervical lymphadenopathy. Eur Arch Otorhinolaryngol. 2016; 273: 251-6.
4）Nelson WE, Kliegman R. Nelson textbook of pediatrics. 21st ed. Philadelphia, PA: Elsevier/Saunders; 2020. 2 v.

〈板橋寿和〉

SECTION

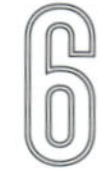

易感染症

KEY POINTS

1… 易感染症の定義
2… 生体防御機構および障害部位により易感染性を示す病原体
3… 易感染性を示す疾患や病態

A 定義

感染症は，病原体が感染したのちに宿主の生体防御機構を上回って増殖し，組織を障害した際に成立する．易感染性とは生体防御機構の障害により，感染の反復，遷延化，難治化，重症化，および日和見感染症への罹患などが認められる状態である．血液疾患における易感染症は，先天的な遺伝子変異による原発性免疫不全症と，白血病や再生不良性貧血などの造血障害をきたす疾患，および薬剤などによる続発性免疫不全症がある．障害される因子によって易感染性を示す病原体は異なる．

B 生体防御機構とその障害

生体防御機構には以下の段階がある．

①病原体の侵入に対する物理的・化学的・生物学的防御（バリア機構）
②非特異的な初期防御反応である自然免疫
③病原体に対して特異的に誘導される液性免疫や細胞性免疫などの獲得免疫

1．皮膚・粘膜

皮膚や粘膜は病原体の侵入を防ぐバリア機構である．物理的バリアとして皮膚，気道上皮の線毛運動，腸管上皮細胞の糖タンパク質（ムチン）などがある．粘液・唾液・涙に含まれる抗菌ペプチド（ディフェンシン），リゾチーム，ラクトフェリン，分泌型 IgA などは化学的バリアとして機能している．また腸管における常在細菌叢は抗菌物質の産生や栄養の競合阻害により，生物学的バリアとして病原菌の定着・増殖を阻害する．

血液疾患では化学療法，放射線療法，外科手術などによるバリア機構の破綻や，

JCOPY 498-24500

中心静脈カテーテルやチューブ類といった人工物の留置により，細菌や真菌の侵入が容易になる．

2. 自然免疫—食細胞，NK 細胞，補体

病原体がバリア機構を越えて組織に侵入した場合には，非特異的防御反応として自然免疫が働く．自然免疫反応を担う細胞群には，マクロファージ・好中球・樹状細胞などの食細胞群と，NK 細胞を含む自然リンパ球がある．

食細胞はパターン認識受容体（pathogen recognition receptor: PRR）により病原体関連分子パターン（pathogen associated molecular patterns: PAMPs）を認識する．その代表は Toll like receptor（TLR）であり，自然免疫系細胞にシグナルが入るとサイトカインが産生され，獲得免疫系の始動が促進される．

好中球の減少や機能障害により，主として細胞外寄生菌による感染症を発症しやすくなる．好中球数 500/μL 以下で易感染性となり，100/μL 以下では菌血症などの重症感染症が起こりやすくなる．減少期間が 2 週間を超えると細菌感染症だけでなく真菌症のリスクも増加する．

NK 細胞はウイルス感染などでストレスを受けた細胞が発現する分子を認識し傷害する．また MHC クラス I 分子を認識する抑制性レセプターを持ち，クラス I 分子を出していない細胞に対して活性化し傷害する．NK 細胞の異常ではヘルペスウイルスに対して易感染性を呈する．

補体は液性の自然免疫因子であり，古典経路，レクチン経路，第二経路により活性化される．膜攻撃複合体による溶菌，食細胞の遊走，オプソニン化による貪食の補助を行う．補体の障害，特に免疫溶菌に関わる C5～C9 の欠損症では，グラム陰性桿菌の中でも髄膜炎菌などナイセリアによる感染症のリスクが増加する．

3. 獲得免疫—T 細胞と B 細胞

獲得免疫反応は，T 細胞や B 細胞などのリンパ球が担う．異物が生体に侵入すると，自然免疫系の樹状細胞が抗原を分解し，獲得免疫系のリンパ球に伝える（抗原提示）．リンパ球は抗原を認識して活性化し，クローン増幅して抗原特異的反応により異物を排除する．リンパ球の細胞膜に発現する抗原レセプターは異物の抗原決定基（エピトープ）を認識し特異的に反応する．T 細胞は CD8 陽性の細胞傷害性 T 細胞（CTL）や，CD4 陽性のヘルパー T 細胞に分化しサイトカインを分泌する．一方，B 細胞は形質細胞に分化して抗体を産生する．

細胞内寄生菌は，ファゴリソゾーム融合の阻害や食細胞内の殺菌物質への抵抗性により食細胞内でも生存できる．活性化された T 細胞による細胞性免疫はこのよう

表1 ▶ 免疫系の欠陥内容と易感染性の原因微生物

	抗体欠乏	T細胞不全	補体欠損	好中球不全
一般化膿菌（ブドウ球菌・肺炎球菌・緑膿菌など）	++	+	+（特にナイセリア）	++
細胞内寄生細菌（結核・サルモネラ・らいなど）		++		
真菌（カンジダなど）		++	+	+
一般ウイルス（ヘルペス・麻疹など）		++		
細胞融解型ウイルス（ポリオ・コクサッキー・日本脳炎・デング熱）	++	+		
肝炎ウイルス	+	++		
原虫（マラリアなど）	+	++		

（矢田純一．医系免疫学．第16版．東京: 中外医学社; 2021.[1)]）

な病原体の除去に重要である．$CD4^+T$ 細胞は IFN-γ を産生し，マクロファージを活性化する．$CD8^+T$ 細胞はウイルス感染細胞を破壊するなど細胞傷害作用を有する．$CD4^+T$ 細胞が 500/μL 以下になると細胞性免疫能の障害がみられ易感染性となる．細胞性免疫不全では，抗原特異的な抗体産生能の低下，マクロファージ活性化障害や CTL の機能不全を生じ，細胞内寄生菌や潜伏感染しているウイルス，真菌，原虫などに易感染性を示す．

抗体（免疫グロブリン）は液性の獲得免疫として働く．細菌感染に際し産生される特異抗体は，菌体に結合してオプソニンとして食細胞の貪食作用を促進する．さらに，特異抗体は補体の古典経路を活性化する．NK 細胞に対しては抗体依存性細胞障害活性（antibody dependent cell cytotoxicity: ADCC）により特異性を高め，ウイルス感染細胞を破壊する．

血清中の免疫グロブリン低下は，先天性疾患や，後天的な産生低下および喪失，医原的な原因によって生じる．一般に，血清 IgG 値 500 mg/dL 以下で低 γ-グロブリン血症とされている．液性免疫不全では，細胞外寄生菌（特に莢膜を有する化膿菌），毒素産生菌，および細胞融解増殖型のエンテロウイルスの感染症が重症化する．抗体欠乏だけでは一般ウイルス・真菌・細胞内寄生細菌の重症化は起きない．

免疫系の欠陥と易感染性を示す病原体を［表1］に示す．

C　易感染性をきたす疾患・病態

易感染性をきたす疾患の鑑別診断においては，感染症の罹患歴，家族歴，予防接種歴，続発性免疫不全症をきたす要因，などの確認が必要である．また，免疫系のどこに欠陥があるかを決定する検査を行う．末梢血白血球分画，リンパ球サブセット，血清免疫グロブリン値，血清補体価，特異抗体産生能，好中球活性酸素産生能，IgG サブクラス，リンパ球幼弱化試験，NK 細胞活性，HIV 抗体，TREC 定量など項目は多岐にわたる．

原発性免疫不全症では，責任遺伝子が明らかなものは，遺伝子検査により診断を確定する．タンパク発現解析や免疫学的機能検査も行われる．

続発性免疫不全症はさまざまな原因から発生し，生体防御機構の複合的な機能不全状態であることが多い．ウイルス感染の多くは細胞性免疫を障害する．HIV による $CD4^{+}$T 細胞の減少や，麻疹による T 細胞機能抑制がよく知られている．

悪性腫瘍や血液疾患では非特異的生体防御機構の破綻や白血球減少をきたす．薬物や放射線，外科手術によるストレス，栄養障害などが免疫不全の原因となるが，腫瘍自体や，腫瘍と生体との反応によって産生される免疫抑制物質によっても免疫抑制をきたす．タンパクカロリー栄養障害では主として細胞性免疫が，亜鉛欠乏症では細胞性免疫と抗体産生の両方が障害される．

小児の血液疾患に伴う易感染症は，生体防御機構の障害部位により異なる病原体により引き起こされる．感染予防と管理のためには，これらのメカニズムとリスクを理解することが重要である．

◆文献

1）矢田純一．医系免疫学．第 16 版．東京: 中外医学社; 2021．
2）河本　宏．もっとよくわかる！免疫学．東京: 羊土社　2011．
3）高田英俊．易感染．小児科診療．2021; 85: 15-8．
4）今井耕輔．免疫系 overview―免疫不全症との対応を含めて―．小児内科．2014; 46: 1454-8．
5）斧康雄，丹生茂，越尾修，他．感染防御機構 概論．日本臨牀．2007; 65: 87-92．

〈富田　理〉

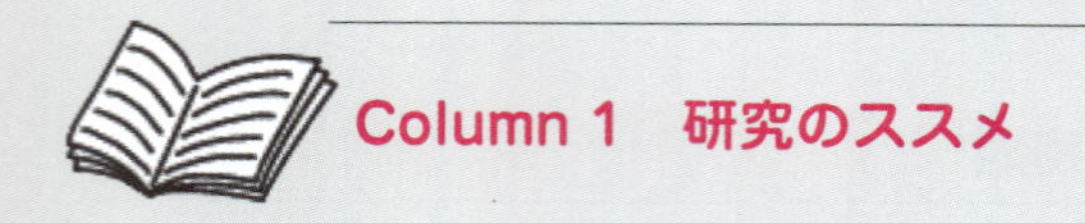

Column 1　研究のススメ

私が研究を始めたのは大学を卒業して5年後の1979年のことで，小児白血病の染色体についてであった．それから45年経った今も若い小児血液腫瘍医と一緒に研究を続けている．

染色体分染法が1970年頃に確立し，1973年にJanet D. Rowley博士によって，フィラデルフィア染色体は9番染色体と22番染色体の相互転座によって形成された派生22番染色体であることが明らかにされた．AMLのt(8; 21)も，同年，同じRowley博士によって初めて報告された．その2年後の1975年には染色体検査は早くも保険収載され，血液疾患診療に必要不可欠の検査となった．私がのちに研究を始めることになる埼玉県立がんセンターでは，1977年に金子安比古博士によって世界に先駆けて，APLのt(15; 17)を報告していた．

最初から研究をやろうと思っていたわけではない．茨城県立中央病院で一般小児科医として働いていたときに，新たに設立される埼玉県立小児医療センターへの勧誘を受け，その準備の為1979年から埼玉県立がんセンターで化学療法三昧の日々を送ることになった．そこで恩師である桜井雅温先生に誘われて「小児白血病の染色体分析」をやることになった．研究をやる時間は外来と病棟診療に従事した後の夕方から夜遅くまでで，染色体の標本作成，写真撮影，現像，核型分析を行い，初めて本格的に研究に取り組むことになった．

誘われて始めた研究だったが，その後45年経った今も続けている．その転機となったのは，神経芽腫マススクリーニング（マス）発見症例の染色体分析だった．進行する前の早期に腫瘍を見つけようという目的で1985年に始まったマスであったが，マス例は進行してから見つかる神経芽腫を本当に早期の段階で見つけているのだろうかという疑問が，病理医や実際にマス例を診断・治療している臨床医の間に当初から存在していた．そのような時期に，開院した埼玉小児医療センターで手術されたマス例を含む神経芽腫の染色体分析を行う機会を得た．その結果は，マス例の染色体異常は通常の神経芽腫とは異なり，高2倍体～3倍体であるというもので，この研究成果について当時プレスリリースも行った[1]．これは，自分自身にとっては研究が楽しいと実感できた貴重な経験だった．のちにこの研究成果はマスが中止になる大きな根拠にもなり，自分の研究が医療に大きな影響を与えうることを初めて経験した．

染色体分析から始まった私の研究は，留学した米国 St. Jude 小児研究病院で分子生物学的手法を本格的に学んだことから，それを駆使したさまざまながん関連遺伝子の異常の同定や，染色体転座関連遺伝子のクローニングなどに移っていった．東大小児科で本格的に研究室を立ち上げてからは，参加してくれた多くの小児科医，小児外科医，更には留学生たちが，PCR-SSCP 法やマイクロアレイ，次世代シーケンサーなど，その時々の新しい手法をどんどん取り入れながら多くの研究成果を発表してくれた．その中に神経芽腫での *ALK* 遺伝子異常の発見や[2)]，AML における *NUP98-NSD1*，*MEL1*（*PRDM16*），*EVI1*（*MECOM*）についての研究[3)]，ごく最近の網羅的 DNA メチル化解析などがあり，群馬県立小児医療センターから上武大学を経た今に続いている．

自分が行った研究の成果が診療現場や社会に大きな影響を与える機会は決して多くはない．しかし，研究をやっていると小さな発見は無数に存在する．一方，研究には"ひらめき"が重要ということも良くいわれる．しかし，研究に必要な"ひらめき"は必ずしも無から有を生むことではなく，小さな発見と思われた中に大きな発見の糸口はしばしばある．そこに気付くことができるかどうかが重要であるが，共同研究者などいろいろな人との議論がそのような"ひらめき"に重要だったということも，私が研究から学んだことである．

50名あまりの人が主に学位を取るための数年間を私のもとで研究してくれたが，その後臨床に戻った場合でも何らかの形で研究を続けている人が多い．研究の経験は，検査方法を理解することや，病態をより深く理解して治療法につなげることの役にも立つ．今まで研究のことをあまり考えたことがなかった人にも，これからの長い医師生活の一時期だけでも研究に携わる機会を持つことを強くお勧めする．

◆文献

1）Hayashi Y, Kanda N, Inaba T, et al. Cytogenetic findings and prognosis in neuroblastoma with emphasis on marker chromosome 1. Cancer. 1989; 63: 126-32.
2）Chen Y, Takita J, Choi YL, et al. Oncogenic mutations of ALK kinase in neuroblastoma. Nature. 2008; 455: 971-4.
3）Shiba N, Yoshida K, Hara Y, et al. Transcriptome analysis offers a comprehensive illustration of the genetic background of pediatric acute myeloid leukemia. Blood Adv. 2019; 3: 3157-69.

〈林　泰秀〉

SECTION 1

鉄欠乏性貧血

KEY POINTS

1… 鉄欠乏症の診断には血清鉄，フェリチン，トランスフェリン飽和率が必要である．
2… 鉄欠乏性貧血（IDA）の治療目標は鉄欠乏症の是正である．
3… 鉄剤不応あるいは再発するIDAに対しては，鉄欠乏の原因や合併する疾患の検索が重要である．

A 定義

鉄欠乏性貧血（iron deficiency anemia: IDA）は，体内鉄総量の絶対的減少によりヘモグロビン（Hb）の合成が低下することで発症する貧血である．貧血の定義は年齢により異なるが，新生児では13 g/dL，乳幼児は11 g/dL，学童は12 g/dL以下のHb値が目安となる．

B 体内における鉄代謝

1. 鉄の体内分布

体内の総鉄量は3〜4 gといわれ，その約70〜80%が赤血球中のHbに，10〜15%が筋肉中のミオグロビン（Mb）に，残りの10〜15%が貯蔵鉄として肝臓などに存在する［図1］[1]．1日約25 mgの鉄が造血に利用されるが，その多くは寿命が尽きた赤血球が網内系で処理されて生じる鉄が再利用される[1]．

2. 鉄の吸収と利用の仕組み

鉄の吸収は主に十二指腸で行われる．消化管から吸収された鉄や網内系で生じた鉄は，腸上皮細胞内やマクロファージに発現するフェロポーチン（FPN）によって血液中に排出される．血液中の鉄はトランスフェリン（Tf）と結合して骨髄に運ばれて造血に利用される他，肝臓などにも運搬され貯蔵鉄になる．このような，鉄の利用にきわめて重要なFPNの発現を調節しているのがヘプシジンである．ヘプシジンは肝臓で産生されFPNの発現を抑制し鉄の吸収を抑制するとともに，網内系

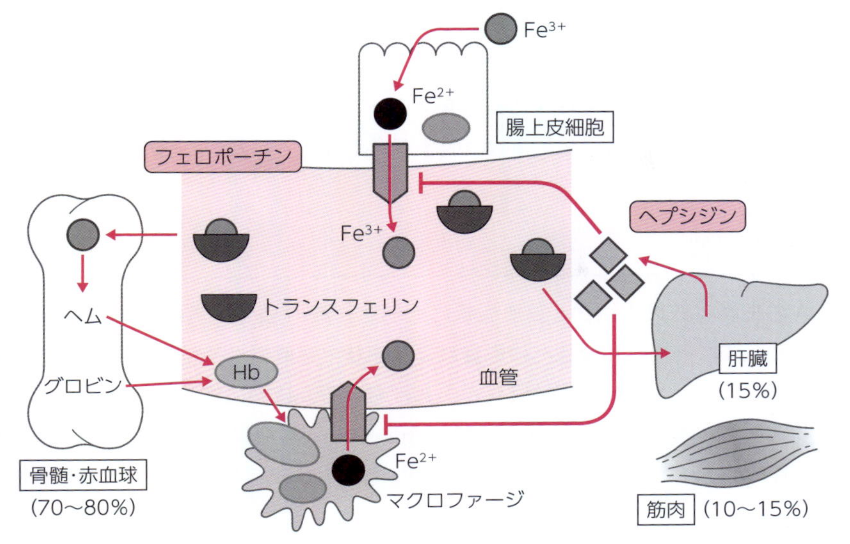

図 1 ▶ 鉄の動態と吸収・利用の仕組み

十二指腸の腸上皮細胞から吸収された鉄はフェロポーチンを介して血液中に放出され，トランスフェリンと結合して骨髄，肝臓，筋肉などに運搬される．寿命を迎えた赤血球は脾臓で破壊される．マクロファージに発現するフェロポーチンを介して鉄は血液中に放出され再度造血に利用される．肝臓で産生されるヘプシジンはフェロポーチンの発現を抑制する作用を有し，鉄の恒常性に関与している．

からの鉄の再利用も抑制する［図 1］[2-4]．

C 病因

1．摂取量の不足

母乳栄養や偏食（菜食主義など），栄養不良は鉄摂取量の低下をきたす．特に乳児期と思春期は急激な成長と循環血液量の増加に伴い鉄の必要量が増加するため相対的に鉄摂取量が不足しやすい．

2．鉄の吸収不良

Helicobacter pylori（*H. pylori*）感染症のほか，萎縮性胃炎や自己免疫性萎縮性胃炎，クローン病，セリアック病などの消化器疾患があげられる．また，*transmembrane protease serine 6*（*TMPRSS6*）遺伝子変異による鉄剤不応性鉄欠乏性貧血が報告されている[5)]．

3．鉄の慢性的な喪失

代表的な病態が過多月経と消化管出血である．婦人科疾患や消化器疾患の検索を十分に行い，原疾患の治療を行うことが重要である．

4．スポーツ貧血

スポーツ活動が原因で発症する貧血をスポーツ貧血と呼ぶ．鉄の需要・喪失の増加，鉄の供給・吸収の減少など複数の機序が考えられているが，その本態はIDAである．

D　臨床症状

IDAの症状は鉄欠乏症状と貧血症状に大別される[6)][表1]．小児に特徴的な鉄欠乏症状として，神経認知機能への影響による症状（易刺激性や精神・運動発達の遅れ，記憶力低下など）や憤怒けいれんがあげられる．ほかに鉄欠乏症にみられる臨床症状として，異色食症，匙状爪，Plummer–Vinson症候群（口角炎，萎縮性舌炎，食道Web形成に伴う嚥下困難），血栓症，むずむず脚症候群などがあげられる．

表1▶鉄欠乏症でみられる症状

区分		症状
貧血		皮膚・爪・粘膜蒼白，息切れ，頭痛，めまい，易疲労，筋肉痛，耐寒性低下，腹痛，便秘，下痢，心雑音，動悸
鉄欠乏	消化器	食欲不振，異食症（氷食症を含む）
	中枢神経	精神運動発達の遅れ，自律神経発達の遅れ，記憶力低下，集中力低下，自律神経失調症，無気力・学習意欲低下
	循環器	運動後心拍数回復時間遅延
	筋肉	筋持久力低下
	免疫	細胞免疫低下，好中球貪食能低下
	その他	血栓症，むずむず脚症候群，憤怒けいれん

E　臨床検査および診断のポイント

1．IDAの診断に必要な検査

IDAは小球性低色素性貧血をきたす．平均赤血球容積（MCV）80 fL未満を小球性貧血とし，平均赤血球Hb濃度（MCHC）30 g/dL未満を目安に低色素性貧血と判断する．網状赤血球は低下し，塗抹標本では菲薄赤血球，細片状奇形赤血球，大小不同赤血球がみられるがIDAに特異的な所見ではない．

小児の鉄欠乏の診断基準は①フェリチン<12 ng/mL，②総鉄結合能（TIBC）>360 μg/dL，③Tf飽和率〔(血清鉄値÷TIBC)×100〕<16%のいずれか2つ以上を満たす場合と定義されている[7)]．鉄欠乏の証明には貯蔵鉄を反映するフェリチンの

低下が最も重要であるが，感染症や炎症，慢性疾患の存在下ではフェリチンが上昇する点に留意する．

2. 鑑別疾患

a. 慢性疾患に伴う貧血（anemia of chronic disease: ACD）

膠原病，炎症性腸疾患，悪性腫瘍などの基礎疾患に伴う貧血であり，小球性低色素性貧血をきたす．血清鉄は低下するもののフェリチンが高値を示す点で通常鑑別が可能である．

b. Hb 異常症

小球性低色素性貧血をきたす代表的な Hb 異常症はサラセミアである．血清鉄やフェリチンの低下など鉄欠乏の検査所見がみられないことから鑑別は可能であるが，Mentzer index，Hb 分画の測定も鑑別に有用である．

c. その他

栄養性貧血（銅，亜鉛，ビタミン B_6欠乏）や先天性・後天性鉄芽球性貧血，無 Tf 血症，肺ヘモジデローシスも小球性低色素性貧血を認めうるが，これらは鉄欠乏の検査所見を認めないほか，各栄養成分や Tf の測定，骨髄検査，胸部画像検査などの追加検査によって鑑別が可能である．

F 治療のポイント

1. 食事療法

IDA の原因が鉄の摂取不足である場合には，食生活の是正による改善が期待できるが，ヘム鉄の吸収率は 10〜30%，非ヘム鉄の吸収率は 3〜5%で決して高くない．

2. 鉄剤投与

鉄剤は経口内服が原則である．乳幼児ではピロリン酸第二鉄（インクレミン®）が使用される．学童期以降になると，クエン酸第一鉄（フェロミア®）や硫酸第二鉄（フェロ・グラデュメット® など），フマル酸第一鉄（フェルム®）が使用される．副作用として問題となりやすいのは消化器症状（食欲不振，悪心，下痢，腹痛など）である．副作用が強い場合は内服のタイミングを食後や就寝前に変更する，分割内服する，剤型を変更することで対応できることが多い．服薬中は消化器症状が出現しうることだけでなく，便が黒くなること，尿が着色することがある点をあらかじめ説明しておく．

副作用が強い，消化器疾患の存在などを理由に経口内服ができない場合は静注製剤の適応となる．静注投与は効率的に短期間で貧血を改善するが，アレルギーなどの副作用がある点には留意する．使用する場合は鉄過剰にならないように予め総鉄投与量（mg）を計算する必要がある．計算式は下記のいずれを用いても良い[7]．

例 1:（16－Hb）/100×体重 kg×65×3.4＋500

例 2:〔2.2（16－Hb）＋10〕×体重 kg

例 3:（15－Hb）×体重 kg×3

（単位はいずれも mg）

Hb 上昇後も投与を継続し，フェリチンが 12 ng/mL 以上になれば鉄剤の中止が可能である（内服では 3〜6 カ月間程度）．治療終了後に鉄欠乏が再発することがあるため，治療終了数カ月後に採血で再発の有無を確認することも重要である．

3. 鉄剤不応時/再発時

鉄剤を数カ月間内服しても貧血が改善しない場合や，鉄剤中止後しばらくすると再発する場合は，その原因検索を行うとともに原因の除去が重要である．

a. 内服アドヒアランスの問題

問診を詳細に行い，きちんと内服できているか，内服できていない場合はその原因を特定する．

b. 鉄剤の吸収不良

上述したような *H. pylori* 感染症をはじめ，自己免疫性萎縮性胃炎，セリアック病，プロトンポンプ阻害薬服用などを鑑別にあげて精査を行う．

c. 鉄の喪失過多

過多月経や消化管出血が代表的であり，これらを鑑別にあげて精査を行う．消化管出血をきたす疾患として胃・十二指腸潰瘍，悪性腫瘍，メッケル憩室，炎症性腸疾患が代表的である．

d. 他の原因による貧血の合併

特に偏食や食事摂取量の不足が IDA の原因である場合，ビタミン B_{12} や葉酸，亜鉛，銅などの他の造血因子が欠乏している可能性がある．

G 患者・保護者への説明・指導のポイント

IDA は鉄欠乏症の最終結果であること，鉄欠乏は小児の成長・発達に影響を与えることを説明し，単に貧血の改善だけではなく鉄欠乏の是正が重要であることを強調する．

◆**文献**

1）張替秀郎．鉄代謝―最新の知見―．日本内科学会雑誌．2013; 102: 2699-704.
2）張替秀郎．鉄代謝と鉄欠乏性貧血―最新の知見―．日本内科学会雑誌．2015; 104: 1383-8.
3）Camaschella C. Iron-Deficiency Anemia. N Engl J Med. 2015; 372: 1832-43.
4）Camaschella C. Iron deficiency. Blood. 2019; 133: 30-9.
5）鈴木隆浩．鉄剤不応の鉄欠乏性貧血．臨床血液．2016; 57: 1881-9.
6）本田　護，荒川ゆうき．特集 小児で経験する血液の異常　血液疾患の鑑別とトピックス各論: 赤血球の異常 鉄欠乏性貧血．小児内科．2021; 53: 1060-4.
7）日本鉄バイオサイエンス学会治療指針作成委員会，編．鉄剤の適正使用による貧血治療指針．改訂第 3 版．東京: 響文社; 2015．p.44-8，62-3.

〈本田　護〉

SECTION

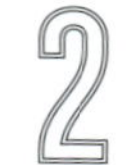

異常ヘモグロビン症，サラセミア

KEY POINTS

1… ヘモグロビン（Hb）異常症は軽症から重症まで多様な症状を呈するため，臨床所見に加え，詳細な家族歴の聴取が重要である.

2… Hb 異常症は遺伝的要因が強く関与しており，遺伝カウンセリングや心理カウンセリングといったサポート体制が必要である.

3… 鎌状赤血球症では，溶血性クリーゼや血管閉塞性クリーゼにより重篤な症状を招く場合があり，迅速な対応が求められる.

4… 病態や治療法についての患者教育が必要不可欠である．生活指導，栄養管理，感染予防策，心理的サポートを含む包括的なケアを行い，早期発見・早期治療に努める.

A 定義

ヘモグロビン（Hb）異常症は，遺伝子変異により Hb 分子の構造や機能に異常を及ぼす疾患の総称であり，アミノ酸配列の置換や欠失に起因する Hb の質的異常により生じる異常 Hb 症と，Hb を構成するグロビン鎖の量的不均衡により生じるサラセミアに大別される．これらのほとんどは遺伝性疾患とされており，現在知られている日本人の異常 Hb は 210 種類以上存在し，発生頻度は 1/3,000 人程度である．一方，α サラセミアは 1/3,500 人，β サラセミアは 1/1,000 人程度とされている[1)].

本項では，Hb 異常症の代表的疾患である鎌状赤血球症，α サラセミア，β サラセミアについて詳しく述べる.

B 病因と病態

正常な成人ヘモグロビン（HbA）は，141 個のアミノ酸を有する 2 つの α グロビン鎖と 146 個のアミノ酸を有する 2 つの非 α 鎖から構成される 4 量体の分子である．Hb 分子の遺伝子変異によって，正常な Hb が産生されない結果，赤血球の形態や柔軟性，酸素運搬能力が損なわれ，溶血性貧血や血管閉塞，臓器障害といったさまざまな症状を呈する.

表1 ▶ αサラセミアの遺伝子型と表現型

分類	遺伝子型	ヘモグロビン電気泳動	表現型と臨床所見
正常	αα/αα	正常	正常
α＋サラセミアヘテロ接合体 (silent carrier)	α−/αα	正常（出生時は Hb Bart's<3%）	Hb，MCV は正常下限，無症状
α＋サラセミアホモ接合体 （αサラセミアマイナー）	α−/α−	正常（出生時は Hb Bart's 3〜8%）	軽度貧血，MCV 低下，無症状
α0 サラセミアヘテロ接合体 （αサラセミアマイナー）	αα/−−	正常（出生時は Hb Bart's 3〜8%）	軽度貧血，MCV 低下，無症状
HbH 病 （αサラセミア中間型）	α−/−−	成人で HbH 5〜30% 出生時に Hb Bart's 20〜40%	貧血，MCV 著明低下，溶血，脾腫，さまざまな骨変化
αサラセミアメジャー	−−/−−	Hb Bart's，HbH などが存在 HbA，HbF，HbA2 は欠失	重篤な子宮内溶血性貧血，胎児水腫，通常は周産期に死亡

1．鎌状赤血球症

鎌状赤血球症は，β鎖の6番目の Glu（グルタミン酸）が Val（バリン）に置換されることで発生する異常な Hb（HbS）が酸素分圧の低下によりゲル化し，赤血球が鎌状に変形することで，血管外溶血をきたす常染色体潜性の遺伝性疾患である．鎌状赤血球は毛細血管で塞栓を起こし，最終的には多臓器不全を引き起こす．ホモ接合体の保持者の予後は悪く，半数は3歳までに死亡するが，ヘテロ接合体の保持者は無症状である．HbS はマラリアに対し抵抗性を示し，マラリア原虫は HbS をもつ赤血球内部では発育することができない．鎌状赤血球症は熱帯マラリア流行地域で多くみられる．

2．サラセミア

サラセミアは，グロビンのポリペプチド鎖（α，β，γ，δ）の1つ以上の合成低下によるグロビンの不均衡によって溶血性貧血をきたす常染色体顕性の遺伝性疾患である．α鎖の遺伝子は16番染色体にあり，1本の染色体に2個の遺伝子が乗っている．αサラセミアは，αグロビン遺伝子の欠失によって引き起こされ，[表1] に示すような遺伝子型と表現型，臨床所見を呈する．一方，β鎖の遺伝子は11番染色体にあり，1本の染色体に1個の遺伝子が乗っている．βサラセミアは，βグロビン遺伝子の点突然変異や欠失によって引き起こされ，[表2] に示すような遺伝子型と表現型，臨床所見を呈する[2,3]．

表 2 ▶ βサラセミアの遺伝子型と表現型

分類	遺伝子型	ヘモグロビン電気泳動	表現型と臨床所見
正常	β/β	正常	正常
βサラセミア形質（βサラセミアマイナー）	−/β	HbA2 正常か軽度上昇（7〜8%） HbF が半分の患者で上昇	軽度貧血，MCV 低下，無症状
βサラセミア中間型	※	HbA2 正常か軽度上昇（7〜8%） HbF が半分の患者で上昇	様々な程度のサラセミアメジャーの症状
βサラセミアメジャー	−/−	HbA 欠失 HbF と HbA2 のみ存在	高度溶血性貧血，MCV 著明低下，肝脾腫，骨異常，成長障害，サラセミア顔貌，輸血依存

※　β鎖遺伝子異常には多くの種類があり，中間型には多種多様な遺伝子型が含まれる．

C 検査と診断のポイント

Hb 異常症は，遺伝的要因が強く関与しており，詳細な病歴聴取と身体診察が重要である．また，家族歴や遺伝子検査によって，リスクのある個人を早期に特定することで，適切な予防策や早期治療が可能となり，患者の予後改善に繋がる．妊娠前の遺伝カウンセリングや新生児スクリーニングもそれらの 1 つである．

1. 鎌状赤血球症

鎌状赤血球が末梢血管に閉塞することによる長管骨，胸腹部の疼痛発作や循環障害による多臓器機能低下が主症状となる．急性増悪（クリーゼ）が間欠的に生じ，虚血による組織の低酸素により重篤な症状を招く場合がある．そのほか，ヒトパルボウイルス感染による無形成発作（aplastic crisis）や肺の微小血管閉塞による急性胸部症候群（acute chest syndrome）などがある．

上記症状や家族歴より鎌状赤血球症を疑う場合は，末梢血塗抹標本で鎌状赤血球を確認する．電気泳動により Hb 分画の測定を行い，HbS の増加を確認する，もしくは Sickling 試験（鎌状化試験: 低酸素または脱酸素下で赤血球が鎌状に変化するのを確認する）により診断することができる．鎌状赤血球の家族歴のある家系では出生前診断として羊水検査も推奨されている．

2. サラセミア

貧血，黄疸，脾腫といった，溶血性貧血の所見を認める．ホモ接合体は重症で出生後から早期に症状が出現し，造血亢進により骨変形や成長発育不全を伴うこともある．ヘテロ接合体はほとんど症状を呈さない軽症から中等度の症状を呈するものまで様々である．血液検査では，溶血性貧血としては例外的に，Hb 合成障害によって，平均赤血球容積（MCV）が 60 fL 台と著明な小球性貧血を認め，末梢血塗抹標本では，標的赤血球（target cell）がみられる．サラセミアを疑う場合は，電気泳動により Hb 分画の測定を行い，HbF および HbA_2の増加を確認する．前述にある α サラセミアマイナーの評価はできないため，病因確定のためには，遺伝子検査が必要となる．

D 治療のポイントと予後

治療は，早期診断と適切な管理が重要になる．定期的なフォローアップと患者教育を十分に行い，患者個々の状態に応じた治療計画を立て，継続的に評価と調整を行うことが必要である．

1．鎌状赤血球症

治療は，臨床症状や合併症に対する支持療法が主となる．具体的には，オピオイドや非ステロイド系抗炎症薬（NSAIDs）による疼痛管理，輸血，抗菌薬による感染対策などである．また脱水は赤血球の鎌状化の一因となりうるため，正常な循環血液量の維持に努める．重症例では，胎児 Hb（HbF）の産生を亢進し，鎌状赤血球の生成を抑制する目的でヒドロキシウレアを選択肢とする場合がある．造血幹細胞移植は唯一の根治治療だが，移植合併症のリスクを考慮すると進行した合併症の患者に限定すべきである．

2．サラセミア

軽症例では無治療経過観察となる場合もあるが，中等度から重症例では定期的な輸血療法が必要となる．輸血療法により，貧血の改善と症状の緩和が見込まれるが，鉄過剰症を防ぐために鉄キレート剤の投与が不可欠である．重症例においては，骨髄移植が唯一の根治療法として考えられるが，適切なドナーの確保と移植後の合併症管理が課題である．

E 患者・保護者への説明・指導のポイント

ヘモグロビン異常症は，遺伝的要素が多く，患者本人およびその保護者に十分な IC を行い，病態の理解を促すことが重要である．また，生活習慣の指導として，適切な水分摂取，感染予防のためのワクチン接種や手洗いの重要性，定期的な健康診断の必要性に関しても指導する．

また早期発見，早期治療介入のための出生前診断や遺伝子検査施行時には十分な遺伝カウンセリングや心理カウンセリングのサポート体制を構築しておく必要がある．多くの場合，長期にわたる治療，健康管理が必要になる場合が多く，十分な病識に加え心理的支援が不可欠となる．

◆文献

1）山城安啓．日本におけるヘモグロビン異常症―その特徴と諸外国との比較―．臨床血液．2015; 56: 752-9.
2）服部幸夫．血色素異常．臨床検査．2007; 51: 12.
3）Peters M, Heijboer H, Smiers F, et al. Diagnosis and management of thalassaemia. BMJ. 2012; 344: 40-4.

〈池田勇八〉

SECTION
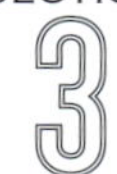

新生児の貧血・多血

KEY POINTS

1… 新生児の貧血は Hb 12 g/dL 以下と定義されることが多く，その原因は①急性・慢性出血，②溶血性疾患，③赤血球産生不全に大別される．

2… 貧血の発症時期により診断を鑑別し，すみやかに原因に対する治療を開始する．必要時には赤血球輸血も考慮する．

3… 多血症は末梢静脈血でヘマトクリット（以下 Ht）65%以上，Hb 値 22 g/dL 以上で血管内における血液の過粘稠による臨床症状を呈するものと定義される．

4… 静脈血 Ht>65%かつ無症状である場合は，水分量を増やし対応する．静脈血 Ht>65%かつ有症状，または症状に問わず，静脈血 Ht>70%では部分交換輸血を検討する．

A 新生児の貧血

1. 定義

本邦では新生児貧血の明確な定義はない．厚生労働省医薬・生活衛生局から公表されている血液製剤の使用指針を参照にすると，在胎週数に関わらず，新生児期 Hb 値が 12 g/dL 以下を新生児貧血と定義することが多い．

2. 原因

①急性・慢性出血，②同種免疫による溶血性疾患，③赤血球産生低下に大別される［表 1］．

3. 症状

皮膚蒼白，頻脈，多呼吸，無呼吸，哺乳不良，体重増加不良など．

4. 鑑別診断

1st step: 出生直後からの貧血や胎児水腫

- 母児間輸血症候群→母体血の HbF，α-フェトプロテイン（以下 AFP）を確認．（出生後 24 時間以内，可能であれば出生後 2 時間以内）
- 産科出血に伴う胎児の失血性貧血→分娩前後の状況の確認．

表1▶主な新生児貧血の原因

原因	出血・失血	溶血	産生低下
疾患	母児間輸血症候群 双胎間輸血症候群 Twin anemia-polycythemia sequence 胎盤胎児間輸血 胎盤早期剥離 頭蓋内出血 帽状腱膜下出血 新生児メレナ 採血などによる医原性要因	血液型不適合 赤血球形態異常（球状赤血球症など） 赤血球酵素異常（G6PD欠損症など） ヘモグロビン異常（サラセミアなど） 薬剤性溶血性貧血	未熟児貧血 先天性骨髄不全症 TORCH 症候群 先天性白血病 血球貪食性リンパ組織球症

2nd step: 出生 24 時間以内の肉眼的黄疸

- 溶血性貧血→血液型，クームス試験（直接・間接ともに），母体自己免疫疾患の有無の確認.

3rd step: 出血病変の検索

- 出血性貧血→頭部超音波検査，腹部超音波検査，出血傾向の確認（凝固線溶系など）.

4th step: 全身の確認

- 遺伝性骨髄不全症候群→胎児発育不全，多発形態異常など
- TORCH 症候群→母体の感染症歴，小頭症，肝脾腫など

5th step: 血液検査の評価

- 汎血球減少→悪性腫瘍，血球貪食性リンパ組織球症，感染症など
- 溶血（LDH↑，総ビリルビン↑など），血小板減少→血栓性微小血管症など

6th step: その他

- 未熟児貧血→Fe，フェリチン，TIBC 確認.
- 栄養障害（ビタミン B_{12}，葉酸など）
- 赤血球膜異常症，赤血球酵素異常症，サラセミアなど
- 薬剤性

など

5. 治療

a. 赤血球輸血

＜基準＞

血液製剤の使用指針（平成 30 年，厚生労働省医薬・生活衛生局）[1]を参照し，当院では以下の基準で輸血を考慮している.

- 生後 24 時間未満，もしくは集中治療を受けている新生児の場合→Hb 12 g/dL 以下（Ht 35〜40%以下）
- 慢性的な酸素依存性の場合→Hb 10 g/dL 以下（Ht 30%以下）
- 全身状態が安定している場合→Hb 7 g/dL 以下（臨床症状により判断）

＜方法＞

- 製剤: 赤血球液-LR「日赤」. 可能な限り，CMV 陰性血を使用する．採血後，2 週間未満の製剤を使用することが望ましい．1 単位製剤を無菌的に 3〜4 分割することが望ましい．
- 投与量・投与速度: 原則 10〜20 mL/kg/回を 1〜2 mL/kg/時間で投与する．手術や大量出血などはその限りではない．高 K 血症を認める場合はカリウム吸着フィルターを使用する．

b. エリスロポエチン

＜適応＞

原則，極低出生体重児に使用．

＜開始時期，終了時期＞

- 開始時期: 経腸栄養が確立後，皮膚の成熟を確認後（生後 2 週間以内が望ましい）
- 終了時期: Ht 35〜40%以上，もしくは修正 36〜40 週．

＜投与量，投与方法＞

200 IU/kg/回，週 2 回，皮下注射もしくは静脈内注射

c. 鉄剤（新生児に対する鉄剤投与のガイドライン 2017[2)]を参照）

＜適応＞

全ての早産児に対して，経口鉄剤投与を行うことが望ましい．

＊輸血歴のある児でもフェリチンなどの値をモニタリングしながら使用可．

＜開始時期，終了時期＞

開始時期: 経腸栄養が 100 mL/kg/日以上．

終了時期: 離乳食が安定するまで．

＜投与量＞

フェロミア顆粒®，インクレミンシロップ® を 2〜3 mg/kg/日，最大 6 mg/kg/日で内服．

定期的に Hb，Ht，血清鉄，フェリチンを確認し，用量を調整する．

副作用: 消化器症状に注意する．

表2 ▶ 主な多血症の原因

赤血球産生亢進	糖尿病母体児 妊娠高血圧症 胎児発育不全/Small-for-gestational-age 児 母体喫煙
赤血球の流入	母児間輸血症候群 双胎間輸血症候群 Twin anemia-polycythemia sequence 臍帯結紮遅延
胎児要因	染色体疾患（13 トリソミー，18 トリソミー，21 トリソミー） Beckwith-Wiedemann 症候群 チアノーゼ心疾患 先天性副腎過形成 先天性甲状腺機能亢進症

B 多血症

1. 定義

多血とは一般的に末梢静脈血でヘマトクリット（以下 Ht）65%以上もしくは Hb 値 22 g/dL 以上と定義される．多血に伴い，血液の過粘稠を示し，低血糖や多呼吸などの呼吸症状などの臨床症状を呈することが多血症と定義される．

2. 頻度

新生児の約 1～5%程度．

3. 原因

胎児期の低酸素血症による赤血球産生亢進，胎盤を介した赤血球の流入，胎児の先天性疾患によるものに分類される［表 2］．

4. 症状

大部分の症例は無症状である．過粘稠による末梢臓器への血流障害，赤血球過剰，赤血球崩壊による下記のような症状が出現する．症状が出現しやすい時期は，Ht が上昇する生後 2 時間頃や最も生理的体重減少が起こりうる生後 2～3 日頃である．したがって生後 3 日頃まで無症状の場合には，無症状のまま経過することが多い．

- 呼吸・循環（多呼吸・チアノーゼ）
- 消化器症状（哺乳不良，嘔吐，壊死性腸炎など）
- 中枢神経症状（不穏，易刺激性，筋緊張低下，けいれん，傾眠など）
- 低血糖
- 低 Ca 血症

- 血小板減少
- 高ビリルビン血症

5. 治療

- Ht＞65%かつ無症候: 経過観察. もしくは経口もしくは点滴による水分量の増量. Ht や血糖値, 症候化しないか慎重にモニタリングする.
- Ht＞65%かつ症候あり, もしくは Ht＞70%: 輸液量を増やして改善があるか否かを確認. 輸液で改善がない, もしくは重篤な症状（著明なチアノーゼや無呼吸発作, 重篤な消化器症状, 低血糖など）を認める場合には部分交換輸血を検討する.
  ☆部分交換輸血の実際を下記に記載する.

＜方法＞

動脈ラインから瀉血を行い, 末梢静脈ラインから生理食塩水を投与する.

瀉血と生理食塩水の投与量と投与速度は同様にすることが望ましい（おおよそ 30 分程度）.

＜部分交換輸血量＞

[（現在の Ht）−（目標の Ht*）]×体重（kg）×血液量**（mL/kg）/（現在の Ht）

*目標 Ht 55%で設定することが多い.

**正期産児 80～90 mL/kg, 早産児 100 mL/kg, Small-for-gestational-age（以下 SGA）児 106 mL/kg

Dempsey ら[3)]のシステマティックレビューでは, 新生児多血症に対する部分交換輸血は生後 18 カ月もしくはそれ以降の神経学的な予後に相関しなかったと報告されている. しかし, このレビューに含まれる報告のほとんどが, 出生後 6 時間以降に部分交換輸血が施行されていることから, より早期に部分交換輸血を行うことによる長期的な神経学的予後との関連は不明である.

◆文献

1）厚生労働省医薬・生活衛生局. 血液製剤の使用指針. 平成30年9月.（https: //www.jpeds.or.jp/uploads/files/20181002_2.pdf）
2）日本新生児成育医学会　医療の標準化委員会鉄剤投与のガイドライン改定ワーキング・グループ. 新生児に対する鉄剤投与のガイドライン 2017─早産児・低出生体重児の重症貧血予防と神経発達と成長の向上を目的として─. 日本新生児成育学会雑誌. 2019; 31: 159-85.
3）Dempsey EM, Barrington K. Short and long term outcomes following partial exchange transfusion in the polycythaemic newborn: a systematic review. Arch Dis Child Fetal Neonatal Ed. 2006; 91: F2-6.

〈大塚康平〉

SECTION

遺伝性溶血性貧血

KEY POINTS

1… 先天的な遺伝子異常が原因の溶血性貧血で，主な病型として赤血球膜異常，赤血球酵素異常およびヘモグロビン異常がある．

2… 病型や原因遺伝子により症状や経過が多様で治療法も異なるため，病型診断が重要である．

3… 日常生活で留意すべき事項が多く，患者教育も重要である．

A 定義

溶血性貧血とは，赤血球寿命が短縮して発症する貧血の総称である．遺伝性溶血性貧血は先天的な遺伝子異常が原因で血管外溶血や血管内溶血を起こす疾患で，主な病型として赤血球膜異常，赤血球酵素異常およびヘモグロビン異常がある．親から体質を受け継いで発症する場合と生殖細胞系列の突然変異により発症する場合があるため，先天性溶血性貧血とも呼ばれる．

B 病因と病態

先天性溶血性貧血の主な疾患と遺伝子異常を［表 1］に示す．日本小児血液・がん学会の疾患登録によると，2018 年から 2022 年の 5 年間で先天性溶血性貧血の登録数は 348 例であり，遺伝性球状赤血球症（58%），サラセミア（25%），グルコース−6−リン酸脱水素酵素（G6PD）異常症（6%）の順に多い．以下に病型と主な疾患を示す．

1．赤血球膜異常

赤血球膜は脂質二重層と種々の膜タンパクから構成され，膜骨格を形成するタンパクの異常により，遺伝性球状赤血球症（hereditary spherocytosis: HS）や，遺伝性楕円赤血球症（hereditary elliptocytosis: HE）を発症する．赤血球の変形能が低下し，脾臓で破壊，貪食され血管外溶血を起こす．赤血球破壊に伴う黄疸と脾腫および貧血がみられるが，症状の出現時期や重症度は個人差が大きい．溶血によるビリルビン産生により，胆石症を合併しやすい．経過中に黄疸や貧血が著明になるこ

表 1 ▶ 先天性溶血性貧血のおもな病型と原因遺伝子

	疾患名	原因遺伝子
1 赤血球膜異常	遺伝性球状赤血球症	*ANK1*, *SPTB*, *SPTA1*, *SLC4A1*, *EPB42*
	遺伝性楕円赤血球症	*EPB41*, *SPTA1*, *SPTB*, *SLC4A1*, *GYPC*
	遺伝性有口赤血球症	*PIEZO1*, *KCNN4*, *SLC4A1*, *GLUT1*, *RHAG*, *ABCB6*
	遺伝性熱変形赤血球症	*SPTA1*, *SPTB*
	フリッパーゼ異常症	*ATP11C*
2 赤血球酵素異常	解糖系酵素異常症	*HK1*, *GPI*, *PFKM*, *ALDOA*, *TPI1*, *PGK1*, *PKLR*
	ペントースリン酸経路酵素異常症	*G6PD*, *6PGD*
	ヌクレオチド代謝系酵素異常症	*AK1*, *ADA*, *NT5C3A*
	グルタチオン生合成・代謝系酵素異常症	*GCLC*, *GSS*, *GSR*, *GPX1*
3 Hb 異常	不安定ヘモグロビン症	*HBA1*, *HBA2*, *HBB*
	鎌状赤血球症	*HBB*
	サラセミア	*HBA1*, *HBA2*, *HBB*, *ATRX*
4 その他	先天性血栓性血小板減少性紫斑病	*ADAMTS13*
	非典型溶血性尿毒症症候群	*CFH*, *CFI*, *CD46*, *C3*, *CFB*, *THBD*, *DGKE*
	Ⅳ型コラーゲン（COL4A1）異常	*COL4A1*
	Menkes 病	*ATP7A*
	Wilson 病	*ATP7B*

（日本小児血液・がん学会，編．槍澤大樹，菅野仁，大賀正一．先天性溶血性貧血．遺伝性骨髄不全症ガイドライン 2023．p.77．東京: 診断と治療社; 2023[1] より）

とがあり，溶血発作や無形成発作による．溶血発作は感染や薬剤が原因であることが多い．無形成発作は，伝染性紅斑の原因であるパルボウイルス B19 が赤芽球系前駆細胞に感染し，赤血球造血が著しく障害される．

2. 赤血球酵素異常

赤血球の寿命維持に重要な代謝系の障害によって起こる．頻度が高いのは G6PD 異常症，ピルビン酸キナーゼ（PK）異常症であり，グルコースリン酸イソメラーゼ（GPI）異常症，ピリミジン-5'-ヌクレオチダーゼ（P5N）異常症が続く．いずれも慢性溶血性貧血がみられる．G6PD 異常症では感染後や酸化薬剤（抗菌薬や解熱鎮痛薬など），ソラマメ摂取後などに急性溶血発作がみられる．

3. ヘモグロビン（Hb）異常

Hb 異常は，量的異常であるサラセミアと質的異常である異常 Hb 症に大別される．（第 2 章: 赤血球の異常　2. 異常ヘモグロビン症，サラセミア，p.66 を参照）

表2▶溶血性貧血の診断基準　厚生労働省　特発性造血障害に関する調査研究班（2022年度改定）

1. 臨床所見
貧血と黄疸を認める.
2. 検査所見　以下6項目のうち4項目以上認める.
1）ヘモグロビン濃度低下
2）網赤血球増加
3）血清間接ビリルビン値上昇
4）尿中・便中ウロビリン体増加
5）血清ハプトグロビン値低下
6）骨髄赤芽球増加
3. 鑑別疾患
巨赤芽球性貧血，骨髄異型性症候群，赤白血病，先天性赤血球形成異常性貧血（congenital dyserythropoietic anemia），肝胆道疾患，体質性黄疸

C　検査と診断のポイント

溶血性貧血の診断基準は［表2］に示す．病歴として，出生歴では胎児浮腫，新生児期の早発・重症黄疸など，小児期以降では貧血，黄疸，胆石，脾腫の有無，感染や薬剤誘発性の急性溶血発作などを確認する．新生児期以降，慢性溶血を認めるか観察するため，病型診断のための特殊検査を実施する時期は，少なくとも生後1カ月以降が望ましい．病歴および検査所見から先天性溶血性貧血を疑った場合の溶血性貧血の診断のフローチャートを［図1］に示す．DATやPNH赤血球を確認し，免疫性溶血性貧血を除外する．赤血球酵素活性測定，還元型グルタチオン測定，イソプロパノール試験や溶血性貧血関連パネルを用いた網羅的遺伝子検査は専門施設に依頼する．

先天性溶血性貧血の相談先・検査依頼先
○赤血球酵素異常・赤血球膜異常
NPO 血液難病診療サポート
東京女子医科大学 輸血・細胞プロセシング部特殊検査室内
東京都新宿区河田町8-1　E-mail: info@anemia-support.org

D　治療と予後

新生児期には重症の早発黄疸として発症し，光線療法や交換輸血が必要になるこ

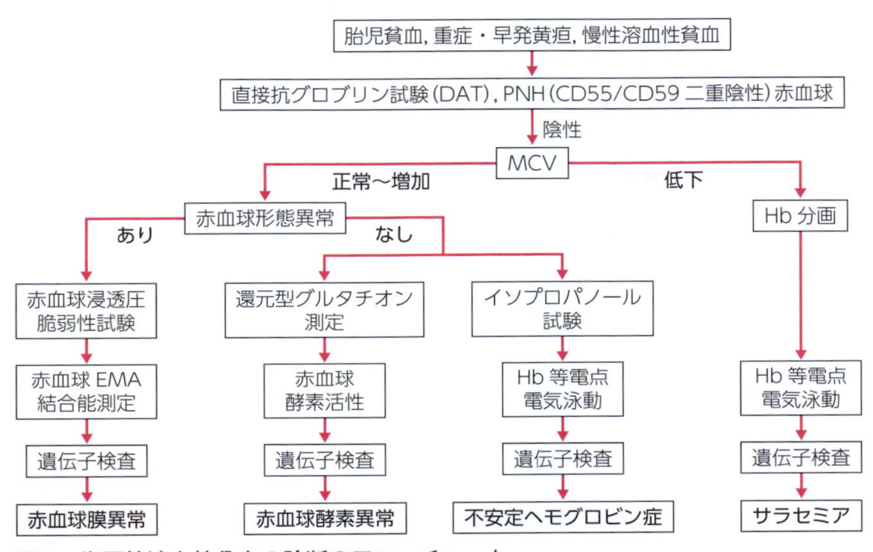

図 1 ▶ 先天性溶血性貧血の診断のフローチャート

(日本小児血液・がん学会, 編. 槍澤大樹, 菅野仁, 大賀正一. 先天性溶血性貧血. 遺伝性骨髄不全症ガイドライン 2023. p.76. 東京: 診断と治療社; 2023[1] より)

とがある. 生後 1 カ月以降, 徐々に溶血所見が認められなくなり, 全く貧血を認めなくなる例がある. 一方, 慢性溶血を認める例では, 学童期に達するくらいで胆石を伴う黄疸や脾腫を呈する. また, 慢性溶血性貧血例では, 赤血球輸血の適応となる. 輸血による鉄過剰症の合併が問題となるため, 鉄キレート剤が投与される.

赤血球膜異常症では, 貧血が重症の場合には脾摘術がされるが, 遺伝子有口赤血球症では脾摘後の血栓症が報告されており, また脾摘の効果が乏しい病因遺伝子による例は脾摘は禁忌である. 脾摘後に重篤な細菌感染症のリスクがあり, 肺炎球菌等のワクチン接種や発熱時は早めに抗菌薬投与を行う必要がある. 酵素異常症の G6PD 異常症は溶血を引き起こす薬剤や食品の摂取を避けることが重要で, 脾摘は溶血発作の予防にならず, 適応にならない. PK 異常症では葉酸補給は重要である. 脾摘による貧血の改善も認めるが, 造血幹細胞移植が行われた報告もある.

E 患者・保護者への説明・指導のポイント

病型により症状の重症度や治療が異なるため, 各種検査, 網羅的遺伝子解析による診断の重要性を説明する. 遺伝子異常解析により診断に至った場合は, 遺伝カウンセリングなどにより患児だけでなく，保因者に対しても十分な説明を行う．急性溶血発作を誘発する薬剤，食物，感染症等の日常生活の注意点について説明する．また，パルボウイルス B19 感染では無形成発作が合併し，重篤な貧血を起こすことがあるため，流行時期には注意が必要である．脾摘術を行う例では，脾摘後の重症細菌感染症や血栓症のリスクがあり，ワクチン，発熱管理等について教育する．

◆文献

1）日本小児血液・がん学会，編．遺伝性骨髄不全症ガイドライン 2023．東京: 診断と治療社: 2023.
2）日本臨床．領域別症候群シリーズ 血液症候群（第 3 版）．2024.
3）厚生労働科学研究費補助金難治性疾患等政策研究事業特発性過眠症増結障害に関する調査研究: 自己免疫性溶血性貧血（令和 4 年度改訂版）．2022.

〈小倉友美〉

SECTION 5

自己免疫性溶血性貧血

KEY POINTS

1… 自己免疫性溶血性貧血の病型は自己抗体のタイプ，特発性か続発性かで分かれる．

2… 病型により血管外溶血もしくは血管内溶血が主体になり，それぞれ検査所見が異なる．

3… 病型により治療法が異なる．

A 定義

自己免疫性溶血性貧血（autoimmune hemolytic anemia: AIHA）とは，後天的に赤血球膜上の抗原と反応する自己抗体が産生され，抗原抗体反応の結果赤血球が破壊されて，赤血球寿命が著しく短縮（溶血）することによって生じる免疫性溶血性貧血の総称である．

B 病因と病態

AIHA は自己抗体の出現を共通点とするが，自己抗体の出現に繋がる病因はさまざまで，病因・病態発生上のみでなく，臨床経過・予後の面でも多様性に富む不均質な疾患群とされている．

まず，自己抗体が体温近くである 37℃で作動する温式 AIHA と，体温以下の低温条件で作動する冷式 AIHA に分類される．次に，冷式 AIHA は寒冷凝集素症（cold agglutinin disease: CAD）と発作性寒冷ヘモグロビン尿症（paroxysmal cold hemoglobinuria: PCH）に分かれる．また，AIHA は特発性と続発性に分かれ，続発性の場合，全身性エリテマトーデスや関節リウマチなどの膠原病，慢性リンパ性白血病や悪性リンパ腫（特に血管免疫芽球性 T 細胞性リンパ腫）などの腫瘍性疾患，マイコプラズマ肺炎や伝染性単核球症などの感染症と，基礎疾患は多岐にわたる．妊娠に伴う AIHA や α メチルドパなどの薬剤誘発性 AIHA なども知られている．

表1▶溶血性貧血の診断基準

下記の1と2を満たし，3を除外したもの．
1．臨床所見
貧血と黄疸を認める．
2．検査所見以下6項目のうち4項目以上認める．
1）ヘモグロビン濃度低下
2）網赤血球増加
3）血清間接ビリルビン値上昇
4）尿中・便中ウロビリン体増加
5）血清ハプトグロビン値低下
6）骨髄赤芽球増加
3．鑑別疾患
巨赤芽球性貧血，骨髄異形成症候群，赤白血病，先天性赤血球形成異常性貧血（congenital dyserythropoietic anemia），肝胆道疾患，体質性黄疸．

（厚生労働省　特発性造血障害に関する調査研究班（2022年度改訂）[1]）

C　検査と診断のポイント

まずは，溶血性貧血の診断基準［表1］[1]を満たし，溶血性貧血であることを確認する．溶血性貧血が判断できれば，次に，直接Coombs試験を行う．その上で特異的な検査を実施して病型を確定する．

また，赤血球が崩壊すると，血清間接ビリルビン値上昇，血清LD上昇，尿中・便中ウロビリン体増加，血清ハプトグロブリン値低下を認めるが，一般的に血管外溶血が主体であれば，間接ビリルビンがLDよりも顕著に上昇し脾腫を伴うことが多い．一方，血管内溶血が主体であれば，LDが間接ビリルビンよりも顕著に上昇しヘモグロブリン尿が認められることが多い[2]．

1．温式AIHA

温式抗体によって発症し，抗体のクラスは原則としてIgG（多クローン性）である．抗体の結合した赤血球が脾臓のマクロファージに補足されて血管外溶血が起きる．確定診断には直接Coombs試験が必須であり，直接Coombs試験でIgG陽性あるいはIgGと補体が陽性の場合に温式AIHAと診断する．小児では直接Coombs試験陽性に加えて，間接Coombs試験も陽性であることが多い．稀に赤血球に結合するIgG量が少ないことで，直接Coombs試験が陰性となる温式AIHAが存在する．温式AIHAに免疫性血小板減少性紫斑病（immune thrombocytopenia: ITP）を合併した病態はEvans症候群と呼ばれる．臨床症状はさまざまであり，軽度〜重度の貧血症状を認め，脾腫を認めることがある．

2. CAD

IgM 型冷式抗体（寒冷凝集素）によって引き起こされ，抗体の標的は Ii 血液型抗原である．温度が下がると，赤血球に冷式抗体と補体が結合するが，37°C付近になると冷式抗体のみ赤血球から離れるため，補体の結合した赤血球が肝臓の Kupffer 細胞に補足されて血管外溶血が起きる．理論上，補体反応が最後まで進んで血管内溶血に至ることも考えられるが，慢性 CAD では網内系細胞による血管外溶血が主要な溶血機序になっている．直接 Coombs 試験では補体 C3d のみ陽性となる．寒冷曝露による溶血発作，四肢末端，鼻尖，耳介の循環障害によるチアノーゼ，レイノー現象，末梢の感覚異常，皮膚の網状皮斑といった特徴的な臨床症状を認める．

3. PCH

IgG 型冷式抗体（Donath–Landsteiner 抗体: D–L 抗体）によって引き起こされ，P 血液型抗原に反応する．温度が下がると，赤血球に D–L 抗体と補体（C1q）が結合するが，37°C付近になると D–L 抗体のみ赤血球から離れるため，残った C1q により古典的補体経路が活性化されることで血管内溶血が起きる．小児ではウイルス感染症後に続発性 PCH を発症することが知られている．直接 Coombs 試験では補体 C3d のみ陽性，Donath–Landsteiner 試験で D–L 抗体陽性で診断を確定する．寒冷曝露から数分～数時間後に四肢痛，腹痛，頭痛などを認め，その後，急激な溶血，ヘモグロビン尿といった臨床症状を認めるのが典型的である．

D 治療のポイントと予後

1. 温式 AIHA

初期治療としては，副腎皮質ステロイドプレドニゾロン 1.0 mg/kg/日が推奨される．通常 3 週間までに寛解（Hb 10.0 g/dL 以上）に達し，寛解が得られれば 1 カ月で初期投与量の約半量とする．その後は 1～2 週間おきに減量し，平均 5 mg/日で維持量とする．直接 Coombs 試験が数カ月以上陰性で溶血の再燃が見られなければステロイドの終了を考慮する[3)]．増悪傾向が明らかになれば，0.5 mg/kg/日までの増量を検討する．続発性 AIHA の場合は，基礎疾患の病態改善が治療の第一である．

セカンドライン治療として，抗 CD20 モノクローナル抗体製剤（rituximab）や脾臓摘出術が推奨される．

貧血が高度であれば赤血球輸血も考慮されるが，輸血された赤血球に患者の持つ抗体が反応して溶血するリスクがあるため，輸血はできる限り避けるのが望ましい．また，輸血に必須である血液型や交差適合試験の判定が困難になる場合が多い．

ただし，薬物療法が効果を発揮するまで，貧血の合併症が重症化しないよう輸血を考慮する必要はある．

特発性 AIHA の場合，予後は比較的良好である（5 年生存率は 80%程度）．続発性 AIHA の場合，予後は基礎疾患に左右される．膠原病の場合は比較的よく，リンパ系腫瘍の場合は予後が悪いとされる．

2. CAD

寒冷曝露の回避と保温が治療の基本であるが，寒冷回避でも改善しない症例では薬物療法も検討する．補体 C1s を標的とした遺伝子組み換えヒト化 IgG4 モノクローナル抗体（sutimlimab）や rituximab が候補にあがる．

感染症に伴う続発性 CAD では保存療法によって自然軽快を待ち，2〜3 週間で症状が改善することが期待される．

輸血時に生体内が冷却されると，ドナー赤血球だけでなく患者赤血球も凝集・溶血を起こす可能性があり，輸血時に輸血・血液加温器を使用する．

3. PCH

保温に気を付け，急性期の溶血による症状に対応する．小児の感染症による続発性 PCH では，数日から数週間で症状は消失する．

E 患者・保護者への説明・指導のポイント

温式 AIHA の場合はステロイドによる治療が基本になる．効果を認め寛解に入れば，減量していくが，増悪することもあり治療が長期になる可能性がある．予後は比較的良好である．

CAD，PCH は根治療法というものはなく，保温が基本的な対処法になる．感染症に続発するケースでは自然軽快することがある．

◆文献

1）厚生労働省 特発性造血障害に関する調査研究班（研究代表者: 三谷絹子）．自己免疫性溶血性貧血診療の参照ガイド．令和 4 年度改訂版．2023．
2）和田秀穂．溶血性貧血の症状と診断．日本内科学会雑誌．2018; 107: 487-92．
3）植田康敬．自己免疫性溶血性貧血の血栓症リスク．臨床血液．2022; 63: 608-17．

〈上月景弘〉

SECTION 6

再生不良性貧血

KEY POINTS

1… 2系統以上の血球減少，かつ汎血球減少の原因となる他の疾患を認めない場合にAAの診断となる.

2… 輸血を要するやや重症以上の病型においては，HLA一致血縁ドナーが得られれば骨髄移植を，得られなければ免疫抑制療法を行う.

3… 免疫抑制療法後フォロー中には，再発のみでなくクローン性造血や発作性夜間ヘモグロビン尿症の発症を認めることがあり，予めの説明と長期の経過観察を要する.

A 定義と病態

再生不良性貧血（aplastic anemia: AA）は，末梢血での汎血球減少と骨髄の細胞密度の低下（低形成）を特徴とする一つの症候群で，病気の本態は「骨髄毒性を示す薬剤の影響がないにもかかわらず，造血幹細胞が持続的に減少した状態」である[1].

国内小児における年間発症数は70～100人と推定されており，成因によって先天性と後天性に分類される．その中で本項では，後天性の特発性AAを扱う．その多くは造血幹細胞が自己のT細胞によって傷害されることによって発症する.

B 診断，鑑別診断

AAは汎血球減少を呈し，骨髄低形成をきたす疾患の中心となる．AAは小児骨髄不全症の代表的疾患であるが，汎血球減少をきたしうるほかの疾患を除外することによって初めてAAと診断することができる[1]．厚生労働省特発性造血障害に関する調査研究班によって提案されている診断基準［表1］と重症度分類［表2］を示す.

骨髄低形成を呈した際に鑑別すべき疾患として，まず先天性AAとして分類されるFanconi貧血，先天性角化不全症およびShwachman-Diamond症候群などの遺伝性骨髄不全症候群がある．これらの疾患は特徴的な身体所見や臨床症状を呈し診断の手がかりになる場合が多いが，汎血球減少以外の症状がないことも少なくない．スクリーニングとしてFanconi貧血には染色体脆弱性試験，先天性角化不全症

表1 ▶ 再生不良性貧血の診断基準（平成 28 年度改訂）

1. 臨床所見として，貧血，出血傾向，ときに発熱を認める．
2. 以下の 3 項目のうち，少なくとも 2 つを満たす． 1）ヘモグロビン濃度: 10 g/dL 未満 2）好中球: 1,500/μL 未満 3）血小板: 10 万/μL 未満
3. 汎血球減少の原因となる他の疾患を認めない．汎血球減少をきたすことの多い他の疾患には，白血病，骨髄異形成症候群，骨髄線維症，発作性夜間ヘモグロビン尿症，巨赤芽球性貧血，がんの骨髄転移，悪性リンパ腫，多発性骨髄腫，脾機能亢進症（肝硬変，門脈圧亢進症など），全身性エリテマトーデス，血球貪食症候群，感染症などが含まれる．
4. 以下の検査所見が加われば診断の確実性が増す． 1）網赤血球や未成熟血小板割合の増加がない． 2）骨髄穿刺所見（クロット標本を含む）は，重症例では有核細胞の減少がある．非重症例では，穿刺部位によっては有核細胞の減少がないこともあるが，巨核球は減少している．細胞が残存している場合，赤芽球にはしばしば異形成があるが，顆粒球の異形成は顕著ではない． 3）骨髄生検所見で造血細胞割合の減少がある． 4）血清鉄値の上昇と不飽和鉄結合能の低下がある． 5）胸腰椎体の MRI で造血組織の減少と脂肪組織の増加を示す所見がある． 6）発作性夜間血色素尿症形質の血球
5. 診断に際しては，1．2．によって再生不良性貧血を疑い，3．によってほかの疾患を除外し，4．によって診断をさらに確実なものとする．再生不良性貧血の診断は基本的に他疾患の除外による．ただし，非重症例では骨髄細胞にしばしば形態異常がみられるため，芽球・環状鉄芽球の増加や染色体異常がない骨髄異形成症候群との鑑別は困難である．このため治療方針は病態に応じて決定する必要がある．免疫病態による（免疫抑制療法がききやすい）骨髄不全かどうかの判定に有用な可能性がある検査所見として，PNH 型血球・HLA クラス I アレル欠失血球の増加，血漿トロンボポエチン高値（320 ng/mL）などがある．

（厚生労働科学研究費補助金 難治性疾患政策研究事業　特発性造血障害に関する調査研究班　再生不良性貧血診療の参照ガイド 令和 4 年度改訂版，2023[1]より引用）

にはテロメア長測定，Shwachman-Diamond 症候群では脂肪性下痢，膵型アミラーゼやトリプシノーゲンの低値，腹部画像検査における膵脂肪化が膵外分泌不全所見として用いられる．また，AA は肝炎と同時もしくは数カ月後に発症することがある．そして，小児 AA の診断においては芽球の増加を伴わない骨髄異形成症候群（myelodysplastic syndromes: MDS）として分類される refractory cytopenia of childhood（RCC）との鑑別が問題となる．鑑別には骨髄塗抹，骨髄病理組織が用いられ，AA の特徴を下記に記す[2]．ただし，日本小児血液・がん学会が実施した小児 AA および MDS の形態中央診断のコホートにおいて，AA と RCC では免疫抑制療法（IST）に対する反応率，全生存率に明かな差は認めておらず，現時点においては AA と multilineage dysplasia を伴わない RCC を厳密に鑑別する臨床的な意義は確認できていない．

表 2 ▶ 再生不良性貧血の重症度分類（平成 29 年度修正）

Stage		
Stage 1	軽症	下記以外で輸血を必要としない．
Stage 2	中等症	以下の 2 項目以上を満たし， a. 赤血球輸血を必要としない b. 赤血球輸血を必要とするが，その頻度は毎月 2 単位未満 網赤血球: 60,000/μL 未満 好中球　: 1,000/μL 未満 血小板　: 50,000/μL 未満
Stage 3	やや重症	以下の 2 項目以上を満たし，毎月 2 単位以上の赤血球輸血を必要とする 網赤血球: 60,000/μL 未満 好中球　: 1,000/μL 未満 血小板　: 50,000/μL 未満
Stage 4	重症	以下の 2 項目以上を満たす 網赤血球: 40,000/μL 未満 好中球　: 500/μL 未満 血小板　: 20,000/μL 未満
Stage 5	最重症	好中球 200/μL 未満に加えて，以下の 1 項目以上を満たす 網赤血球: 20,000/μL 未満 血小板　: 20,000/μL 未満

（厚生労働科学研究費補助金 難治性疾患政策研究事業　特発性造血障害に関する調査研究班　再生不良性貧血診療の参照ガイド 令和 4 年度改訂版．2023[1] より引用）

1．骨髄塗抹標本所見

AA の骨髄像においては，有核細胞数の減少，特に成熟顆粒球，赤芽球および巨核球の著明な減少と，リンパ球，形質細胞などの相対的増加が見られる．WHO 分類から解釈すると，AA では 1 血球系統における 10%未満の異形成の出現までは許容される．それ以上の異形成や芽球の出現を認めた場合には，骨髄異形成症候群の診断となる．

2．骨髄病理組織標本所見

AA では重度の低形成を示し，脂肪髄化がみられる．AA の病理組織学的所見として，巨核球が全くみられない，リンパ球球が主体で成熟顆粒球の高度な減少がみられる，および異形成や芽球の増加がみられないという特徴がある．

C 治療法

1．支持療法

貧血や血小板減少の程度が強い場合，あるいはそれに伴う中等度以上の臨床症状を認める場合には輸血を考慮する[1]．ただし，感染症のリスクに加え，鉄過剰症や抗 HLA 抗体ができてしまうと同種造血幹細胞移植成績にも影響を与えうるため必要最小限にとどめるべきである．AA に対する貧血に対する赤血球輸血のトリガー値は，患者の状態にあわせて Hb 6～7 g/dL とされる．しかし，赤血球輸血の適応は Hb 値だけではなく，患者自身の自覚症状や頻脈，心肥大，浮腫などの他覚所見，および社会生活の活動状況によって決める必要がある．また AA に対する血小板輸血のトリガー値は 5 千/μL とされるが，年齢と社会生活の活動状況にも配慮する．

2．免疫抑制療法（IST）

一般的には，やや重症以上の AA と診断され，HLA 適合血縁者ドナーがいない場合，免疫抑制療法〔抗胸腺細胞グロブリン（ATG），シクロスポリン（CsA）〕が選択される．その反応率は 30～70％程度であり，全生存率は約 90％である．ただし，反応が得られても 10～30％に再発を認め，10％前後に MDS や AML への移行がみられるため注意が必要である．

2024 年 5 月時点において，AA 治療に用いられる ATG には大きくウマ血漿由来（ATGAM，Pfizer）とウサギ血漿由来（Thymoglobulin，Sanofi）の 2 種類がある．2 歳以上の重症再生不良性貧血患者を対象とし，初期免疫抑制療法として CsA 併用のもと，ウマ ATG（ATGAM，Pfizer）40 mg/kg を 4 日間投与する群と，ウサギ ATG（Thymoglobulin，Genzyme）3.5 mg/kg を 5 日間投与する群の無作為割付比較試験が行われおり，6 カ月時の全反応率，3 年生存率ともにウマ ATG が有意に高い結果であった[3]．しばらく日本国内ではウサギ ATG しか使用できない状況であったが，中等症以上の AA に対してウマ ATG（ATGAM）が 40 mg/kg/day 4 日間を用量・用法として 2023 年に国内承認された．今後は国際的にも標準的に用いられているウマ ATG（ATGAM）が用いられていくものと思われる．

3．造血幹細胞移植

やや重症以上の小児 AA に対する初回治療の第一選択は HLA 適合血縁者間移植であり，その長期生存率は 90％に達している．日本造血細胞移植学会の一元化登録データを用いた検討において，HLA1 抗原不適合血縁者間骨髄移植の成績は HLA 適合血縁者間移植の成績と同等であることが示され，最重症/重症例に対して HLA1 抗原不適合血縁者間骨髄移植までが第一選択となりうる[4]．

長期生存率は IST と同程度であるが，移植による晩期合併症のリスクが問題となる．しかし，近年の移植成績は向上しており，国際的には upfront に HLA 適合非血縁者間骨髄移植を行うことが試みられている[5]．今後，国内でも upfront での移植が試みられていく可能性がある．標準的移植前処置としては，大量シクロホスファミド（CY）＋ATG±低線量全身放射線照射（TBI）またはフルダラビン（FLU）＋

減量 CY＋ATG±低線量 TBI が使用されている．しかし，二次性生着不全を発症することがあり，そのリスク低減を目的として国内では CY に代わりメルファラン（MEL）を使用する前処置法（FLU＋MEL＋ATG±低線量 TBI）が用いられてきている[5]．

4．エルトロンボパグ（EPAG）

本邦では 2023 年に 6 歳以上の AA に対して ATG との併用において EPAG の使用が承認されたが，小児においてはまだ標準治療としての位置付けにはなっていない．15 歳以上の重症 AA に対しては第Ⅲ相無作為比較試験（RACE 試験）が行われ，EPAG 追加群が非追加群に比べて全反応率，生存率が有意に高いことが確認されているが，第Ⅰ，Ⅱ相試験の 18 歳未満の小児コホートでのサブグループ解析では，ヒストリカルコントロールと比べて EPAG 併用療法での全反応率の上昇を確認できなかった[6]．また小児重症 AA を対象とした前方視的試験でも全反応率の改善を認めたのは重症 AA のみと限定的であった[7]．小児における EPAG 併用の意義に関してはまだ不確かなことが多く，今後の報告が待たれる．

5．非重症 AA の対応

この重症度に関する前方視研究は少なく，そのマネジメントについては確立していない[1]．小児の非重症 AA の自然歴として，自然回復する症例は限定的であり，20～40％が重症 AA へ進行する．成人例では CsA や EPAG が単独で用いられることがあるが，小児においては輸血を要しない軽症，中等症 a では経過観察されることが多いと思われる．

D　予後とフォロー上の注意点

前述の通り，IST で反応がみられた後にも再発や，MDS や AML への移行がみられる．また AA の後に発作性夜間ヘモグロビン尿症（PNH）を発症することが知られている．AA の再発は主に 5 年以内に起こるが，クローン性造血は治療後 10 年を過ぎても発症することがあるため，長期の経過観察が必要であることを伝えておく．

◆文献

1）厚生労働科学研究費補助金 難治性疾患政策研究事業 特発性造血障害に関する調査研究班．再生不良性貧血診療の参照ガイド 令和 4 年度改訂版．2023.

2）Hama A.[Morphological diagnosis of childhood bone marrow failure syndromes]. Rinsho Ketsueki. 2022; 63: 1035-41.

3）Scheinberg P, Nunez O, Weinstein B, et al. Horse versus rabbit antithymocyte globulin in

acquired aplastic anemia. N Engl J Med. 2011; 365: 430-8.
4) 日本造血細胞移植学会. 造血細胞移植ガイドライン 再生不良性貧血（小児）. 第 3 版. 2018.
5) Yoshida N. Recent advances in the diagnosis and treatment of pediatric acquired aplastic anemia. Int J Hematol. 2024; 119: 240-7.
6) Groarke EM, Patel BA, Gutierrez-Rodrigues F, et al. Eltrombopag added to immunosuppression for children with treatment-naïve severe aplastic anaemia. Br J Haematol. 2021; 192: 605-14.
7) Goronkova O, Novichkova G, Salimova T, et al. Efficacy of combined immunosuppression with or without eltrombopag in children with newly diagnosed aplastic anemia. Blood Adv. 2023; 7: 953-62.

〈青木孝浩〉

SECTION

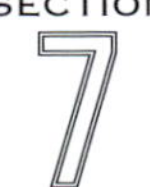

遺伝性骨髄不全症候群

KEY POINTS

1… 小児の骨髄不全症では遺伝性骨髄不全症候群（IBMFS）が稀に存在するため家族歴や身体的特徴の有無に注意する必要がある.

2… 再生不良性貧血などの後天性骨髄不全症と診断された症例においてIBMFSが隠れている可能性があり，必要に応じて染色体脆弱性試験，テロメア長の測定，網羅的遺伝子解析を行う.

3… IBMFSの診断に至った場合には，患児だけでなく保因者に対する配慮も重要であり，遺伝カウンセリングなどによる十分な説明が必要である.

4… 骨髄非破壊的前処置によってIBMFSの移植成績は飛躍的に向上したが，移植後晩期合併症や固形がん発症の有無に引き続き注意が必要である.

5… Fanconi貧血や先天性角化不全症では頭頸部がんや食道がんなどの固形がんを高率に発症するため定期的な検診による早期発見，早期治療が重要である.

A 定義

遺伝性骨髄不全症候群（inherited bone marrow failure syndrome: IBMFS）は，造血細胞の分化・増殖が障害され，汎血球減少をきたし，その多くが同様の症状を呈する家族歴と，特徴的な外表および内臓の先天異常を伴う症候群である．骨髄異形成症候群（myelodysplastic syndromes: MDS）や急性骨髄性白血病（acute myeloid leukemia: AML），固形がんを合併する頻度が高い.

B 病因と病態

小児にみられる骨髄不全症のうち10%がIBMFSと考えられ，家族歴や身体的特徴からIBMFSを考慮する必要がある．身体的特徴を有さない場合もあり，診断には遺伝子検査が有用であり，これまでに多くの責任遺伝子が同定されてきた.

［表1］にIBMFSにおける主な診断時年齢，責任遺伝子，血球減少の種類，遺伝形式，推定される病因と病態を示す[1]．Fanconi貧血（FA）はDNA修復欠損を基盤とした疾患で，現在までに22の責任遺伝子が同定されている．そのうちの5つ

表 1 ▶遺伝性骨髄不全症候群

疾患	主な診断時期/成人発症	血球減少の特徴	責任遺伝子	遺伝形式	病因・病態
Fanconi 貧血	6.5 歳/成人発症あり	汎血球減少	*FANCA*～*W* *FANCB* *FANCR*/*RAD51*	AR XR 特殊型	DNA 修復異常
先天性角化不全症	14 歳/成人発症あり	汎血球減少	*DKC1* *TERC* *TINF2* *TERT* など	XR AD AD または AR	テロメアの維持機能障害
Shwachman-Diamond 症候群	生後 2 週/成人発症なし	汎血球減少	*SBDS*	AR	リボソームの生成異常
Pearson 症候群	乳児期/成人発症なし	汎血球減少	ミトコンドリア DNA	母系，散発性	ミトコンドリア DNA 欠失
先天性無巨核球性血小板減少症	生後早期/成人発症なし	血小板減少→汎血球減少	*MPL*	AR	トロンボポエチン受容体異常
Diamond-Blackfan 貧血	生後 3 カ月/成人発症なし	赤血球減少	*RPS19*, *RPL5* など	AD または散発性	リボソーム機能の異常
重症先天性好中球減少症	生後早期/成人発症なし	好中球減少	*HAX1* など	AD または AR	骨髄細胞分化の異常
橈骨欠損を伴う血小板減少症	乳児期/成人発症なし	血小板減少	*RBM8A*	AR	巨核球増殖
骨髄悪性腫瘍傾向を伴った家族性血小板減少症	7～45 歳/成人発症あり	血小板減少	*RUNX1*	AD	造血細胞の分化に関連する転写因子の異常

AR: 常染色体潜性，AD: 常染色体顕性，XR: X 連鎖潜性

は家族性乳がんの原因遺伝子（*BRCA1*，*BRACA2* など）でもある．先天性角化不全症（DC）は，テロメア長の維持機能の障害が病因であり，テロメア長の短縮により造血幹細胞の増殖に障害が生じると考えられている．最も頻度の高い *DKC1* 遺伝子変異による DC は X 連鎖性遺伝形式をとるため男児にのみ発症する．Shwachman-Diamond 症候群（SDS）と Diamond-Blackfan 貧血（DBA）はリボソーム関連遺伝子の異常が病因と考えられている．SDS の 95%に *SBDS* 遺伝子変異を認める．Pearson 症候群では，ミトコンドリア DNA の欠損が病因となる．

本邦では，名古屋大学において小児遺伝性血液疾患を対象とした前方視的研究がなされており，骨髄/末梢血形態診断，テロメア長解析，網羅的遺伝子解析が行われている．

C 検査と診断のポイント

遺伝子診断が確定診断には重要であるが，責任遺伝子が検出されない症例も多くみられる．この場合，身体的特徴や検査所見が診断に役立つ．

以下に，主な疾患の臨床症状と検査所見について示す．

1. Fanconi 貧血（FA）

汎血球減少，皮膚の色素沈着，拇指低形成や多指症などの身体の先天異常，低身長，性腺機能不全などの身体所見を伴うが，その表現系は多様である[2)]．スクリーニング検査として，末梢血リンパ球を用いた染色体脆弱性試験を行う．患者リンパ球では，低濃度マイトマイシン C などの DNA 架橋剤の添加により多数の染色体断裂が生じる．小児期や青年期に発症した骨髄不全症に対しては，全例，染色体脆弱性試験によって FA を除外することが望ましい．成人発症例もあるため，若年成人において，頭頸部や食道，婦人科領域での扁平上皮がんの発生がみられた場合や，MDS や白血病の治療経過中に過度の薬剤や放射線に対する毒性がみられた場合にも FA を疑い染色体脆弱性試験を行うことが重要である．FA が疑われる場合，網羅的遺伝子解析によって責任遺伝子を同定する．本邦では，*FANCA* 異常が最も多く，次いで *FANCC* 異常，*FANCG* 異常が多い．

2. 先天性角化不全症（DC）

テロメア長の維持機能の障害を背景に，皮膚の網状色素沈着，爪の萎縮，口腔内白斑と汎血球減少を認める．その他，低出生体重，白髪や歯牙の異常，低身長，肺線維症，肝障害などの多様な身体所見を有する．診断には，末梢血での Flow-FISH 法またはサザンブロッティング法による血球テロメア長の短縮を確認する．

同時に，網羅的遺伝子解析によって責任遺伝子を同定する．*DKC1* 変異が最も多く，重篤な表現系を呈する．

3. Schwachman-Diamond 症候群（SDS）

乳児期から膵外分泌不全による脂肪性下痢，発達障害，汎血球減少を認める．その他に骨格異常，低身長，肝障害などがみられる．膵外分泌不全と血球減少の両方を認める場合，SDS と臨床診断する．膵外分泌不全の診断として，便中脂肪の増加，血清イソアミラーゼやトリプシノーゲンの低下，腹部 CT や MRI での膵脂肪化所見が有用である．90%に *SBDS* 遺伝子の両アレル変異を認める．

4. Diamond-Blackfan 貧血（DBA）

1 歳未満発症の赤芽球癆，低身長，拇指の異常，口唇口蓋裂などの身体の先天異常，MDSや白血病への移行や固形がんの合併を特徴とする．

好中球や血小板減少のない貧血（大球性または正球性），網状赤血球の減少，赤芽球前駆細胞の消失を伴う正形成骨髄所見を認める．赤血球アデノシンアミナーゼ活性，還元型グルタチオン，HbFが高値となる．*RPS19*遺伝子や*RPL5*遺伝子などの古典的DBAの遺伝子変異の同定も重要である．

D 治療のポイントと予後

［表2］に主な疾患の骨髄不全症に対する治療，悪性腫瘍の合併率，主な死因について示した．FAでは輸血依存のある症例，MDS/AMLに移行した症例は造血細胞移植の適応となる．移植前処置に用いられるアルキル化剤や放射線による毒性が問題となるためこれらを減量する必要がある．近年，骨髄非破壊的前処置（RIC）により移植成績は飛躍的に向上した[3]．しかし，頭頸部がんや食道がんなどの固形がんを高率に発症するため[4]，定期検診による早期発見，早期治療が重要である．中等症以上のDCではダナゾール（男児に対してはメテノロン酢酸エステル）などのタンパク同化ホルモンが適応となり血球増加，テロメア長の伸長が期待できるが，肝障害や男性化などの副作用がある．重症な骨髄不全に対しては造血細胞移植が適応となり，RICにより移植成績は向上し短期予後の改善が得られている．しかし，移植後の肺線維症，肺動静瘻などの肺障害や，肝線維症などの肝障害，固形がんの発症などにより長期予後は不良である[5]．DBAでは，プレドニゾロン2 mg/kg/日を分3で開始し，4週間は継続する．Hbが10 g/dLを超えたらHb 8.0 g/dLを目安に漸減する．シクロスポリンの有効性についての報告もあるが評価は定まっていない．ステロイド不応例や離脱困難例では造血細胞移植も考慮する．

E 患者・保護者への説明・指導のポイント

IBMFSが考慮される場合，染色体脆弱性試験，血球テロメア長の測定，網羅的遺伝子解析による診断の重要性を説明する．遺伝子異常などによりIBMFSの診断に至った場合，遺伝カウンセリングなどによって患児だけでなく保因者に対しても十分な説明を行う．FAでは若年から頭頸部がんや食道がんを高率に発症することを説明し，喫煙や飲酒を控えることや特に頭頸部，食道の定期的な検診の重要性について説明する．DCでは，造血細胞移植によって骨髄不全は改善してもそれ以外の症状に対する効果はないこと，移植後も引き続き，肺障害，肝障害などの合併症や固形がんの発症に注意した経過観察が重要であることを説明する．

表 2 ▶ 主な遺伝性骨髄不全症候群に対する治療，悪性腫瘍の合併率，死因

疾患	治療				悪性腫瘍の合併	主な死因
	輸血療法	薬物療法	造血細胞移植	その他		
FA	Hb 6.0 g/dL，血小板数 5,000/μL 維持を目標に適宜輸血	・好中球減少を伴う ・感染症には G-CSF の投与を考慮する	・輸血依存のある症例や，MDS/AML への移行例が適応 ・FLU を含む RIC により良好な成績が得られている	・固形がんの早期発見，早期治療が重要である	・MDS/AML: 30〜40% ・固形がん: 約 30%（いずれも 40 歳までに）	・骨髄不全，MDS/AML，固形がん，移植合併症
DC	症状に合わせて適宜輸血	・ダナゾールなどのタンパク同化ホルモンにより血球増加が期待できる．中等症以上では第一選択となる	・輸血依存のある症例が適応 ・FLU を含む RIC により良好な良好な成績が得られたが，二次がんを含め，肺や肝臓の晩期合併症が問題である	・移植後の 2 次がん，肺や肝臓の線維化などの合併症の発現に注意する必要がある	・MDS/AML，固形がんのいずれにおいても 50 歳までに健常人の約 11 倍多く合併する	・骨髄不全，MDS/AML，固形がん，移植合併症，肺線維症や肺動静脈瘻，・肝線維症
SDS	症状に合わせて適宜輸血	・好中球減少を伴う ・感染症には G-CSF の投与を考慮する	・輸血依存のある症例が適応 ・心・肺毒性が効率にみられる ・MDS/AML への移行後の移植 ・成績は不良であり骨髄不全症の時期での実施が望ましい	・膵外分泌不全に対して膵酵素補充と脂溶性ビタミンの投与	・MDS/AML: 30% ・固形がん: なし	・感染症，心筋障害，AML
DBA	ステロイド抵抗性の症例では，4〜8 週ごとの輸血 Hb 8 g/dL 維持を目標	・ステロイドが第一選択 ・80% に反応があり，20% はステロイドから離脱可能副作用のため生後 6 カ月未満には推奨されない	・ステロイド不応性あるいは離脱不能の輸血依存例において考慮され，治癒が期待できる	・輸血による鉄過剰症に対する除鉄療法の併用が望ましい	・MDS/AML: 4% ・固形がん: 骨肉腫，大腸がんなど健常人の約 5 倍多く合併する	・貧血合併症，感染症，白血病，固形がん

FA: Fanconi 貧血，DC: 先天性角化不全症，SDS: Schwachman-Diamond 症候群，
DBA: Diamond-Blackfan 貧血，G-CSF: 顆粒球コロニー刺激因子
MDS: 骨髄異形成症候群，AML: 急性骨髄性白血病，FLU: フラダラビン，RIC: 骨髄非破壊的前処置

◆文献

1）三谷絹子，編．厚生労働科学研究費補助金（難治性疾患政策研究事業）．特発性造血障害に関する調査研究班．特発性造血障害疾患の診療参照ガイド（令和元年度改訂版）．2019; p.5.

2）Shimamura A, Alter BP. Pathophysiology and management of inherited bone marrow failure syndromes. Blood Rev. 2010; 24: 101-22.

3）Yabe H, Inoue M, Matsumoto M, et al. Allogeneic haematopoietic cell transplantation from alternative donors with a conditioning regimen of low-dose irradiation, fludarabine and cyclophosphamide in Fanconi anaemia. Br J Haematol. 2006; 134: 208-12.

4）Alter BP, Giri N, Savage SA, et al. Cancer in dyskeratosis congenita. Blood. 2009; 113: 6549-57.

5）Barbaro P, Vedi A. Survival after Hematopoietic Stem Cell Transplant in Patients with Dyskeratosis Congenita: Systematic Review of the Literature. Biol Blood Marrow Transplant. 2016; 22: 1152-8.

〈山本将平〉

SECTION

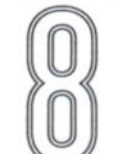

巨赤芽球性貧血

KEY POINTS

1… 巨赤芽球性貧血は主にビタミン B_{12}欠乏や葉酸欠乏により生じる.
2… ビタミン B_{12}欠乏においては神経学的症状に注意が必要である.
3… 葉酸欠乏においては他の栄養素欠乏の合併にも注意が必要である.

A 定義

巨赤芽球性貧血とは，種々の原因により骨髄に巨赤芽球が出現する貧血の総称である［図 1］.

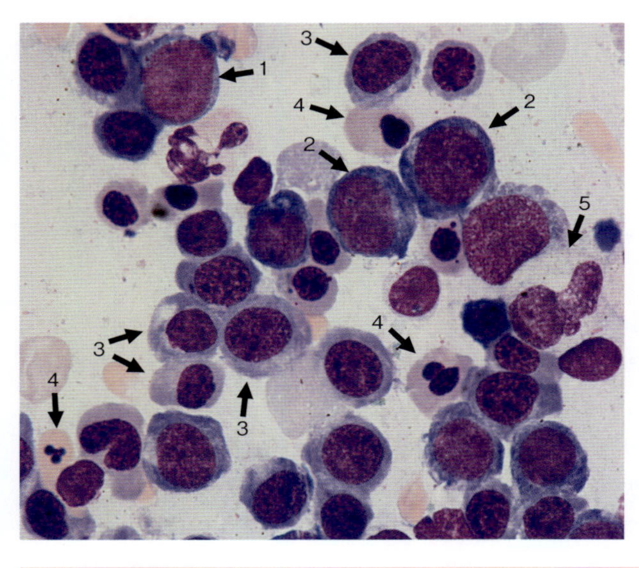

図 1 ▶ 巨赤芽球性貧血の骨髄塗抹像
赤芽球の著明な過形成を示す骨髄である．大型の前赤芽球（1）と好塩基性赤芽球（2）が見られ，多染性赤芽球（3）は核が未熟である.
（編著者　宮内　潤，泉二登志子，編．骨髄疾患診断アトラス 血球形態と骨髄病理　第 2 版．東京: 中外医学社; 2020[1]）

B 病因と病態

巨赤芽球性貧血の主な原因はビタミン B_{12}もしくは葉酸の欠乏であるが，時に薬剤性のものもみられる．ビタミン B_{12}，葉酸ともに補因子としてアミノ酸やヌクレオチドなどの生合成に関わる．これらの欠乏により全身のさまざまな臓器で DNA

表1▶ビタミン B_{12}欠乏および葉酸欠乏の原因

ビタミン B_{12}欠乏		葉酸欠乏	
吸収不良	・悪性貧血（内因子/壁細胞への自己免疫） ・胃切除後 ・食物中の B_{12}吸収不良 ・回腸切除，回腸炎，スプルー ・慢性萎縮性胃炎 ・炎症性腸疾患 ・脾機能障害 ・薬剤性（メトホルミン，PPI） ・亜酸化窒素 ・広節裂頭条虫症	吸収不良	・セリアック病 ・炎症性腸疾患 ・短腸症候群 ・悪性腫瘍
摂取不足	・厳密な菜食主義 ・経口摂取不良（特に肉類） ・ビタミン B_{12}欠乏母体の母乳で育てられた児	摂取不足	・偏食 ・過加熱調理 ・アルコール依存症
薬剤	アミノサリチル酸，イソニアジド，コルヒチン，ネオマイシン，メトホルミン，経口避妊薬，エストロジェン，テトラサイクリン，ペニシリン，フェニトイン，フェノバルビタール，クロロキン，ハイドロキシウレア，メソトレキセート，ゲムシタビン，メルカプトプリン，フルオロウラシル，トリメトプリム	需要の増大	・幼児，思春期の生理的需要増大 ・妊婦 ・授乳 ・悪性腫瘍 ・慢性溶血性貧血
その他	・メチルマロン酸尿症 ・先天性吸収障害	薬剤	・経口避妊薬，エストロジェン，抗菌薬，アミノサリチル酸，ピリミジンアナログ類

PPI; プロトンポンプ阻害薬
（Torrez M, et al. Int J Lab Hematol. 2022; 44: 236-47[2]，奈良信雄．血液疾患の病態生理．東京: メディカル・サイエンス・インターナショナル; 2012[3]を元に作成）

の合成が障害され，S期において細胞分裂が遅くなるか停止してしまう．一方でDNAに比べRNA合成や細胞質タンパク質の成熟は比較的保たれるため，核と細胞質の成熟度に乖離のある，巨大な赤芽球が見られる．この異常巨赤芽球の多くは成熟することができず，アポトーシスをきたし，結果として貧血を呈する（無効造血）．

以下に，ビタミン B_{12}欠乏，葉酸欠乏，その他に分けて病態を詳説する．

1. ビタミン B_{12}（コバラミン）欠乏

ビタミン B_{12}は肉，魚，乳製品など動物性食品に含まれる．ビタミン B_{12}は胃壁細胞から分泌される輸送タンパクの内因子 intrinsic factor と十二指腸内で結合し，回腸末端の上皮細胞に発現している特異的レセプターと結合し吸収される．門脈循環を経由し肝臓に輸送され，貯蔵される．ビタミン B_{12}欠乏は単独で見られることが多い．［表1］に，ビタミン B_{12}欠乏の主な原因を列挙した．

ビタミンB_{12}欠乏における貧血以外の症状として，神経症状や消化器症状がある．ビタミンB_{12}欠乏ではときに貧血なく神経症状のみを呈することがある．神経症状としては，通常は下肢にしびれ感等の末梢神経症状を訴える事が多い．これに加え知覚，振動覚，位置覚の低下，腱反射亢進や，重度の場合は意識障害や認知症様症状がみられる．消化器症状としては舌乳頭の萎縮，萎縮性胃炎が生じうるが，消化不良にまで至ることは多くない．

2. 葉酸

葉酸は果物，野菜，レバー，肉などに含まれている．しかし，長時間の加熱調理により葉酸の生物活性は弱くなる．葉酸ポリグルタミン酸塩は腸管内で加水分解された後に，特異的な細胞膜貫通チャンネルを通じ十二指腸及び空腸細胞内に吸収され，肝臓に貯蔵される．[表1] に，葉酸欠乏の主な原因を列挙した．特に乳児期や思春期には生理的な需要量が増大するため，偏食などの摂取不足が臨床的な葉酸欠乏につながりやすい点に注意が必要である．また，葉酸欠乏症は他の栄養素と同時に欠乏することが多い点にも留意する．妊娠第一期の葉酸欠乏に伴う神経管欠損症は有名であるが，本人の葉酸欠乏で神経症状が生じることはめったにない．

3. ビタミンB_{12}欠乏・葉酸欠乏以外の原因

オロト酸尿症，Lesch–Nyhan 症候群，CDA（congenital dyserythropoiesis anemia），チアミン反応性巨赤芽球性貧血症候群，赤白血病，骨髄異形成症候群，薬剤性（化学療法薬等）などがあげられるが，いずれも稀である．

C 検査と診断のポイント

上記の通り臨床症状は多岐にわたる．DNA 合成障害が本態であるため，赤血球以外の血球減少をきたし汎血球減少になりうる．平均細胞容積（MCV）が 110 以上あれば通常巨赤芽球性貧血の可能性が高いが，一方で MCV が正常であることも多くその感度は低い．大球性貧血の鑑別としては溶血性貧血，骨髄無形成，骨髄異形成症候群，肝疾患などがあげられる．末梢血液塗抹標本では著明な赤血球大小不同がみられ，好中球核過分葉がみられる事は鑑別点として重要である．尚，血液学的異常や形態異常は，ビタミンB_{12}欠乏と葉酸欠乏の間で差異はない．

診断的検査としては，血清ビタミンB_{12}，葉酸の低値を証明することが重要であるが，単独で診断するには感度・特異度ともに不十分である．また，血清葉酸値は食事の影響をすぐに受けることにも注意を要する．ビタミンB_{12}，葉酸値が境界値であるものの大球性貧血が明らかである場合は，代謝産物としてメチルマロン酸やホモシスチンの測定が有用である．ビタミンB_{12}欠乏では両者が増加，葉酸欠乏ではホモシスチンの増加がみられる．この他には，無効造血の結果としての血清ビリルビン値や乳酸デヒドロゲナーゼ（LDH）の高値が認められる．

D 治療のポイントと予後

巨赤芽球性貧血は，基本的には補充療法に対し高い反応性を示す．投与開始後はまず網状赤血球が急速に増加し，1週間後にピークに達する．その後緩やかにHb値の上昇とMCVの低下がみられる．一方で神経症状は回復が緩やかであり，時に不可逆性となることもある．またビタミンB_{12}欠乏症に葉酸を投与すると，貧血はある程度改善するが，神経症状はかえって増悪することがあり注意を要する．

重症貧血に対して治療を開始することで急速な細胞分裂が生じ，低カリウム血症が生じることがある．血液量増加に伴い高齢者では心不全を生じることすらある．そのため，特に治療で貧血の急速な改善が望める場合には，致命的な虚血性障害がない限り赤血球輸血を行わない方が良いとされる．

ビタミンB_{12}欠乏症の多くは吸収障害が原因になっており，その場合はシアノコバラミンの筋肉内注射のような非経口的な投与や，高用量経口投与を行う．葉酸欠乏症の場合は経口投与が通常効果的である．ただし葉酸欠乏の場合は他の栄養素の不足を伴っていることが多く，その評価も重要である．治療開始後の典型的な経過としては，最初に網状赤血球が急速に上昇し10日程度でピークに達する．これに比べMCVの低下，ヘモグロビン値の上昇は緩やかに認められる．造血の回復とともに鉄欠乏が顕在化することがあるので注意を要する．造血の比較的速やかな回復に比し，ビタミンB_{12}欠乏の神経学的症状の改善は遅れ，治療開始後3カ月位から改善がみられることが多い．

E 患者・保護者への説明・指導のポイント

巨赤芽球性貧血においては，原因の同定と再発の予防が重要である．ビタミンB_{12}の吸収不良がある症例では，回腸切除後などその改善が見込めない場合も多い．そういった症例で大量のB_{12}製剤を定期的に内服することは時に難しく，その際には定期的な非経口的投与を生涯にわたり行う必要がある．この点について患者・保護者の理解を得るのが重要である．神経症状は造血よりも改善が遅く，時に不可逆的であるため，その点の説明も重要である．一般に神経学的症状が数カ月〜数年の単位で持続する場合は不可逆性である可能性がある．葉酸欠乏性貧血では，合併する他の栄養素不足の評価が大変重要であり，その点についての説明・指導が再発予防にきわめて重要である．

◆**文献**

1）宮内　潤，泉二登志子，編．骨髄疾患診断アトラス　血球形態と骨髄病理．第 2 版．東京: 中外医学社; 2020.
2）Torrez M, Chabot-Richards D, Babu D, et al. How I investigate acquired megaloblastic anemia. Int J Lab Hematol. 2022; 44: 236-47.
3）奈良信雄．ハーバード大学テキスト．血液疾患の病態生理．東京: メディカル・サイエンス・インターナショナル; 2012.

〈石田悠志〉

SECTION

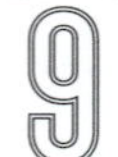

血球貪食性リンパ組織球症

KEY POINTS

1… 遷延する発熱，脾腫，血球減少を認める場合には血球貪食性リンパ組織球症（HLH）を疑い，診断基準に含まれる検査を行う．

2… HLH と診断した場合，もしくは診断基準は満たさないが否定ができない場合には，速やかにコルチコステロイドの投与を開始する．

3… コルチコステロイド開始後も解熱が得られない場合や発症時より臓器不全を認める場合には，免疫化学療法を開始する．

4… 一次性 HLH を疑う場合には積極的に遺伝子検査を行い，二次性 HLH を疑う場合には原因疾患の検索を行う．

A 定義

血球貪食性リンパ組織球症（hemophagocytic lymphohistiocytosis: HLH）は，免疫の異常活性化による高サイトカイン血症を背景として，持続する発熱，血球減少，肝脾腫，播種性血管内凝固（DIC），高フェリチン血症，骨髄などでの組織球による血球貪食を特徴とし，しばしば急激な経過を辿って致死的になることもある疾患である[1)]．HLH の原因は多彩であるが，遺伝的な細胞障害活性異常を有する「一次性 HLH」と，EB ウイルス感染症に代表される感染症，リンパ腫などの悪性腫瘍，自己免疫疾患，造血細胞移植などに続いて発症する「二次性 HLH」とに大別される．わが国における発症数は年間約 150 例と推定されている[2)]．大部分は二次性 HLH で，小児では EB ウイルス感染後の EBV-HLH が多い．

B 病因と病態

一次性/二次性 HLH の臨床像は類似しており，何らかの原因によって引き起こされる T リンパ球やマクロファージの異常活性化からサイトカインが過剰産生され，結果として多臓器不全に至る．

一次性 HLH では T リンパ球や NK 細胞の細胞障害活性を減弱させるような遺伝子異常を有している場合が多い．パーフォリン異常の家族性血球貪食リンパ組織球症（familial hemophagocytic lymphohistiocytosis: FHL）2型（*PRF1* 異常），パーフォリンの放出異常症のうち，白皮症を伴わない FHL1, 3（*UNC13D* 異常），4（*STX11* 異常），5型（*STXBP2* 異常），白皮症を伴う Chediak-Higashi 症候群や Griscelli 症候群2型，Hermanski-Pudlak 症候群2型などが含まれる．FHL1 型の責任遺伝子は同定されていない．また，EB ウイルス感染症を契機に発症する X 連鎖リンパ増殖症候群（X-linked hemophagocytic lymphohistiocytosis: XLP）も一次性 HLH に含まれ，XLP1（*SH2D1A* 異常），XLP2（*BRIC* 異常）に分類される[1]．単一遺伝子異常を背景とした細胞障害活性の低下により，ウイルス感染細胞の排除ができないことに加え，活性化した T 細胞やマクロファージの制御ができずにサイトカインが過剰産生され高サイトカイン血症に至る．

わが国の二次性 HLH では EB ウイルス感染による EBV-HLH が多く，その他にはサイトメガロウイルス，アデノウイルス，ヘルペスウイルス，一般細菌などが続く．感染以外の原因としてはリンパ腫などの悪性腫瘍，自己免疫疾患などがある．新生児期はヘルペスウイルス感染症が多く予後は不良で，小児期から若年成人では EB ウイルス感染症，高齢者では悪性リンパ腫を原因とするものが多い[2]．

C 検査と診断のポイント

HLH の診断は，国際共同研究である HLH-2004 の診断基準［表1］によりなされる[3]．家族性 HLH（FHL）にみられる遺伝子異常や家族歴の存在に加えて，発

表1 ▶ 血球貪食性リンパ組織球症（HLH）診断基準

HLH の診断は下記の a）または b）を満たすことによりなされる．
a）HLH をきたす遺伝子異常を有する
b）下記の 8 つの診断基準のうち 5 つ異常を満たす
1. 発熱
2. 脾腫
3. 2 系統以上の血球減少 ヘモグロビン＜9.0 g/dL，血小板＜10 万/μL，好中球＜1,000/μL
4. 高トリグリセリド血症または低フィブリノゲン血症 空腹時トリグリセリド≧265 mg/dL，フィブリノゲン≦150 mg/dL
5. 骨髄，脾臓，リンパ節での血球貪食像
6. NK 細胞活性の欠損または低下
7. フェリチン≧500 ng/μL
8. 可溶性 IL-2 受容体≧2,400 U/mL

（Bergstein E, et al. Blood. 2017; 130: 2728-38[3] より改変）

熱，脾腫，血球減少，トリグリセリド高値またはフィブリノゲン低値，骨髄・脾臓・リンパ節での血球貪食像，NK細胞活性の低下，フェリチン高値，可溶性IL-2受容体（sIL-2R）高値の8項目中5項目以上を満たせばHLHと診断する．

発熱，脾腫，血球減少はほぼ全てのHLHで認められる所見であり，診断のきっかけとして非常に重要である．通常の炎症ではフィブリノゲンは高値を示すが，HLHでは血管内皮障害を反映して低下する．フェリチンは炎症マーカーの一つとしてさまざまな疾患で高値を示すが，HLHでは2,000 ng/mL以上と著明高値であることが多い．sIL-2RはT細胞の活性化マーカーとして高値を示し，血清リゾチーム，アンジオテンシン変換酵素，神経特異的エノラーゼは組織球活性化によって高値を示す．血球貪食像は病勢の進行に伴って増加するため，HLHの発症早期には認められないことも多い．

一次性HLHは責任遺伝子に関する遺伝子検査で最終診断される．特定の施設でのみ実施可能な検査ではあるが，フローサイトメトリーによるperforin/munc13-4/XIAP/SAPタンパクの発現解析や，CD107a脱顆粒検査による細胞障害性顆粒の放出機能解析などは特異度が高く有用とされている[4]．なお，遺伝子検索はかずさDNA研究所で保険診療の範囲内で実施することができる．

EBV-HLHを疑う場合には末梢血EBV-DNA測定が必須であり，EBV感染細胞の同定も必要である．また，各種培養検査やフィルムアレイなどで他の感染症検索を同時に進める必要がある．多くのリウマチ性疾患では二次性HLHを合併し，マクロファージ活性化症候群（macrophage activating syndrome: MAS）として知られている．感染症が否定的である場合には自己免疫疾患に対する精査も必要である．

D 治療のポイントと予後

HLHは急激に病状が悪化し，多臓器不全から致死的な経過を辿ることもあるため，本症を疑った場合には原因検索と同時に，なるべく早期に治療を開始することが重要である．

高サイトカイン血症に対してはコルチコステロイドや免疫抑制薬，ガンマグロブリン（IVIG）などが使用され，異常活性化したTリンパ球やマクロファージの減少にはエトポシド（VP-16）が併用される．二次性HLHでは原因となった疾患，血球減少やDICなどに対する適切な治療を並行して行う．

実際の治療ではコルチコステロイド（デキサメタゾン10 mg/m^2/dayまたはメチルプレドニゾロンパルス療法30 mg/kg/day×3日間）やIVIG療法が奏効する場合

JCOPY 498-24500

があるため[2)]，全例に対して画一的に免疫化学療法を開始すべきではない．しかし，開始 1〜2 日以内に解熱が得られないなど治療不応な場合には，すみやかに HLH-94/2004 に準じた免疫化学療法を開始する必要がある．DEX，シクロスポリン，VP-16 を用いた 8 週間の初期治療相に続く維持療法相から構成されている[5)]．一次性 HLH では維持療法に並行して移植準備を進め，可及的速やかに同種造血細胞移植を行う．なお，二次性 HLH では 8 週間の初期治療終了後に寛解が得られていれば，その時点で治療を終了することが可能である．

E　患者・保護者への説明・指導のポイント

HLH は免疫の異常活性化により持続する発熱，血球減少，多臓器不全などをきたし，時に急激な経過で致死的になることもある疾患であることを説明する．一次性 HLH では積極的に遺伝子検査を行って診断を確定する必要性を説明する．二次性 HLH では EBV を代表とする感染症，自己免疫疾患，悪性腫瘍などに続発するため，原因疾患の精査と治療を進めながら，HLH 自体の治療も行うことを説明する．

HLH の治療は，免疫の異常活性化を抑制するコルチコステロイドや免疫抑制薬に加え，VP-16 などの化学療法剤を併用することがある．一次性 HLH のほとんどは造血細胞移植の対象となり，病勢がコントロールされた状態での速やかな移植が必要であることを説明する．

◆文献

1) Morimoto A, Nakazawa Y, Ishii E. Hemophagocytic lymphohistiocytosis: Pathogenesis, diagnosis, and management. Pediatr Int. 2016; 58: 817-25.
2) Ishii E, Ohga S, Imashuku S, et al. Nationwide survey of hemophagocytic lymphohistiocytosis in Japan. Int J Hematol. 2007; 86: 58-65.
3) Bergstein E, Horne A, Arico M, et al. Confirmed efficacy of etoposide and dexamethasone in HLH treatment: long-term results of the cooperative HLH-2004 study. Blood. 2017; 130: 2728-38.
4) Marsh RA, Haddad E. How I treat primary haemophagocytic lymphohistiocytosis. Br J Haematol. 2018; 182: 185-99.
5) Ehl S, Astigarraga I, Greenwood TB, et al. Therapy and bone marrow transplantation for the treatment of HLH: Consensus statement by the HLH steering committee of histiocyte society. J Allergy Clin Immunol Pract. 2018; 6: 1508-17.

〈藤村純也〉

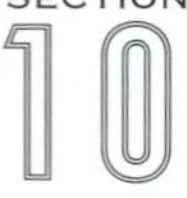

赤血球増加症

KEY POINTS

1… 赤血球増加症は，脱水などにより見かけ上赤血球増加を示す相対的赤血球増加症と，実際に総赤血球量が増加する絶対的赤血球増加症に分類される.

2… 絶対的赤血球増加症は造血細胞の異常による一次性赤血球増加症と，主にEPOの産生増加による二次性赤血球増加症に分類される.

3… 一次性赤血球増加症の代表はPVで，瀉血やアスピリン内服を要するが，小児では非常に稀である.

A 定義

赤血球増加症は多血症とほぼ同義で，末梢血中に赤血球数，ヘモグロビン（Hb）濃度あるいはヘマトクリット（Ht）値が上昇した状態と定義される．WHO分類における真性多血症（polycythemia vera: PV）の診断基準では，男性でHb＞16.5 g/dLまたはHt＞49%，女性でHb＞16.0 g/dLまたはHt＞48%と定められている．一方，新生児期では静脈血のHtが65%以上を多血症として治療介入を検討する[1].

B 病因と病態

赤血球増加症は，脱水などにより血漿量が減少し見かけ上の赤血球増加を示す相対的赤血球増加症と，実際に総赤血球量が増加する絶対的赤血球増加症に分類される．絶対的赤血球増加症はさらに，造血細胞の異常による一次性赤血球増加症と，造血細胞外の異常で主にエリスロポエチン（erythropoietin: EPO）の産生増加による二次性赤血球増加症に大別される[2]［表1].

一次性赤血球増加症の代表的な疾患は，*JAK2*遺伝子変異により発症するPVである．先天的なEPO受容体の遺伝子異常により発症する原発性家族性先天性赤血球増加症（primary familial and congenital polycythemia: PFCP）もこの分類に該当する.

二次性赤血球増加症のうち先天的なものとして，Hb異常により組織での酸素利用障害をきたす疾患や，EPOの産生調節に関わる遺伝子異常がある．また後天的な

表 1 ▶ 赤血球増加症の分類

絶対的赤血球増加症	一次性 先天性: PFCP 後天性: PV
	二次性 先天性: ヘモグロビン異常症 2,3-BPG 異常症 *VHL*, *PHD2*, *HIF2α* 異常症 後天性: 心・肺・腎・肝疾患 EPO 産生腫瘍
相対的赤血球増加症	脱水 ストレス

PFCP: Primary familial and congenital polycythemia, PV: Polycythemia vera, BPG: Bisphosphoglycerate, EPO: Erythropoietin
(Cario H, et al. Pediatr Blood Cancer. 2013; 60: 1734-8[3] より改変)

ものとして，呼吸器・循環器疾患による全身性の低酸素，腎臓や肝臓の疾患による EPO 濃度の上昇や，EPO 産生腫瘍などがあげられる．

C 検査と診断のポイント

赤血球増加症を疑う症状としては，頭痛，めまい，耳鳴り，皮膚紅潮，赤ら顔，粘膜の紅潮などがあるが，小児および青年期の赤血球増加症における症状のデータはほとんどない．少なくとも 2 回，間を空けて採取した血液検査で Hb および Ht 値の増加があり，相対的赤血球増加症が除外される場合，［図 1］のように絶対的赤血球増加症の原因検索を開始すべきと提言されている．まず SpO_2 が低値の場合を除外し，血清 EPO が高値であれば二次性赤血球増加症を考える．EPO が低値で，脾腫または血小板や白血球の増多があれば PV を考慮し *JAK2* 遺伝子検査を行う．これらの症候がなければ PFCP が疑われる．図に示した検査のうち，エリスロポエチン，*JAK2* 遺伝子検査は保険診療で検査可能だが，そのほかの検査は研究所等に依頼する必要がある．P50 は血液ガス検査の測定機械によっては検査可能なものもある．

いずれの疾患も非常に稀であり，PV は 100 万人あたり年間約 20 例の罹患率だが，そのうち 20 歳未満の割合は 0.1%とされている．日本小児血液がん学会のレジストリでは，2000～2016 年の間に 5 例のみの報告があった．したがって日常診療で赤血球増加症が問題になることは少ないが，これらを疑う症例を診療した場合には病態を把握し正しく診断する必要がある．

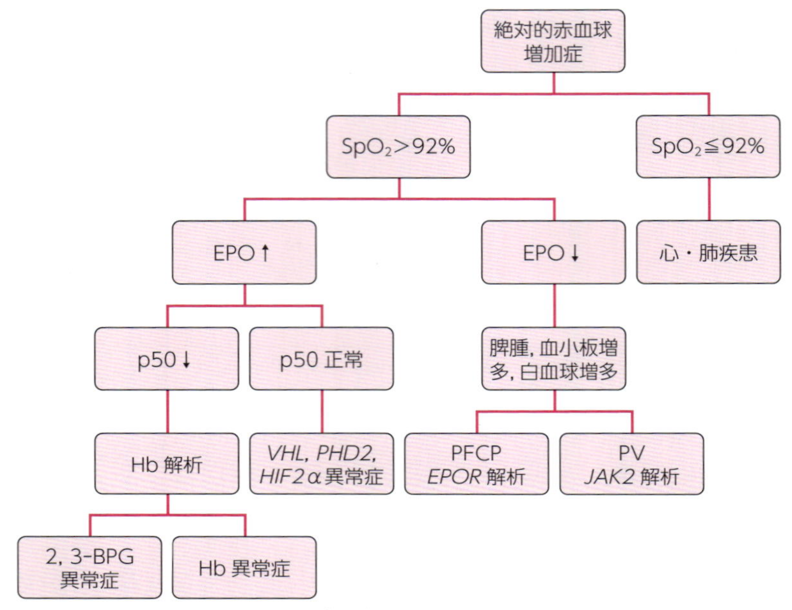

EPO: Erythropoietin，Hb: ヘモグロビン，PFCP: Primary familial and congenital polycythemia，PV: Polycythemia vera，BPG: Bisphosphoglycerate

図 1 ▶絶対的赤血球増加症の診断フローチャート

(Tefferi A, et al. Am J Hematol. 2023; 98: 1465-87[5] より改変)

D　治療のポイントと予後

PV では，定期的な瀉血で Ht＜45%を保ちつつ，低用量アスピリン内服を行い血栓症を予防する．血栓症の既往がない 60 歳未満の症例は低リスクとされ，上記治療で効果不十分な場合にはアスピリンを 1 日 2 回投与にするか IFN-α を投与する．血栓症の既往があるまたは 60 歳以上の症例は高リスクとされ，ハイドロキシウレア内服を行う．ハイドロキシウレアが無効または不耐用の場合には IFN-α，ブスルファンまたは JAK2 阻害薬の投与を検討する[5]．生命予後の中央値は 15 年未満だが，40 歳未満の症例では 37 年だったとの報告がある[6]．

先天性の赤血球増加症では治療についてのコンセンサスは示されておらず，原則として無治療経過観察でよいと考えられるが，症状に応じて PV と同様に瀉血やアスピリン内服を行う．

E 患者・保護者への説明・指導のポイント

血液検査で赤血球増加症を認めた場合，原因精査のため複数回の血液検査や骨髄検査が必要となること，検査結果に応じて遺伝子解析による診断を要する可能性について説明する．PV の診断に至った場合，血栓症予防にアスピリン内服を行うこと，定期的に受診して瀉血を行ったり白血病や骨髄線維症への進展がないか確認する必要があることを説明する．その他の疾患では基本的に経過観察のみを行うが，症状に応じてアスピリン内服や瀉血の適応となりうる点を説明する．

◆文献

1）Schimmel MS, Bromiker R, Soll RF. Neonatal polycythemia: is partial exchange transfusion justified? Clin Perinatol. 2004; 31: 545-53.
2）Hoffman R, Benz Jr. EJ, Silberstein LE, et al. Hematology, 8th ed. - Basic Principles and Practice. Amsterdam: Elsevier; 2023. p.1129-68.
3）Cario H, McMullin MF, Bento C, et al. Erythrocytosis in Children and Adolescents—Classification, Characterization, and Consensus Recommendations for the Diagnostic Approach. Pediatr Blood Cancer. 2013; 60: 1734-8.
4）Osgood EE. Polycythemia vera: age relationship and survival. Blood. 1965; 26: 243-56.
5）Tefferi A, Barbui T. Polycythemia vera: 2024 update on diagnosis, risk-stratification, and management. Am J Hematol. 2023; 98: 1465-87.
6）Szuber N, Vallapureddy RR, Penna D, et al. Myeloproliferative neoplasms in the young: Mayo Clinic experience with 361 patients age 40 years or younger. Am J Hematol. 2018; 93: 1474-84.

〈一色恭平〉

SECTION 1

好中球減少症

KEY POINTS

1… 好中球減少症の診断には十分な問診とスクリーニング検査，確定診断のための検査が重要となる.

2… 感染予防にはST合剤などの投与が有効で，重症感染症時には抗菌薬やG-CSF投与を考慮する.

3… 自己免疫性好中球減少症は乳幼児期の慢性好中球減少症の原因として頻度が高く，数カ月～数年の経過で抗好中球抗体の消失とともに自然軽快する.

4… 重症先天性好中球減少症は乳幼児早期から種々の細菌または真菌感染症を反復し，ときに重症遷延化する遺伝性疾患で，根治治療は造血幹細胞移植である.

A 定義

好中球減少は，末梢血好中球絶対数（absolute neutrophil count: ANC）が1,000～1,500/μL以下に減少した状態と定義されている．特にANC 500/μL以下では細菌を中心とした病原体に易感染性を呈し，200/μL以下では重症感染症の危険性が高くなる.

B 病因と病態

小児期の好中球減少症の病因は多岐にわたり，［表1］に示すように，①外因性因子による好中球破壊亢進によるもの，②骨髄系細胞/幹細胞の後天的な障害による産生障害，③内因性因子による骨髄系細胞の先天的な増殖・分化障害の3つに大別される．それぞれの病因は異なるため，十分な病歴聴取と適切なスクリーニング検査，さらには確定診断のための検査が重要となる.

C 検査・診断のポイントと治療の実際

好中球減少を認めた場合の診断のための評価項目とそれにより考えられる臨床診

表1▶好中球減少症の分類

1）外因性因子による続発性の骨髄系細胞の障害
・感染症 ・薬剤性 ・免疫性好中球減少症（自己免疫性，同種免疫性） ・網内系貯留（脾腫など） ・リンパ腫や固形腫瘍の骨髄浸潤 ・化学療法や骨髄への放射線療法
2）骨髄系細胞/幹細胞の後天性異常
・再生不良性貧血 ・ビタミン B_{12}・葉酸欠乏 ・白血病 ・骨髄異形成症候群 ・慢性特発性好中球減少症 ・発作性夜間ヘモグロビン尿症
3）内因性因子による骨髄系細胞/幹細胞の増殖・分化の障害
顆粒球系骨髄造血障害 ・重症先天性好中球減少症（SCN1～8） ・周期性好中球減少症 **リボソーム機能障害** ・Shwachman-Diamond 症候群（SDS） ・先天性角化不全症 **細胞顆粒輸送障害** ・Chadiak-Higashi 症候群（CHS） ・Cohen 症状群 ・Griscelli 症候群 2 型 ・Hermansky-Pudlak 症候群 2 型 **代謝障害** ・糖原病Ⅰb 型 ・Barth 症候群 ・Pearson 症候群 **免疫不全** ・分類不能型免疫不全症 ・IgA 欠損症 ・重症複合型免疫不全症 ・X 連鎖性好中球減少症 ・高 IgM 症候群 ・WHIM 症候群

断を［表2］に，どのように鑑別診断をすすめていくかの概略を［図1］に，それぞれ示した[1]．

以下に，小児期の代表的好中球減少症として外因性因子による自己免疫性好中球減少症と内因性因子による産生障害である重症先天性好中球減少症について，臨床症状や検査所見，治療について概説する．

表2▶白血球減少の診断のためのアプローチ

評価	臨床診断
初期評価	
・病歴聴取: 急性/慢性	先天性骨髄不全症候群
・身体所見: 粘膜炎，歯肉炎，歯牙異常，小奇形	
・脾臓サイズ	脾機能亢進
・薬物曝露歴	薬剤性好中球減少
・血液像と網状赤血球数	好中球減少，再生不良性貧血，自己免疫性
ANC＜1,000/μL	
急性発症の好中球減少	
・血液検査（3～4週間繰り返す）	一過性造血障害
・感染症の検索	ウイルス（EBV，CMV），細菌，マイコバクテリア，リケッチア
・好中球減少を起こす薬剤の中止	薬剤性好中球減少
・抗好中球抗体検査	自己免疫性好中球減少
・免疫グロブリン，リンパ球サブセットの測定	免疫不全に伴う好中球減少
ANC＜500/μLが3回持続	
・骨髄検査	重症先天性好中球減少症
・末梢血血算（1～3回/週，6週間連続）	周期性好中球減少症
・膵外分泌機能検査	Shwachman-Diamond症候群
・脊椎X線検査	Shwachman-Diamond症候群，軟骨毛髪形成不全，ファンコニ貧血
リンパ球数（ALC）＜1,000/μL	
・血液検査（3～4週間繰り返す）	一過性造血障害
ALC＜1,000/μLが3回持続	
・HIV抗体検査	HIV-1感染症，AIDS
・免疫グロブリン，リンパ球サブセットの測定	先天性または後天性免疫不全
汎血球減少を認めたら	
・骨髄穿刺と骨髄生検	悪性腫瘍の骨髄浸潤，代謝異常
・骨髄の染色体・遺伝子検査	白血病，骨髄異形成症候群
・ビタミンB_{12}と葉酸	ビタミンB_{12}・葉酸欠乏

（Walkovich et al. Nelson textbook of pediatrics, 20th ed. Elsevier Saunders: 2015. p.1047-53[1]より一部改変）

1. 自己免疫性好中球減少症（autoimmuneneutropenia: AIN）

AINの発症年齢は生後3カ月～3歳頃までに分布し平均生後8カ月～1歳であるが，実際には本症と診断される前より好中球減少が存在すると考えられている[2]．乳幼児期発症の場合，年齢と共に自然軽快することが知られており，3歳までに約80%，6歳までにはほぼ全例で好中球の回復を認める．

本症の多くは好中球抗原に対する自己あるいは同種抗体によるものであり，末梢での好中球破壊の亢進により好中球減少をきたす．自己抗体の産生機序は不明であるが，乳幼児期特有の免疫機構の未熟性が関与しているものと考えられており，ウイルス感染を契機に制御性T細胞を介した免疫機構の変化が一過性に自己抗体産生クローンの出現をもたらしている可能性が推測されている[3]．

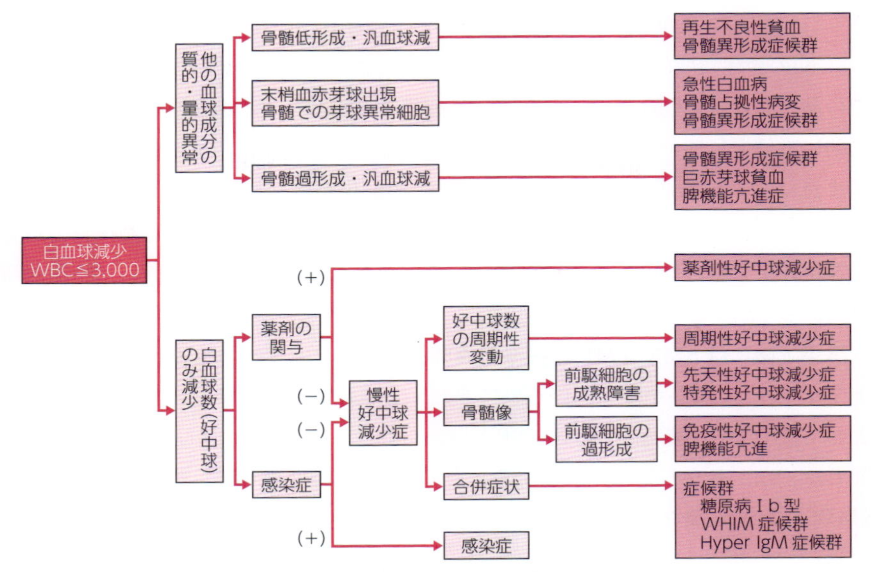

図 1 ▶好中球減少症の鑑別診断のためのアルゴリズム

好中球減少に伴う易感染性を認め，上気道炎や中耳炎などの細菌感染症を反復することが特徴である．好中球数の著明な減少にもかかわらず，先天性好中球減少症などと比較して入院加療を必要とする重症感染症の合併は少数である．これは感染症合併時には一時的に好中球が増加するためであると考えられている．

末梢血液検査では，白血球数がほぼ正常，もしくはやや減少しているのに対し，好中球数は著明に減少している例が多い．反応性の単球増加が認められる例もある．

診断は血清中の抗好中球抗体の存在を証明する．抗体の測定法は種々あるが，一般的に行われているのはフローサイトメーターを用いた間接的顆粒球免疫蛍光試験である．ただ，検査が偽陽性，偽陰性多いことを理解したうえで，慎重な診断と経過観察が必要である．

AIN は自然軽快する上に重症感染症の合併は稀であることから，通常は感染症合併時の抗菌薬投与で十分であり予防投与は必ずしも必要とはしない．しかし，頻回に中耳炎などの細菌感染症を合併する場合にはサルファメトキサゾール・トリメトプリム（SMX-TMP: バクタ®）などの投与が有効である[4]．また，顆粒球コロニー刺激因子（G-CSF）の投与によりほぼ全例で好中球数の増加が認められることから，重症感染症合併時や外科手術前の G-CSF 投与は有効である．

2. 重症先天性好中球減少症（severe congenital neutropenia: SCN）

SCN の発症頻度は 100 万人に 1～2 人といわれている．慢性好中球減少症，骨髄での前骨髄球，骨髄球での成熟障害，易感染性を特徴とする遺伝性疾患である．一般的に乳幼児早期から肛門周囲膿瘍，臍炎，上下気道炎，口内炎，歯肉炎などの細菌または真菌感染症を反復し，ときに重症遷延化がみられる．末梢血好中球数は 200/μL 以下となる．単球，好酸球数の代償性増加が認められる．骨髄検査では骨髄顆粒球系細胞の低形成から成形性，前骨髄球から骨髄球での成熟障害が特徴的所見である．

感染予防には SMX–TMP の投与と真菌感染対策としてのイトラコナゾール（イトリゾール®）投与が多く用いられてきた．これら抗菌薬投与のみでは感染症予防としては不十分であったが，G–CSF が用いられるようになってからは長期生存が可能となった．しかし非常に有効であった G–CSF の長期投与が，骨髄異形成症候群（MDS）/急性骨髄性白血病（AML）に進展させる要因となることが明らかとなった[5)]．

根治治療は造血幹細胞移植である．最適なドナー細胞ソース，前処置の選択についてはいずれも結論は出ていない．小児の非悪性疾患での移植であることから晩期障害を最小限とした移植が望まれており，SCN に対する臍帯血移植での拒絶が多いことと合わせて，抗リンパ球グロブリン製剤を含む免疫抑制を重視した骨髄非破壊的前処置での骨髄移植が検討されている．MDS/AML 移行後の治療予後はきわめて不良であることから，MDS/AML 発症前の移植が望ましい．適切なドナーがいる場合には低年齢層ほど移植関連合併症が少ないが，症例ごとに感染症の頻度や重症度が異なるため，移植の適応や移植時期については一定の見解はなく，タイミングの判断には苦慮することが多い．

D 患者・保護者への説明・指導のポイント

手洗い，うがい，口腔内ケアなどの感染予防対策を徹底するように指導する．感染症罹患時には急速に重症化する可能性もあるため，発熱時や体調不良時には速やかに医療機関を受診するよう伝えておく．

◆文献

1) Newburger P, Boxer L, Kliegman R, et al. Leukopenia. Nelson textbook of pediatrics, 20th ed. Elsevier Saunders: 2015. p.1047-53.
2) Farruggia P, Dufour C. Diagnosis and management of primary autoimmune neutropenia in children: insights for clinicians. Ther Adv Hematol. 2015; 6: 15-24.
3) Nakamura K, Miki M, Mizoguchi Y, et al. Deficiency of regulatory T cells in children with autoimmune neutropenia. Br J Haematol. 2009; 145: 642-7.
4) Kobayashi M, Sato T, Kawaguchi H, et al. Efficacy of prophylactic use of trimethoprim-sulfamethoxazole in autoimmune neutropenia in infancy. J Pediatr Hematol Oncol. 2003; 25: 553-7.
5) Rosenberg PS, Alter BP, Bolyard AA, et al. The incidence of leukemia and mortality from sepsis in patients with severe congenital neutropenia receiving long-term G-CSF therapy. Blood. 2006; 107: 4628-35.

〈望月慎史〉

SECTION 2

好酸球・好中球・好塩基球増加症

KEY POINTS

1… 多くは反応性増加であるが，重症疾患に伴うものや腫瘍性疾患を鑑別する．

2… 特発性好酸球増加症では，好酸球浸潤による全身症状（心臓障害，呼吸障害，中枢神経障害など）を注意する．

3… 好中球増加では，重症感染症，炎症性疾患，腫瘍性疾患を鑑別する．

4… 好塩基球増加では，ヒスタミンが過剰分泌されることがあり，低血圧，血管透過性亢進，蕁麻疹などの症状を注意する．

A 定義

白血球数と白血球分画は年齢別に基準範囲が異なり，年齢別に増加症の定義も異なる．一般的基準をあげる[1〜3]．

1．好酸球増加症

末梢血の好酸球 500/μL 以上を好酸球増加症と定義する．軽度増加 500/μL，中等度増加 1,500/μL，高度増加 5,000/μL 以上とする．

2．好中球増加症

末梢血の好中球 7,000〜8,000/μL 以上を増加症と定義する．

3．好塩基球増加症

末梢血の好塩基球 100〜300/μL 以上を好塩基球増加症と定義する．1,500/μL 以上を hyperbasophilia とする．

B 病因と病態

病因は，反応性・クローン性（腫瘍性）・遺伝性・特発性（原因不明）である［表1］．小児で多いのが反応性増加である．頻度は少ないが重大な疾患に伴う増加やクローン性増加を鑑別するのが大切である．腫瘍性増加は，第 6 章: 造血器腫瘍を参照．おもな病因と病態を述べる．

1．好酸球増加症

アレルギー，寄生虫等の感染症の反応性増加が多い．IL-3，IL-5，GM-CSF な

表1▶好酸球・好中球・好塩基球増加症の病因[1〜3]

	好酸球増加	好中球増加	好塩基球増加
反応性増加	・アレルギー（喘息，アレルギー性皮膚炎，食物アレルギーなど） ・感染症（寄生虫や真菌; アスペルギルス感染症など） ・薬剤性（抗けいれん薬，抗菌薬など） ・自己免疫性（好酸球性多発血管炎性肉芽腫など） ・悪性腫瘍（転移がん，Hodgkin リンパ腫など） ・内分泌疾患（Addison 病など）	・骨髄での増殖（感染・G-CSF 治療・妊娠，川崎病，若年性特発性関節炎など（左方移動を認めることが多い） ・骨髄・辺縁プールより放出（ストレス・運動・薬剤: 副腎皮質ステロイド剤，エピネフリンなど） ・類白血病反応	・アレルギー（アスピリン喘息など）・感染症（水痘，梅毒，インフルエンザ，寄生虫など）・炎症（潰瘍性大腸炎，関節リウマチなど）・内分泌疾患（甲状腺機能低下症など）
クローン性増加	・*PDGFRA* 再構成（*FIPILI*: : *PDGFRA* 転座が多い），*PDGFRB* 再構成，*FGFR1* 再構成，*JAK2* 再構成，*FLT3* 再構成，*ETV6*: : *ABL1* 融合遺伝子 ・その他のチロシンキナーゼ融合遺伝子を伴う骨髄性/リンパ性腫瘍 ・急性好酸球性白血病 ・慢性好酸球性白血病（非特異型骨髄増殖疾患） ・IL-5 産生腫瘍	・急性骨髄性白血病 ・慢性骨髄性白血病 ・慢性好中球性白血病（*CSF3R* 活性化） ・骨髄増殖疾患 ・G-CSF/GM-CSF 産生腫瘍 ・一過性骨髄増殖症	・急性好塩基球性白血病 ・好塩基球増加を伴う骨髄増殖疾患（慢性好塩基球性白血病） ・CML に伴う好塩基球増加
遺伝性増加	・原発性免疫不全に合併（高 IgE 症候群，Omen 症候群など）	・遺伝性好中球増加症（*CSF3R* 変異） ・原発性免疫不全に合併（白血球接着不全症，無脾症など） ・*Rac2* 遺伝子異常，家族性寒冷奪麻疹，周期性発熱症候群	
特発性増加	・特発性好酸球増加症	・慢性特発性好中球増加症	

どが増加の刺激因子となる．

特発性好酸球増加症（HES）: 診断基準は，①1,500/μL 以上の好酸球増多が 6 カ月間以上持続．②寄生虫，アレルギーその他の好酸球増多をきたす明らかな基礎疾患がない．③好酸球浸潤による臓器障害の症候である．HES と診断された症例の一部で *FIPILI::PDGFRA* 転座をはじめとした複数の遺伝子変異（チロシンキナーゼ（TK）活性が亢進する遺伝子変異が多い）を認めクローン性（腫瘍性）増加: 慢性好酸球性白血病と分類される（診断基準は4週間以上好酸球増加．小児では年間約1名と稀）．病態では全身の結合組織に好酸球が浸潤して，心臓障害（心内膜炎，心筋障害，心不全），呼吸器障害（胸膜炎），肺浸潤，関節病変（関節炎），皮膚症状（皮膚潰瘍，指尖出血血栓），中枢神経障害，消化器障害（腹痛，下痢，下血），腎障害（血尿，タンパク尿，血清 Cr 高値）を起こす[1]．

2．好中球増加症

好中球は IL-3，G-CSF，GM-CSF などが骨髄増加の刺激因子となり，骨髄・辺縁（血管細胞膜付近）に貯蔵プールがある．

感染症，慢性炎症，薬剤などで骨髄の産生が亢進する．桿状核好中球 15％以上（10～20％とすることもある）を左方移動といい，骨髄での産生亢進を反映している．感染症，薬剤，ストレスなどでは骨髄・辺縁の貯蔵プールからの放出でも好中球は増加する．末梢血白血球 50,000/μL 以上（好中球増加が多い）を類白血病反応といい，重症細菌感染症に多い[2]．頻度は低いが骨髄増殖性疾患を伴う好中球増加がある．

3．好塩基球増加症

好塩基球は細胞表面に IgE 受容体を発現しており，刺激によりヒスタミンなどの chemical mediator を放出し，特にⅠ型アレルギーに関与する．IgE，IL-3，GM-CSF，補体などが増殖刺激因子となる．多くは，アレルギー，炎症，甲状腺機能低下症などによる反応性増加である．小児では頻度は低いが，造血器腫瘍で好塩基球増加あることがあり，慢性骨髄性白血病（CML）では白血球著増のない早期でも好塩基球増加を認めることがある．

病態では，好塩基球よりヒスタミンが過剰に放出され，血圧降下，血管透過性亢進，平滑筋収縮，血管拡張等で蕁麻疹，頭痛，発熱，嘔吐下痢等を起こすことがある[3]．

C 検査と診断のポイント

反応性増加が最も多いので，感染症，アレルギー，炎症性疾患などの有無の検査と診察を行う．

1．好酸球増加症

HES に合併する臓器障害（心臓障害，呼吸器障害など）がないか超音波検査，CT/MRI 検査などの画像検査等で評価する．1,500/μL 以上の好酸球増多が4週間以上持続すれば，*FIPILI::PDGFRA* 転座などの遺伝子検査を検討する[1]．

JCOPY 498-24500

2. 好中球増加症

重症感染症・腫瘍性疾患の有無の検査や，肝脾腫・貧血・皮下出血などの腫瘍性増加を疑う身体所見の注意深く診察する．

3. 好塩基球増加症

アレルギー・感染・甲状腺機能の検査を行う．造血器腫瘍の疑いあれば，FISH法や RT–PCR 法で *BCR::ABL1* 融合遺伝子等の検査や骨髄検査を検討する

D　治療のポイントと予後

反応性増加は感染・アレルギー・炎症性疾患など適切な治療を行う．予後は，原疾患による．重症疾患やクローン性増加を鑑別することが重要である．

1. 好酸球増加症

反応性増加は，原疾患の適切な治療を行う．HES を疑っても適切なアレルギーの治療により，好酸球が減少することも多い．

HES は副腎皮質ステロイド剤の治療を行い，無効な場合はヒドロキシウレアやインターフェロン α を併用することがある．好酸球浸潤による臓器障害の症候で，特に循環・呼吸器系の症候は致死的になることもあり注意する．*FIPILI::PDGFRA* 転座等の TK 活性亢進に関連した遺伝子変異があると TK 阻害薬が有効である[1)]．

2. 好中球増加症

反応性増加は，原疾患（感染症・炎症性疾患など）の適切な治療を行う．

3. 好塩基球増加症

高ヒスタミン血症の合併あれば，抗ヒスタミン薬・副腎皮質ステロイド薬の治療を行う．

E　患者・保護者への説明・指導のポイント

反応性増加が最も多いが，重症になる疾患や造血器腫瘍に伴うこともあり精査をしていくこと説明する．増加に伴う症状を説明して症状あれば受診するように指導する．

1. 好酸球増加症

好酸球浸潤による臓器障害の症候として肝脾腫，器質性心雑音，うっ血性心不全，中枢神経症状，肺線維症，発熱，体重減少，貧血があることを説明して症状あれば受診するように指導する．

2. 好中球増加症

腫瘍性増加の症状: 肝脾腫・貧血・皮下出血などを説明して症状あれば受診するように指導する.

3. 好塩基球増加症

ヒスタミン過剰の症候を説明する. 血圧降下, 血管透過性亢進, 平滑筋収縮, 血管拡張等で蕁麻疹, 頭痛, 発熱, 嘔吐下痢等があることを説明して症状あれば受診するように指導する.

◆文献

1) 北川誠一. 好中球増加症. In: 別冊日本臨牀領域別症候群シリーズ No. 27 血液症候群 (第3版) —その他の血液疾患を含めて—II. 東京: 日本臨牀社; 2023. p.15-27.
2) 本田 晃. 特発性好酸球増加症候群. In: 別冊日本臨牀領域別症候群シリーズ No. 27 血液症候群 (第3版) —その他の血液疾患を含めて—II. 東京: 日本臨牀社; 2023. p.148-52.
3) 細野奈穂子. 好塩基球増加症. In: 別冊日本臨牀領域別症候群シリーズ No. 27 血液症候群 (第3版) —その他の血液疾患を含めて—II. 東京: 日本臨牀社; 2023. p.167-70.

〈中村こずえ〉

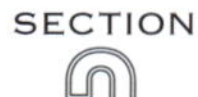

3 単球・マクロファージの異常

KEY POINTS

1… 年長児や monosomy 7，芽球増加を伴う MDS の患者では感染症などがなくても GATA2 欠損症を念頭に置き，遺伝子検査を考慮する．

2… GATA2 欠損症による骨髄不全や免疫不全に対する根治的な治療は同種造血幹細胞移植である．

3… GATA2 欠損症と診断した場合は患者だけでなく家族に対しても十分な説明が必要である．

A 病態

単球とマクロファージは共通の起源を持ち，骨髄で成熟した単球は循環血液中に放出され，末梢血中の単球が組織へ到達するとマクロファージに分化する．これらの細胞はホメオスタシスの維持や自然免疫および獲得免疫，炎症反応に関連した機能を有する．単球・マクロファージ系の細胞が増殖し，特定の組織へ集簇する疾患群が組織球増殖性疾患であり，Langerhans 細胞組織球症，血球貪食性リンパ組織球症，急性単球性白血病，悪性組織球症などが含まれる[1]．これらについては別項を参照されたい．一方，単球・マクロファージ系の細胞が減少する疾患としては GATA2 欠損症が知られている．*GATA2* 遺伝子変異が原因である常染色体顕性遺伝の遺伝性疾患だが，*de novo* の発症報告も多い．検査所見から dendritic cell, monocyte，B and NK lymphoid deficiency（DCML 欠損症）や，*Mycobacterium avium* 感染症の報告が多いことから monocytopenia and *Mycobacterium avium* complex infections syndrome（monoMAC 症候群）とも呼ばれる[2]．

B 検査と診断のポイント

以降は GATA2 欠損症について概説する．

臨床像としては結核や非結核性抗酸菌，真菌，ヒトパピローマウイルス（HPV）などのウイルスに対する易感染性，リンパ浮腫，感音性難聴，肺胞タンパク症などを呈し，骨髄異形成症候群（MDS）や急性骨髄性白血病，慢性骨髄単球性白血病も合併しうる．同一家系内で同一の遺伝子変異を持つ患者間でも表現型は多彩であり，無症状の場合もある．先天性疾患だが 20 歳までに症状が出現するのは約半数で，MDS や白血病も 10 代後半や 20 代前半での発症が多い[3,4]．

検査所見としては単球，B 細胞，NK 細胞，樹状細胞の減少や低形成性骨髄を認める．小児の一次性 MDS の解析では，GATA2 欠損症は 7%を占め，その約半数で trisomy 8，monosomy 7 を含む核型の異常を認めた[5]．MDS や白血病のみを症状とする例もあり，他に特徴的な症状がなくとも GATA2 欠損症を疑うことが重要である．最終的には *GATA2* 遺伝子変異が同定されれば診断が確定する．

C 治療のポイントと予後

感染症については治療に加え予防も重要である．HPV ワクチン未接種者においてはワクチン接種が推奨される．免疫不全や MDS，白血病に対する根治的な治療法は同種造血幹細胞移植（HSCT）である．

米国の国立衛生研究所の報告では GATA2 欠損症の症状出現後の 5 年生存率は 91%，20 年では 67%であり，HSCT 後の 4 年生存率は 54%であった（成人例を含む）．Wlodarski MW らは小児 MDS で HSCT を受けた症例の 5 年生存率は 66%であり，GATA2 欠損症による他の重篤な合併症（重症感染症など）のない状態での移植が重要としている[5]．

D 患者・保護者への説明・指導のポイント

GATA2 欠損症を疑った際には遺伝子検査による診断が必要であることを説明する．診断が確定した場合，常染色体顕性遺伝であること，*GATA2* 変異があっても無症状の患者も存在することから患者のみならず家族に対しても遺伝カウンセリングなどで十分な説明を要する[4]．また，HSCT により感染症や骨髄不全は改善が期待できるが，リンパ浮腫，難聴，肺胞タンパク症に対しては無効であり，対処療法が基本となることも説明する．

◆文献

1） 小池健一．単球，マクロファージ，樹状細胞．In: 堀部敬三，他編．小児血液・腫瘍学．東京: 診断と治療社; 2015．p.403-4．

2） Collin M, Hughes DA, Plüddemann A, et al. MONOCYTES, MACROPHAGES, AND DENDRITIC CELLS. In: Greer JP, Arber DA, Glader B, et al. Editiors. Wintrobe's Clinical Hematology. 13th Edition. Philadelphia; Wolters Kluwer Health; 2013. p.222-6.

3) Spinner MA, Sanchez LA, Hsu AP, et al. GATA2 deficiency: a protean disorder of hematopoiesis, lymphatics, and immunity. Blood. 2014; 123: 809-21.
4) Calvo KR, Hickstein DD, The spectrum of GATA2 deficiency syndrome. Blood. 2023; 141: 1524-32.
5) Wlodarski MW, Hirabayashi S, Pastor V, et al. Prevalence, clinical characteristics, and prognosis of GATA2-related myelodysplastic syndromes in children and adolescents. Blood. 2016; 127: 1387-97.

〈川上領太〉

SECTION 

遺伝性腫瘍と遺伝カウンセリング

KEY POINTS

1… 小児がんの10%程度に遺伝性腫瘍の可能性がある.
2… 遺伝学的検査の結果は，生涯不変の個人情報であり，血縁者も共有する可能性があり，適切な情報提供，説明と同意が必要である.
3… 遺伝カウンセリング，サーベイランスは，小児に最善の利益を考慮する.

成人のがんは，一般的に，体質を決める遺伝的要因と，喫煙，感染，食事，生活習慣などの環境的要因に，加齢などの複合的影響が大きい．しかし，小児では受け継いだ遺伝的要因の影響が大きく，検査や臨床判断には代諾者の助けが必要で，年齢や理解度に応じた説明や，成人後に再度の説明も必要になる.

A 遺伝性腫瘍の特徴

一般的に遺伝性腫瘍は，若年発症，家系内での同系統のがんの発症，異なるまたは同じ臓器に複数回，両側性，重複がんなどがみられる．特徴的な身体所見をもつ遺伝性症候群がある一方で，家族歴なく特徴的な腫瘍を発症する場合もある.

遺伝性腫瘍では，生殖細胞系列のがん遺伝子やがん抑制遺伝子の病的バリアント（変異）がみられ，次世代に受け継がれる．がん抑制遺伝子が正常の場合，体細胞は遺伝子の一方が変異しても，他方が正しく働きがんを発症しない．一方，生来，がん抑制遺伝子の一方に変異を持ち，他方が変異するとその遺伝子が関与するがん抑制機能は消失し，ゲノム不安定性が増し，腫瘍形成を促進しがん化する．Knudsonの発がんの2-hit theoryは1971年に網膜芽細胞腫の観察で提唱された［図1］.

近年，小児がんは，2015年に，8.5%は生殖細胞系列にがん易罹患性遺伝子（cancer predisposition gene）の病的バリアントを持つ遺伝性腫瘍であり，*TP53*が最多，次に*APC*，*BRCA2*，*NF1*，*PMS2*，*RB1*，*RUNX1*の順であったと報告された[1]．以後日本でもLi-Fraumeni症候群（LFS）の診療ガイドライン，遺伝カウンセリングの手引き，小児期遺伝性腫瘍診療ガイダンスが公開された[2].

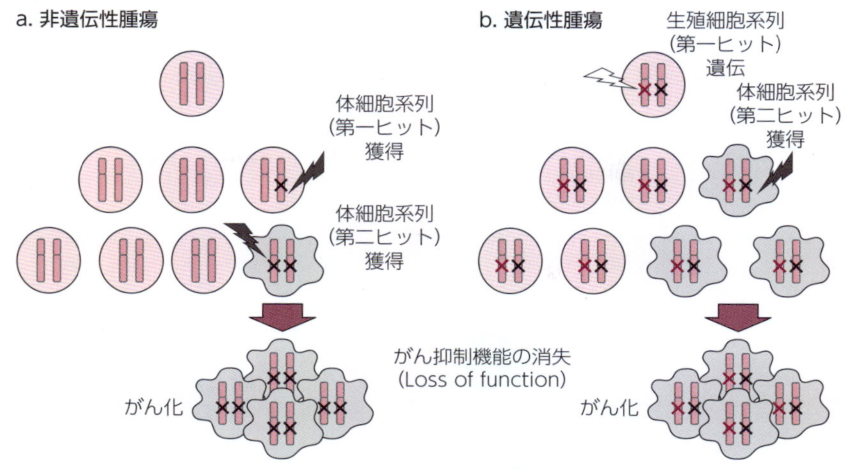

図 1 ▸ 遺伝性腫瘍発症の 2 ヒット仮説（*RB1* がん抑制遺伝子の場合）
（Knudson, Proc Nat Acad Sci USA. 1971; 68: 820 を元に著者作成）

B 小児期にみられる遺伝性腫瘍

小児期にみられる主な遺伝性腫瘍を示す［表 1］[2]．家族歴がなくても，身体的特徴としてカフェオレ斑（神経線維腫症 1 型），巨舌症（Beckwith–Wiedermann 症候群），巨頭症（PTEN 過誤腫症候群）が認められた際，および悪性ラブドイド腫瘍，胸膜胚芽腫（DICER1 症候群），副腎皮質がん（LFS）と診断した場合は遺伝性腫瘍を考慮する．

LFS は生殖細胞系列に *TP53* の病的バリアントを有する遺伝性腫瘍で，浸透率（変異があった場合の発症確率）が高い．臨床診断には古典的臨床診断基準が，遺伝学的検査を行う場合は Chompret 基準が用いられる[2]．

以前はほとんどが体細胞変異と考えられてきた造血器腫瘍のゲノム異常にも，解析技術の進歩により生殖細胞系列の病的バリアントが発見されている．造血器腫瘍遺伝子パネル検査が保険適用されると，小児でも急性骨髄性白血病の *CEBPA*，低二倍体急性リンパ性白血病の *TP53*，血小板減少症の *RUNX1*，*ETV6*，*PAX5*，造血器以外の表現型を示す *GATA2*，*SAMD9/9L* などの，生殖細胞系列が疑われる病的バリアントが検出されることになる．

表1▶小児期にがんを発症する主な遺伝性腫瘍の分類

分類	疾患	主な原因遺伝子	主な遺伝形式
リ・フラウメニ症候群	LFS	*TP53*	AD
神経線維腫	神経線維腫* Ⅰ型，Ⅱ型	*NF1*，*NF2*	AD
	神経鞘腫症	*SMARCB1*，*LZTR1*	AD
	髄膜腫易罹患性症候群	*SMARCE1*	AD
過成長症候群，Wilms 腫瘍	Beckwith-Wiedemann 症候群	11p15.5	AD
	WAGR 症候群	*WT1*，*PAX6*	AD
	Denys-Drash・Frasier 症候群	*WT1*	AD
	Perlman 症候群	*DIS3L2*	AR
	Bohring-Opitz 症候群	*ASXL1*	AD
	Mulibrey 低身長症	*TRIM37*	AR
	Simpson-Golabi-Behmel 症候群	*GPC3*，*GPC4*	XLR
	非症候性遺伝性 Wilms 腫瘍	*WT1*，*WT2*	AD
神経性腫瘍症候群	遺伝性網膜芽細胞腫（RB）	*RB1*	AD
	遺伝性神経芽腫	*ALK*，*PHOX2B*	NA
	Golin 症候群	*PTCH1*，*SUFU*	AD
	悪性ラブドイド症候群（MRT）	*SMARCB1*，*SMARCA4*	AD
消化管がん症候群	家族性大腸腺腫症（FAP）	*APC*	AD
		MUTYH	AR
	若年ポリポーシス（JPS）	*BMPR1A*，*SMAD4*	AD
	Peutz-Jeghers 症候群（PJS）	*STK11*	AD
	Lynch 症候群（HNPCC）	*MSH2*，*MSH6*，*MLH1*，*PMS2*，*EPCAM*	AD
	体質性ミスマッチ修復欠損症候群（CMMRD）	*MSH2*，*MSH6*，*MLH1*，*PMS2*	AR
神経内分泌症候群	多発性内分泌腫瘍症 MEN1	*MEN1*	AD
	多発性内分泌腫瘍症 MEN2A/2B	*RET*	AD
	遺伝性傍神経節腫/褐色細胞腫症候群	*SDHA*，*SDHB*，*SDHC*，*SDHD*，*SDHAF2*，*TMEM127*，*MAX*	AD
	家族性甲状腺がん	*RET*，*NTRK1*	AD
	副甲状腺機能亢進症-顎腫瘍症候群（HPT-JT）	*CDC73*	AD
白血病易罹患性症候群	*LFS	*TP53*	AD
	*体質性ミスマッチ修復欠損症候群（CMMRD）	*MSH2*，*MSH6*，*MLH1*，*PMS2*	AR
	*suscepbility to ALL3	*PAX5*	NA
	*GATA2 関連骨髄性腫瘍	*GATA2*	AD
	*CEBPA 関連急性骨髄性白血病	*CEBPA*	AD
	*血小板減少症 5 型	*ETV6*	AD
	*RUNX1 関連骨髄性腫瘍	*RUNX1*	AD
	*運動失調汎血小板減少症候群	*SAMD9L*	AD
	*MIRAGE 症候群	*SAMD9*	AD

分類		疾患	主な原因遺伝子	主な遺伝形式
DNA 修復異常症		*毛細血管拡張性小脳失調症（ATM）	*ATM*	AR
		*Bloom 症候群（BS）	*BLM*	AR
		*Fanconi 貧血（FA）	*FANCA-V*，*RAD51C*	AR
		色素性乾皮症（XP）	*XPA*，*XPC*，*ERCC2*，*POLH*，*DDB2*	AR
		*Nijmegen 断裂症候群（NBS）	*NBN*	AR
		*Diamond-Blackfan 症候群	*RPS19*，*RPL5*，*RPL11*	AD
		*先天性角化不全症	*DKC1*	XLR
			TINF2，*TERC*，*TERT*，	AD
			NHP2，*NOP10*	AR
			WRAP53	
		Rothmund-Thompson 症候群（RTS）	*RECQL4*	AR
その他の症候群		PTEN 過誤腫症候群（Cowden）	*PTEN*	AD
		胸膜肺芽腫症候群	*DICER*	AD
	RASopathy			
		*Noonan 症候群	*PTPN11*，*SOS1*，*RAF1*，*RIT1*，*KRAS*	AD
		*Costello 症候群	*HRAS*	AD
		*Sotos 症候群	*NSD1*	AD
		*Weaver 症候群	*EZH2*	AD
		*Rubenstein-Taybi 症候群	*CREBBP*，*EP300*	AD
		*Schinzel-Giedion 症候群	*SETBP1*	AD
		*NKX2-1 症候群	*NKX2-1*	AD
	その他			
		遺伝性平滑筋腫症・腎細胞がん症候群（HLRCC）	*FH*	AD
		代謝性疾患	*L2HGA*，*FAH*	AR

（Brodeur GM, et al. Clin Cancer Res. 2017; 23: e1-5 改変）

AD: 常染色体顕性遺伝，AR: 常染色体潜性遺伝，XLR: X 連鎖潜性遺伝，NA: 不明

＊造血器腫瘍の生殖細胞系列バリアント

C 遺伝カウンセリング

近年，遺伝学的検査が急速に普及し，本人や家族，家族以外の血縁者が，遺伝性腫瘍と診断された，がん遺伝子パネル検査を受けたなどで，遺伝カウンセリングの必要性が増した．一般に遺伝カウンセリングは，「疾患の遺伝学的関与について，その医学的影響，心理学的影響および家族への影響を人々が理解し，適応していくことを助けるプロセス」と定義され，当該疾患に診療経験のある医師と遺伝カウンセリングに習熟した者が協力するチームでの実施が望ましい[3)]．その基本は，①家族歴と遺伝的リスクの評価，②遺伝学的検査の助言と適応: 検査の適切性やリスク，検査結果の解釈と提供できる医療の説明，検査前説明・同意取得への自発的意思決定の支援，③疾患の情報と管理，④心理社会的サポート，等である[3)]．

特に小児では，家族全体が関わる必要がある．小児本人が発端者の場合，遺伝学的検査は治療方針やがんの早期発見のためのサーベイランスに関わる可能性があり急ぐ必要がある．一方，小児が家族内発症の血縁者の場合には，浸透率が高く乳幼児期からがん発症リスクがあり，サーベイランスの必要性が明白になる場合と，一定年齢以上で発症し発症前遺伝学的検査までに余裕がある場合がある．成年期以降の発症の場合は，健康管理上デメリットがない限り本人が自律的に判断できる成人後まで遺伝学的検査を延期すべきとされている[3)]．検査を行う時期も含め，検査のメリットとデメリットを代諾者に説明する．

発端者が未成年の場合は，遺伝学的検査には本人の最善の利益を考えられる代諾者の同意を求める．小児には，理解度に応じ口頭，文書によるインフォームドアセントやインフォームドコンセントが必要で，原則主治医が行う．

がん遺伝子パネル検査で生殖細胞系列の病的バリアントが検出された場合は，有益な結果は知らせる必要があるが，子どもの診断への親の心理は一様ではなく，結果の開示前にはどのような説明をすべきか担当医と遺伝の専門家が十分検討する必要がある．

臨床遺伝の専門家には，日本人類遺伝学会と日本遺伝カウンセリング学会と共同認定する認定遺伝カウンセラー，日本遺伝性腫瘍学会の遺伝性腫瘍専門医があり，その診療には専門家との連携が望まれるが，小児科では特に全ての医師が遺伝カウンセリングに関する基礎知識を持つことが望ましい．

造血器腫瘍遺伝子パネル検査を実施する際に必要な遺伝カウンセリング体制は，小児科を含む造血器疾患の専門医が，専門領域の遺伝性疾患の基本的な遺伝カウンセリングを提供でき，かつ必要に応じて遺伝カウンセリングの専門家の支援等を受けられることとされ[4]，今後この体制を構築していく．

D サーベイランスと今後の課題

遺伝性腫瘍での小児のサーベイランスについてはLFSで全生存率の向上が報告され[5]，表1の腫瘍[2]で推奨される．放射線被曝を避けMRIや超音波検査を用い米国癌学会の指針に従うが，*RB1*，*MEN1*，*RET*，*BRCA1*，*BRCA2* 以外の検査は保険収載されておらず，検査時に鎮静が必要などの不利益もある．Liquid Biopsyなど新たなサーベイランス法の開発が期待される．

小児の遺伝性腫瘍は，個々の疾患は希少で種類が多く，合併症も多臓器にわたる．造血器腫瘍遺伝子パネル検査が加わり，病態の解明が期待される一方，意義の不明なバリアントへの対応などさらなる研究も必要である．発達遅滞を含めた継続したカウンセリング，成人移行など，医療体制の整備も含め多くの課題が残されている．

◆文献

1）Zhang J, Walsh MF, Wu G, et al. Germline mutations in predisposition genes in pediatric cancer. N Engl J Med. 2015; 373: 2336-46.
2）小児遺伝性腫瘍班，作成．小児期遺伝性腫瘍診療ガイダンス．2020年3月．https: //www.jspho.org/pdf/journal/li-fraumeni/li-fraumeni_4.pdf（20241105確認）
3）日本医学会．医療における遺伝学的検査・診断に関するガイドライン．2022．https: //jams.med.or.jp/guideline/genetics-diagnosis_2022.pdf（20241105確認）
4）造血器腫瘍における遺伝子パネル検査体制のあり方とその使用指針．「造血器腫瘍における遺伝子パネル検査の提供体制構築およびガイドライン作成」班　2023年3月．http: //www.jshem.or.jp/uploads/files/Cancer%20Mi-G%20P%20Testing_rev20230330.pdf（20241106確認）
5）Bougeard G, Renaux-Petel M, Flaman JM, et al. Revisiting Li-Fraumeni Syndrome from TP53 mutation carriers. J Clin Oncol. 2015; 33: 2345-52.

〈川村眞智子〉

SECTION

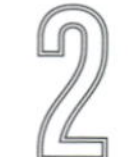

がんゲノム

KEY POINTS

1… 造血器腫瘍の診療では，診断の補助，予後予測因子，さらには治療標的にゲノム検査が有用である．

2… 点変異に加え，融合遺伝子やコピー数変化などの構造異常がみられる．

3… PCR や核型分析に加え，ゲノムプロファイリング検査の開発も進んでおり，検査の特性を理解して検査を選択し結果を解釈することが重要である．

4… 造血器腫瘍の病態に関与する遺伝的背景にも配慮が必要である．

A 造血器腫瘍とゲノム検査

がんはゲノム異常により発症する疾患であり，がん細胞に生じているゲノム異常と，疾患の臨床的特徴が強く関連する．そのため，がん細胞のゲノム異常を把握することで，より適切な診断が可能となり，それぞれの特性に基づいた精密な治療選択へとつながる．そのことを反映し，World Health Organization（WHO）などの国際的な診断分類でも特徴的な遺伝子異常が診断名に組み込まれるようになっている．

特に造血器腫瘍ではゲノム異常により診断の補助や予後予測，さらには直接の治療標的など多様な用途でゲノム検査が有用である．

1．ゲノム検査の診断への応用

造血器腫瘍にみられるゲノム異常の中には，特定の病型に特異性の高いものがあり，診断を補助することができる．例として，若年性骨髄単球性白血病では，その80%以上で *KRAS*，*NRAS*，*NF1*，*CBL* などの遺伝子群に RAS/MAPK 経路を活性化させる変異が検出されることから，これらの変異の有無を確認することが診断に有用である[1)]．

2．ゲノム検査の予後予測への応用

造血器腫瘍にみられるゲノム異常は重要な予後予測因子であり，再発リスクに基づき治療強度を調整する層別化治療に利用されている[2)]．

例として，B 前駆細胞性急性リンパ性白血病（ALL）であっても，*ETV6::RUNX1*

が検出された患者群では，現在の化学療法では90%を超える無イベント生存率が得られており，治療戦略としては再発率を低く抑えたままでの急性期・晩期合併症の最小化が重要である．一方で，*TCF3::HLF* が検出されたALLは通常の化学療法に対しては抵抗性のため予後は著しく不良であり，治療の強化や新規治療の導入が検討される．

また，遺伝子の点変異や構造異常だけでなく，染色体の異数性などのコピー数異常も治療反応性や予後と高い相関を持つ．ALLでは超高二倍体（染色体本数51本以上）は相対的に予後良好であるのに対し，低二倍体（特に43本以下）は予後不良である．

3．ゲノム検査の治療薬選択への応用

がん細胞に生じている異常分子を標的とする薬剤も開発されており，直接的に予後の改善に寄与している．代表的な例は慢性骨髄性白血病（CML）に対するチロシンキナーゼ阻害薬である．CMLでは実質的にほぼすべての症例で *BCR::ABL1* が検出され，チロシンキナーゼであるABL1タンパクが恒常的な活性化をきたすことで白血病化に至る．ABL1阻害薬であるイマチニブなどのチロシンキナーゼ阻害薬が開発され，90%以上が長期生存できるようになり，慢性骨髄性白血病における *BCR::ABL1* は，診断を確定させると同時に治療標的としても利用されている．チロシンキナーゼ阻害薬の有用性は慢性骨髄性白血病にとどまらず，ALLの一部でも *BCR::ABL1* や他のキナーゼ遺伝子の転座が検出され，チロシンキナーゼ阻害薬併用療法の有効性が示されている[3]．

B 遺伝的背景の意義

腫瘍の病態に，生殖細胞系列の遺伝子情報が関連することがある．21トリソミーの患者に白血病が多いことは広く認識されており，それ以外にも *RUNX1* の病的バリアントによる家族性血小板減少症/急性骨髄性白血病（FPD/AML）を背景とした家族性白血病などが知られている．家族性白血病の原因となる遺伝子としては，他にも *CEBPA* や *GATA2* なども報告されているが，いずれも成人での発症例がおり，生殖細胞系列の遺伝的背景は小児だけでなく，成人の造血器腫瘍の発症にも関連する．また，低二倍体のALLでは，*TP53* の病的バリアントが背景にあるLi-Fraumeni症候群が約半数でみられることが示され[4]，二次がん発症リスクと相関することも報告されている．しかし，特殊な病型や家族歴に限らない一般の造血器腫瘍の患者でも，発症に関連する遺伝的な背景を一定の（従来の想定よりも高い）割合でもつ

ことが明らかになってきている．このような点は，同種移植において血縁ドナーを想定する場合にはドナー選択においても配慮がなされる必要がある．

さらに，薬剤代謝に関連する遺伝子の多型を薬剤の用量調整に用いることが実用されている．ALL の治療で用いる 6-メルカプトプリン（6-MP）の感受性には個体差・人種差があることが知られており，その要因として *TPMT* や *NUDT15* の多型が関与することが特定された[5]．特に *NUDT15* は多型保有者がアジア人では多く，両アレルに多型を持つ患者は 6-MP に対する感受性が著しく高いため減量が必要なため，6-MP の投与前の多型解析が適応となる．

C 検体の採取と結果の解釈

がんゲノム検査を適切に行うには，十分に腫瘍細胞を含んだ検体が採取され，解析の手法に合致する方法で処理（や保存）がなされる必要がある．一方で，検出されたゲノム変化の由来を確認するためには「正常」な検体が必要であるが，造血器腫瘍の場合には末梢血に腫瘍細胞が混入することや，前述の遺伝的背景に由来することもある点に注意が必要である．それぞれの検査の特性を知り，結果を解釈することが求められる．

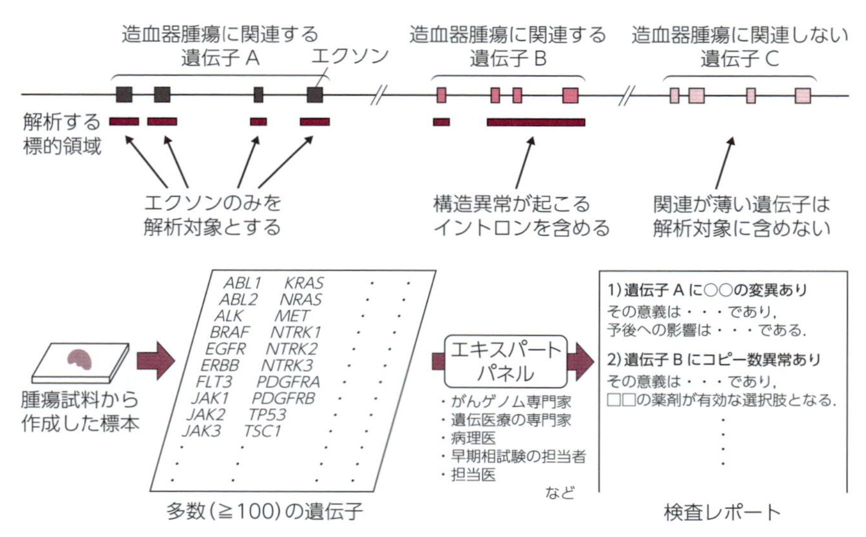

図 1 ▶ がんゲノムプロファイリング検査の概要

D ゲノムプロファイリング検査の開発

ゲノム研究の進歩により造血器腫瘍のゲノム病態の理解が深まり，診療において解析の対象となる遺伝子が多くなった結果，遺伝子をひとつひとつ解析することの労力が課題となった．そこで，次世代シーケンサー（大量並列型シークエンサー）を用い，対象となる遺伝子・領域をまとめて解析するゲノムプロファイリング検査（パネル検査）が開発され，2019 年より診療に実装されている［図 1］．2024 年 5 月時点で承認されているゲノムプロファイリング検査は，「固形腫瘍」の「治療標的を探索」することに主眼が置かれて開発されたものであるが，造血器腫瘍の診断補助・予後予測・治療標的探索に有用な遺伝子を搭載した検査の開発も進められている．

◆文献

1）Sakashita K, Matsuda K, Koike K. Diagnosis and treatment of juvenile myelomonocytic leukemia. Pediatr Int. 2016; 58: 681-90.
2）Kato M. Recent progress in pediatric lymphoblastic leukemia. Int J Hematol. 2023; 117: 155-61.
3）Roberts KG, Yang YL, Payne-Turner D, et al. Oncogenic role and therapeutic targeting of ABL-class and JAK-STAT activating kinase alterations in Ph-like ALL. Blood Adv. 2017; 1: 1657-71.
4）Holmfeldt L, Wei L, Diaz-Flores E, et al. The genomic landscape of hypodiploid acute lymphoblastic leukemia. Nat Genet. 2013; 45: 242-52.
5）Relling MV, Schwab M, Whirl-Carrillo M, et al. Clinical pharmacogenetics implementation consortium guideline for thiopurine dosing based on TPMT and NUDT15 genotypes: 2018 update. Clin Pharmacol Ther. 2019; 105: 1095-105.

〈加藤元博〉

SECTION

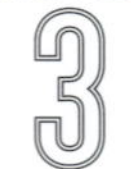

小児造血器腫瘍の診断

KEY POINTS

1… 小児造血器腫瘍の診療において診断，治療層別化をすることは予後の改善に直結することから，正確な検査を実施することはきわめて重要である.

2… 血液，骨髄液の塗抹像，病理組織診断が中心となるが，免疫表現型解析，遺伝子解析を含む補助診断を組みこむことが必須である.

3… 急性リンパ性白血病は細胞表面マーカーで大きくB細胞性，T細胞性に分けられるが，診断には形態学，免疫表現型，分子遺伝学的特徴を組み合わせる.

4… 急性骨髄性白血病（AML）に特有な遺伝子異常がみられた場合は，骨髄内の芽球が20%未満でもAMLと診断される.

5… 骨髄異形成症候群では，ファンコニ貧血，Shwachman-Diamond症候群などの遺伝性骨髄不全症候群が背景に存在することがある.

A 骨髄と末梢血

造血器腫瘍が疑われたときは，適切な時期に末梢血塗抹像を調べ，次に行うべき検査の種類と時期を決め，治療手段のための中心静脈カテーテル留置の準備等を進める[1]．骨髄検査では，穿刺吸引液をEDTA管，ヘパリン管に採取する．吸引が困難な場合，生検組織をスライドガラス上に捺印（スタンプ）することで細胞を評価してもよい．骨髄液の穿刺吸引塗抹標本は，ギムザ染色などのロマノフスキー染色を行う．同時に骨髄液から，免疫表現型診断，分子学的診断を行う．生検組織は，固定，脱灰し，病理組織として処理する．穿刺吸引が困難な場合は，生検組織をさらに追加で採取し，粉砕して生理食塩水または培養液に浮遊させることで，フローサイトメトリー（FCM）や遺伝子解析に用いることができる．

B リンパ節を含む組織検査

リンパ節生検を含む組織検体は，新鮮組織からの処理が必要である[1]．感染症が鑑別にある場合には細菌検査等を行う．生検組織が十分量採取できた場合，新鮮組織から病理診断に必要な分を切り分け，免疫表現型解析，遺伝子解析を行うことができる．リンパ節のスタンプ標本の作製においては，組織割面の表面に対しスライドガラスを丁寧に触れさせ，すぐにアルコール固定しヘマトキシリンエオジン（HE）染色を行うことで迅速診断が可能となる[2]．空気乾燥させ，Diff-Quik 染色を行う方法もある．

リンパ節の穿刺細胞吸引と針生検は結果の解釈が難しく，血液腫瘍科医と病理医の意思疎通がしっかりとられた中で検体処理をすることが求められる[1]．穿刺細胞吸引検体から細胞診，FCM，遺伝子解析を行う．針生検で検体量が限られる場合は，固定，薄切標本を作製し，組織学的診断を行う．免疫組織化学染色で表現型を解析し，追加で遺伝子解析用の切り出しを行ってもよい．針生検の組織が複数採取された場合は，補助診断が可能である．スタンプ標本の作製は診断の補助に役立ち，どの標本が診断に有用な組織を含んでいて FCM や遺伝子解析に用いることのできる材料であるか，判断できる．

C 補助的診断

1．免疫表現型解析

腫瘍細胞表面，細胞質，核内のタンパク質を解析する手法で，FCM と免疫組織化学染色が用いられる[1]．FCM は新鮮検体である必要がある．FCM は数千から数百万の細胞を高感度に短時間で解析する事ができ，白血病診断に適した解析手法である．免疫組織化学染色では，1 回に一つのタンパク質しか解析できないが，異常細胞の数が少ないホジキンリンパ腫（Hodgkin lymphoma: HL）や未分化大細胞リンパ腫（anaplastic large cell lymphoma: ALCL）に有用であり，また採取できた組織量が少なく FCM が行えない場合にも役立つ．また異常細胞の分布を知り，腫瘍と周囲組織の反応性変化を区別する事ができる．

2．遺伝子解析

手法として，核型解析，fluorescene in situ hybridization（FISH），RT-PCR，マイクロアレイ解析，次世代シーケンシング等がある[1]．

D 白血病の診断

1．急性リンパ性白血病（ALL）

a．ALL の形態

骨髄にリンパ芽球が 20％以上あることで診断される[1]．末梢血に十分量のリンパ芽球がある際には，末梢血から診断することも可能である．骨髄穿刺吸引液のWright–Giemsa 染色，骨髄生検組織の HE 染色によって，リンパ芽球，骨髄芽球の鑑別が行われる．リンパ芽球は，核細胞質比が高い，核小体がない，細胞サイズが小さい事が特徴である．

b. ALL の免疫表現型

FCM による細胞表面マーカーのパネル検査により，B 細胞性と T 細胞性のリンパ芽球を区別できるほか，特有の染色体転座を予測する事も可能である[1)]．

c. ALL の染色体核型と G-分染法

染色体の異数性，顕微的染色体異常，転座を検出するために必須である[1)]．染色体の数は予後予測に関わり，高 2 倍体（high hyperdiploidy; 染色体数＞50）は ALL の 30%にみられ予後良好である．一方，低 2 倍体（hypodiploidy; 同＜45）は，予後不良である．

2. 骨髄系腫瘍

a. 急性骨髄性白血病（AML）

骨髄造血幹細胞あるいは前駆細胞の異常により機能を失った未分化な骨髄系細胞がクローン性に増殖することに由来する[3)]．骨髄内に 20%以上の未分化な芽球が存在することにより診断されるが，AML 特有の遺伝子異常がみられた場合は 20%未満でも診断される．

b. ダウン症（DS）に伴う骨髄性白血病

一過性骨髄異常増殖症: 21 トリソミーに伴い *GATA1* 変異のある骨髄芽球のクローン性増殖が特徴である[3)]．過粘稠，臓器障害，DIC を合併するリスクがある．

DS に伴う急性骨髄性白血病: 3 カ月齢以上で，21 トリソミーに加え *GATA1* 変異のある骨髄芽球で診断され，急性巨核芽球性白血病を呈することが多い．

c. 骨髄異形成症候群（MDS）

骨髄芽球が 20%未満で，造血不全，骨髄球系の異形成を伴う成熟障害，血球減少があった際に診断される[3)]．遺伝性骨髄不全症候群や，骨髄不全，発がんに関わる生殖細胞系列のバリアントが背景にあることが多い．MDS の患者の多くは芽球増多を伴わずに過形成骨髄を示すが，低形成骨髄を示した際には重症再生不良性貧血との鑑別を要する．

低形成骨髄で核型異常を伴うと，AML への転化が予測される．AML に特徴的な遺伝子異常がみられた場合，芽球比率が少なかったとしても AML と同等の治療が検討される．

d. 若年性骨髄単球性白血病

肝脾腫，リンパ節腫脹，熱，皮疹，白血球増多，単球増多がみられる[3)]．さらに，ヘモグロビンFの上昇，GM-CSFに対する白血病細胞の高感受性，モノソミー7，白血病細胞のRASシグナル経路の遺伝子異常がみられる．

e. 慢性骨髄性白血病

染色体転座t（9; 22）によって生じる*BCR*と*ABL1*遺伝子をG-分染法，FISH法，RT-PCRで検出する[3)]．すべての造血系統のクローン性増殖がみられ，白血球数は非常に高値となり，しばしば血小板数減少を伴う．慢性期には，骨髄で白血病芽球の増加はみられない．急性転化では，骨髄で20%以上の芽球を認める．3分の2の症例は骨髄性を示し，残りはリンパ性でリンパ芽球が末梢血，骨髄で増多する．

f. 急性前骨髄球性白血病

診断時に凝固異常，DICを伴うことが多い．豊富なアズール顆粒を有し，束状のアウエル小体（ファゴット細胞）や核形不整のある異常前骨髄球の腫瘍性増殖が認められる．t（15; 17）転座が特徴的で，FISHによる*PML::RARA*融合シグナルの検出，RT-PCR等により診断される[4)]．

E リンパ腫の診断

HLは，古典的HLと結節性リンパ球優位型HLに分けられる[1)]．前者では病理組織学的にReed-Sternberg細胞が存在し，免疫組織化学染色でCD30陽性である．後者では，lymphocyte-predominant細胞（popcorn細胞）がみられる．

バーキットリンパ腫では，シート状に増殖した中等度大の好塩基性リンパ球を背景に，淡明な胞体を持つマクロファージが散在し，starry sky像と呼ばれる．FISHで*MYC*転座を検出する．

びまん性大細胞型B細胞リンパ腫では，B細胞がシート状に増殖し正常の成熟リンパ球の3倍以上の大きさを呈し，明瞭な核小体をもつ．

小児follicular lymphomaでは，極性を失い蛇行した濾胞が目立ち，有糸分裂像がみられる．

ALCLでは，hallmark cellと呼ばれる大型の細胞が特徴で，偏在性の核と好酸性の細胞質をもつ．CD30の発現が強く，多くの場合ALK1陽性である．遺伝子解析で，*ALK*の転座がみられる．

F ランゲルハンス細胞組織球症の診断

骨や周囲の軟部組織の浸潤がみられ，時に多臓器型として発症する[1]．腫瘍はランゲルハンス細胞で構成され，核に溝や切れ込みがみられ豊富な細胞質をもつ．CD1a，S100，ランゲリンを発現する．

◆文献

1）Blaney SM, Helman LJ, Adamson PC. Pizzo & Poplack's Pediatric Oncology, Eighth edition. Philadelphia: Wolters Kluwer Health; 2021. p.105-30.
2）Julien LA, Michel RP. Imprint cytology: Invaluable technique to evaluate fresh specimens received in the pathology department for lymphoma workup. Cancer Cytopathol. 2021; 129: 759-71.
3）National Cancer Institute. Childhood Acute Myeloid Leukemia Treatment（PDQ®）（https: //www.cancer.gov/types/leukemia/hp/child-aml-treatment-pdq）.
4）日本血液学会，編．造血器腫瘍診療ガイドライン 2023 年版（http: //www.jshem.or.jp/gui-hemali/table.html）.

〈吉原宏樹〉

SECTION 4

抗がん剤治療

KEY POINTS

1… 小児造血器腫瘍には様々な種類の抗がん剤が用いられている.
2… それぞれの抗がん剤の特徴や副作用を理解して診療を行うことが重要である.

A 小児造血器腫瘍に用いられる主な抗がん剤

小児造血器腫瘍に用いられる主な抗がん剤は，アルキル化剤，自然界に由来する物質とその他に分類される[1].

1. アルキル化剤

アルキル化剤は第一次世界対戦でマスタードガスが化学兵器として使用されたことをきっかけに，研究がはじまった．有毒ガスのびらん剤として使用され，皮膚に激しいびらん性の皮膚障害と肺障害をもたらすのに加え，リンパ球が認められたことから，研究が進み，悪性リンパ腫や急性リンパ性白血病を含む多くのがん化学療法で中心的な薬剤として用いられる．主な薬剤としては，シクロホスファミド，イホファミド，ダカルバジン，テモゾロミド，ブスルファン，ニムスチン塩酸，メルファラン，チオテパなどがあげられる．アルキル化剤はDNA塩基と共有結合できるアルキル基部位を複数持ち，2本のDNA鎖を結びつける事（cross-link）によりDNAの複製を妨げる．その効果は細胞回転に依存しない.

a. シクロホスファミド（cyclophosphamide: CPA）

CPAはプロドラッグであり，肝チトクロムp450酸化酵素により活性型4-hydroxycyclophosphamideに代謝される．腫瘍細胞内に転入されるとさらにphosphoramide mustardおよびacroleinに分解され，前者がアルキル化能を有し，後者は出血性膀胱炎の原因となる．晩期合併症としては性腺機能障害があげられ，古典的には，男児では累積投与量が10 g/m^2，女児では20gm^{2}を超えると不妊となる確率が大きく上昇するとされている．抗体産生中のBリンパ球の増殖を妨げるので，免疫抑制作用があり臓器移植時の免疫抑制薬，膠原病の治療の際のエンドキサンパルス療法としても使用されることがある.

b. メルファラン（4-bis amino L-phenylalanine: L-PAM）

Nitrogen mustard に phenylalanie を結合させた構造を有する．造血幹細胞の前処置に使用されることが多く，白血病や悪性リンパ腫，多発性骨髄腫，小児固形腫瘍などの前処置で利用される．

c. ダカルバジン（dacarbazine: DTIC）

プリン合成阻害薬として開発されたが，作用機序はグアニン塩基を中心とするアルキル化によると考えられている．ホジキンリンパ腫，肉腫，膵ランゲルハンス島腫瘍，悪性黒色腫などに用いられる．

d. ニトロソウレア（nitrosourea）

脂溶性で分子量が少なく脳血液関門を通過しやすいため，脳腫瘍の治療に使用されることがある．ラニムスチン（ranimustine: ACNU），nimustine（MCNU）などがある．

e. ブスルファン（busulfan）

主として N^7 グアニンをアルキル化する．急性リンパ性白血病，ユーイング肉腫，神経芽細胞腫，悪性リンパ腫などに対する自家造血幹細胞移植の前処置に用いられる．特徴的な副作用として間質性肺炎やけいれんがあげられ，使用時に抗けいれん薬の併用が必要となる．

f. ベンダムスチン（bendamustine）

1960 年代初めに旧東ドイツで合成され，1971 年より造血器悪性腫瘍や乳がんなどの固形腫瘍に用いられてきた．本剤はナイトロジェンマスタード化学構造と代謝拮抗薬であるプリンアナログ様化学構造を併せ持つ化学化合部図を目標にデザインされて合成された．慢性リンパ性白血病，低悪性度 B 細胞性非ホジキンリンパ腫，マントル細胞リンパ腫などに使用される．

2. 白金製剤

薬剤の構造中に白金を含むため白金製剤と呼ばれ，アルキル化剤に類似する bifunctional agent である．細胞分裂期により高い効果を示すだけでなく，細胞が分裂していない時でも細胞中の DNA に作用し効果を示す（細胞非周期的に効果を示す）という特徴がある．小細胞肺がん，胃がん，婦人科がんなどに多く用いられ，シスプラチン（cisplatin: CDDP）やカルボプラチン（carboplatin: CBDCA），オキサリプラチンが代表的な薬剤である．CDDP は 2 価の白金のシスに，キャリアリガンドとしてアンモニア分子が，また脱離基として塩素原子が結合した白金錯体で，CBDCA では塩素がカルボキシルエステルに置換された構造を持つ．特徴的な副作用として腎障害が挙げられ，特にCDDPではこの副作用が強く現れるため必ず大量の水分を補給し，腎臓を保護する必要がある．CBDCAではそのクリアランスが糸球体ろ過量に相関する事よりCalvertの計算式（CBDCA（mg）=AUC×[糸球体濾過量（mL/分）+25]，AUC: 5–7 mg/mL×分）によりその投与量を決定する．

3. 代謝拮抗薬

代謝拮抗剤は代謝の過程で生成される代謝物質の利用を阻害する物質である．DNAの構成材料であるプリン（アザチオプリン，メルカトプリン）やピリミジンの代わりに取り込まれることなどにより，細胞周期のS期においてこれらの物質のDNAへの取り込みを妨げ，細胞の成長や分裂を停止させる．がん細胞は他の細胞と比べて分裂の期間が長い事より，正常の細胞よりもがん細胞に障害を与えやすい傾向がある．

a. メトトレキセート（metotrexate: MTX）

ジヒドロ葉酸還元酵素の活性中心を阻害する事によるジヒドロ葉酸からテトラヒドロ葉酸への反応を阻止する事により核酸合成を阻害し，細胞増殖を阻害する．効果はS期特異的である．免疫グロブリン，抗体産生やリンパ球増殖などの抑制により免疫を抑制すると考えられている．元々MTXの中神経系への良好ではないが，ロイコボリンレスキューを併用する事で大量療法が可能であり，大量投与時には細胞効果を発揮する髄液中への薬物濃度（1 μM以上）が達成できる．したがって，急性リンパ性白血病の中枢神経への移行の予防に本剤が用いられる．代表的な副作用としては間質性肺炎，脳症，肝・腎障害，骨髄抑制，粘膜障害などがあげられる．MTXの毒性は活性葉酸の補給により軽減されるので，大量投与時に血中濃度を測定しながら活性葉酸アナログであるロコボリンを併用する（ロイコボリンレスキュー）．また，カルボキシペプチダーゼG2の組み換え体でMTXをグルタミン酸と2,4–ジアミノ–N–(10)–メチルプテロイン酸に変換する酵素であるグルカルピダーゼが，MTX・ロイコボリン救援療法によるMTX排泄遅延時の解毒剤として本邦でも使用可能となった．

b. シタラビン（cytarabine: Ara–C）

核酸シトシンの誘導体であり，投与後にAra–Cの大部分は肝・腎・血中でデアミナーゼにより脱アミノ化を受けuracil arabinosideに不活化されるが，一部が白血病細胞内へ細胞膜表面のヌクレオシド共通のトランスポーターを介して転入される．Ara–Cは細胞内で律速酵素であるデオキシシチジンキナーゼなどによりAra–C三リン酸へと活性化され，Ara–C三リン酸はDNAポリメラーゼの弱い基質として

DNA内へ転入され，DNA鎖伸長を阻害し抗白血病効果を発揮する．Ara-Cの耐性獲得機序のほとんどは，細胞膜トランスポーター減少による薬物転入低下やデオキシシチジンキナーゼ活性低下によるAra-C三リン酸へのリン酸化阻害などのAra-C活性化過程に関与する．Ara-Cの効果は同容量であれば，持続投与の方が短時間で投与するよりも高いため，急性骨髄性白血病の寛解導入療法においては通常24時間持続点滴で投与される．

Ara-C大量投与は，高い血中薬物濃度を到達させることで濃度勾配により細胞内に薬物を押し込む事，高濃度のAra-Cを負荷することでAra-CTP生成を増加させる事でAra-C耐性を克服し，高い抗腫瘍効果を発揮する．

c. ゲムシタビン（gemcitabine）

含フッ素ヌクレオシドの一種であり，シチジンのリボース環の2'位がフッ素2個で置換された構造を持ち，シチジンと同様にDNA鎖に取り込まれ，別のヌクレオシドがひとつ付く事によりDNA鎖を伸長停止させる．非小細胞肺がん，膵がん，胆道がん，尿路上皮がん，乳がん，卵巣がんや悪性リンパ腫などのさまざまながん種に汎用される薬剤である．副作用としては，間質性肺炎や骨髄抑制，発熱や発疹などがあげられる．

d. フルダラビン（fludarabine）

プリンアナログであり，リボヌクレオシド二リン酸レダクターゼおよびDNAポリメラーゼを阻害してDNA伸長を妨げる．活性化経路はAra-Cとほぼ同様である．本剤はslow-growing malignancyに有効であり，低悪性度非ホジキンリンパ腫，マントル細胞リンパ腫，慢性リンパ性白血病に用いられる．再発性・難治性白血病の救援療法であるFLAG療法においてAra-C，顆粒球コロニー刺激因子と併用されAra-Cの効果増強薬として，また，アルキル化剤との併用により，アルキル化剤によるDNA損傷修復を阻害する事により抗腫瘍効果を増強する．

e. ネララビン（nelarabine）

ネララビンはデオキシグアノサンアナログで，血中においてデアミナーゼにより速やかにAra-Gに脱メチル化された後，デオキシグアノシンキナーゼおよびデオキシシチジンキナーゼによって細胞内で5'-リン酸化される．5'-リン酸化体は再度細胞内で三リン酸化体のAra-GTPにリン酸化される．白血病細胞内にAra-GTPが蓄積すると，デオキシリボ核酸にAra-GDPが優先的に取り込まれ，DNA伸長・合成が阻害されて最終的に細胞死が誘導される．ネララビンはT細胞性リンパ芽球性白血病に対して汎用されるが，成人T細胞白血病には効果的ではない．

f. クロファラビン（clofarabine）

クロファラビンはフルダラビンとクラドリビンの双方に類似した第2世代のデオキシアデノシンアナログである．塩基にClを導入し，糖にFを導入する事でデアミナーゼ，ホスフォリラーゼに対して抵抗性となり構造の安定性が得られ，DNA阻害作用が強化される．第2世代のプリン代謝拮抗薬であり，エトポシド・シクロホスファミドとの併用療法で用いられる．

g. アザシチジン（5-azacitidine: AZA）

元々，AZAは1960年代に合成された薬剤で，デオキシシチジンアナログであるAra-Cがデアミナーゼにより不活性化される事，Ara-C耐性腫瘍細胞ではデオキシシチジンキナーゼが低下し類似薬に交差耐性を示す事よりこれらを克服する薬剤として開発された．結果的にはこの作用を期待した汎用をされることはなかったが，近年エピジェネティクスの観点から脱メチル化薬として臨床開発が進み汎用されている．アザシチジンはシチジンと同じ核酸輸送系で速やかに細胞内に取り込まれたと，シチジンと同様の逐次的なリン酸化過程をへてアザシチジン三リン酸となりRNAに取り込まれる．また，アザシチジンの一部はリボヌクレオチドリダクターゼによるデオキシ体への変換反応を経てデオキシシチジン三リン酸となり，DNAへ取り込まれる．新たに合成されるDNAに取り込まれたアザシチジンは，DNAメチルトランスフェラーゼと不可逆的な複合体を形成して非競合的な酵素阻害作用を示し，遊離DNAメチルトランスフェラーゼを枯渇させる．その結果，アザシチジンの取り込まれていないDNA薬のメチル化をも阻害し，細胞の分化誘導作用や細胞増殖抑制作用を示す[2)]．アザシチジンは急性骨髄性白血病や骨髄異形成症候群に対する治療薬として使用される．

h. メルカプトプリン（6-mercaptopurine: 6-MP）

1948年に発見された古い薬剤であり，対応するリボ核酸に変換された6-MPリボ核酸がプリン核酸の生合成と代謝を阻害し，そのことによりDNAとRNAの合成およびそれらが関与する機能を阻害する．急性リンパ性白血病に対する維持療法に用いられる．

4. 自然界由来の抗がん剤

a. ビンクリスチン（vincristine: VCR）

抗がん剤として用いられる代表的なビンカアルカノイド．古くはロイコクリスチンと呼ばれ，ビンカ属のニチニチソウから発見された．ビンブラスチンやビンデシンは，作用機序は共通だが毒性がやや異なる．細胞内で微小管の主要構成タンパクであるチュブリンに結合し，微小管の重合形成を阻害することで抗腫瘍効果を発揮する．悪性リンパ腫や白血病に加え，神経芽腫，ウィルムス腫瘍，脳腫瘍など様々な小児がんに汎用されている．

b. エトポシド（etoposide: VP-16）

エトポシドはメギ科の植物である *Pdophyllum peltatum* あるいは *P. emodi* の根茎から抽出された結晶性成分であるポドフィロキシンを原料とし，1966年に合成された．トポイソメラーゼⅡ阻害薬であり，DNAを切断した後，トポイソメラーゼⅡと複合体を形成し，DNAの再結合を阻害させることで，DNAの複製阻害を引き起こす．悪性リンパ腫や急性白血病に加え，ユーイング肉腫や横紋筋肉腫，神経芽腫や網膜芽腫などの小児がんの治療にも用いられる．

c. アントラサイクリン系抗がん剤

ドキソルビシン（doxorubicin: DXR）は1967年にイタリアのFarmatalia研究所の *Streptomyces peicetius* var. caesius の培養濾液中から発見されたアントラサイクリン系の抗腫瘍性抗生物質である．腫瘍細胞のDNAの塩基対間に挿入し，DNAポリメラーゼ，RNAポリメラーゼ，トポイソメラーゼⅡ反応を阻害し，DNA，RNA双方の生合成を抑制する事により抗腫瘍効果を示す．抗腫瘍性抗生物質の効果は強力だが，反復使用による耐性の獲得や蓄積性心毒性が問題となり，いくつかの誘導体が開発されている．イダルビシン（idarubicin: IDR）やミトキサントロン（mitoxantrone: MIT）やピラルビシン（THP）などがあげられる．

d. ブレオマイシン（bleomycin hydrochloride: BLM）

BLMは1965年に発見された放線菌である *Streptomyces verticillusk* から発見された糖ペプチド抗腫瘍性抗生物質である．非ヘム鉄タンパク質の一種であり，DNA鎖の切断を誘発することで作用する．注意すべき重大な副作用として肺線維症があげられる．

5. そのほかの抗がん剤

■L-asparaginase（L-Asp）

アスパラギンのアスパラギン酸への加水分解を触媒する酵素の一つで，血中のL-アスパラギンを分解し，アスパラギン要求性の腫瘍細胞を栄養欠乏にすることにより抗腫瘍効果を発揮するとされる．本邦においては，大腸菌由来のアスパラギナーゼが古くから承認されており，使用されている．

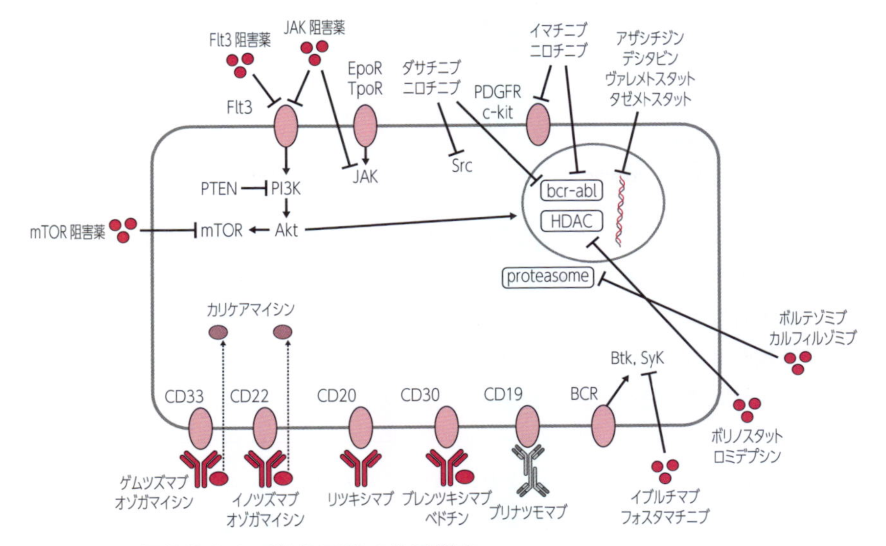

図 1 ▶ 分子標的薬および抗体医薬の作用機序
（日本血液学会，編．血液専門医テキスト改訂第 4 版．東京: 南江堂; 2023[3] を参考に作成）

B　小児血液腫瘍に用いられる分子標的薬

腫瘍の発症や進展に関連する分子機構が徐々に明らかになるにつれて，さまざまな分子標的薬が開発されている．小児血液腫瘍にもさまざまな分子標的薬が用いられており，科学的特性から抗体医薬とキナーゼ阻害薬を含む低分子医薬に分類される．字数の関係から，各論の各ページおよび成書に記載を譲るが，［図 1］にあげられるような薬剤が使用されている．

◆文献

1）山内高弘，上田孝典．抗がん薬の作用機序と分類．In: 日本血液学会，編．血液専門医テキスト　改訂第 2 版．東京: 南江堂; 2011．p.83-9．
2）高橋ゆかり，木村幸恵，岡野昌彦．骨髄異形成症候群（MDS）治療薬アザシチジン（ビダーザ® 注射用 100 mg）の薬理作用と臨床試験成績．日薬理誌．2012; 140: 235-43．
3）加藤光次，他．分子標的薬の作用機序と分類．In: 日本血液学会，編．血液専門医テキスト　改訂第 4 版．東京: 南江堂; 2023．p.108-14．

〈荒川　歩〉

SECTION

5 細胞・遺伝子治療

KEY POINTS

1… 遺伝子改変技術を応用した細胞治療であるCAR-T細胞療法は，従来型の細胞障害性化学療法や分子標的薬とは異なる抗腫瘍効果を認め，一部の再発難治性造血器腫瘍に対して重要な治療選択肢となっている．

2… 患者自身のT細胞を原料とするCAR-T細胞療法は，製造工程を含む周到な準備期間と特有の臨床経過に応じたマネジメントが必要になる．

ゲノム解析・編集技術の発展により，遺伝子治療の開発研究・臨床応用が進んでいる．本項では，小児がんで最も頻度の高いB細胞性急性リンパ性白血病（B-cell acute lymphoblastic leukemia: B-ALL）において新たに重要な治療選択肢となった細胞・遺伝子治療の一つである，キメラ抗原受容体T（chimeric antigen receptor-T: CAR-T）細胞療法について述べる．

A CAR-T細胞療法とは

CAR-T細胞療法は，患者から採取したT細胞にウィルスベクターやトランスポゾン法を用いて遺伝子導入を行い，がん細胞表面の抗原を認識しT細胞活性化を引き起こすキメラ抗原受容体（CAR）を発現させ，抗腫瘍効果を著しく向上させたCAR発現T細胞を患者に投与する細胞・遺伝子療法である．キメラ抗原受容体は，腫瘍抗原を認識する単鎖抗体（single chain variable fragment: scFv）と，抗原刺激を細胞活性化シグナルとして細胞内に伝達する受容体の役割を果たす部位，つまりヒンジ部位，膜貫通部位，共刺激受容体分子（CD28や4-1BBなど），活性化シグナル部位（主にCD3ζ由来）から成り立っている［図1］[1]．CAR-T細胞療法は，従来型化学療法とは異なる作用機序で再発難治（relapse/refractory，R/R）の症例に対して高い有効性を示し，急速にその研究開発・臨床応用が広がっている．

B CD19特異的キメラ抗原受容体T細胞療法の臨床応用

CD19やBCMAを標的とするCAR-T細胞療法が日本で保険承認されている［表1］．3種類のCD19標的CAR-T細胞製剤の中で，チサゲンレクルユーセル（キム

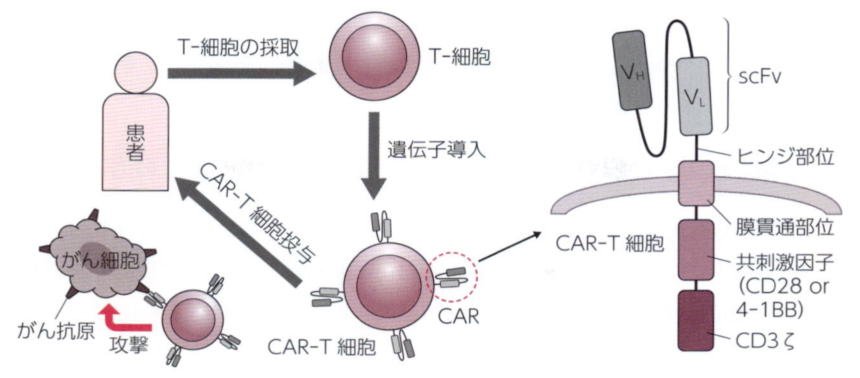

図 1 ▶ CAR-T 細胞療法の概略と CAR

V_H: heavy variable region, V_L: light variable region, scFV: single chain variable fragment

表 1 ▶ 日本で保険収載されている CAR-T 細胞療法（2024 年 6 月現在）

一般名（商品名）	標的抗原	共刺激因子	ベクター	適応症
チサゲンレクルユーセル（キムリア®）	CD19	4-1BB	レンチウィルス	再発難治性の B-ALL（25 歳以下），DLBCL 及び FL
アキシカブタゲン シロルユーセル（イエスカルタ®）	CD19	CD28	レトロウィルス	再発難治性の大細胞型 B 細胞リンパ腫
リソカブタゲン マラルユーセル（ブレヤンジ®）	CD19	4-1BB	レンチウィルス	再発難治性の大細胞型 B 細胞リンパ腫及び FL
イデカブタゲン ビクルユーセル（アベクマ®）	BCMA	4-1BB	レンチウィルス	再発難治性の多発性骨髄腫
シルタカブタゲン オートルユーセル（カービクティ®）I	BCMA	4-1BB	レンチウィルス	再発難治性の多発性骨髄腫

B-ALL: B 細胞性急性リンパ性白血病，DLBCL: びまん性大細胞型 B 細胞リンパ腫，FL: 濾胞性リンパ腫

リア®，tisa-cel）のみ，25 歳以下の R/R B-ALL に適応がある．日本を含む国際共同第Ⅱ相臨床試験（ELIANA 試験）では，小児・若年成人の R/R B-ALL 75 名に tisa-cel が投与され，複数回再発，同種移植後再発，化学療法抵抗性非寛解，同種移植非適応などの予後不良症例が対象であったにも関わらず，投与後 3 カ月時点の寛解導入率 81%（その全例が MRD 陰性），36 カ月時点の無イベント生存率（event free survival: EFS）44%，全生存率（overall survival: OS）63% と，tisa-cel の高い治療効果が示された[2,3]．同種移植なしで長期寛解可能な症例が存在する一方で，約半数例で再発が認められた．市販後データ解析で，輸注前非寛解，ブリナツモマブ治療反応不良，輸注後 1 カ月時点の NGS-MRD 陽性，体内 CAR-T 細胞持続の指

標であるB細胞無形成症（B-cell aplasia: BCA）の早期消失などの再発リスク因子が明らかになりつつある[4]．輸注後の同種移植を含む地固め療法の必要性を明らかにすることは今後の課題である．

C B-ALLに対するCD19特異的CAR-T細胞療法（tisa-cel）の治療の流れ

CAR-T細胞療法は，他の治療とは全く異なる準備が必要であり，輸注後はサイトカイン放出症候群（cytokine releasing syndrome: CRS）や免疫細胞関連神経毒性症候群（immune effector cell-associated neurotoxicity syndrome: ICANS）に代表される特有の合併症や再発様式に注意しなければいけない．CAR-T細胞療法の

表2▶B-ALLに対するtisa-cel治療のプロセス

治療プロセス	目的	ポイント
患者選択	tisa-cel適応，除外項目を確認し，スムーズにtisa-cel治療につなげる．	紹介元医療機関と治療施設が連携して，適格性の確認，アフェレーシス時期の事前検討を開始する．髄外単独再発は対象外である．
白血球アフェレーシス	治療効果の高いCAR-T細胞の製造のため，十分量の良質なT細胞を採取する．product failureを避ける．	アフェレーシス要件を厳守し，できる限り早い時期での実施を調整する．T細胞へ影響する治療は採取前に定められた休薬期間が必要である．
橋渡し治療	白血球アフェレーシス後からリンパ球除去化学療法前までの期間に，患者の病態を安定させる．	治療関連副作用でtisa-cel輸注の遅滞や実施不可を招かないように治療強度を調節する．輸注前高腫瘍量は再発リスクであり，血液学的寛解を達成することが望ましい．
リンパ球除去化学療法	輸注前にリンパ球数を減少させ，輸注後CAR-T細胞の体内での増殖を促進させる．	シクロホスファミドとフルダラビンの4日間の治療プロトコールを輸注前2〜14日前までに完了する．
輸注	患者体内に安全かつ確実にCAR-T細胞を輸注する．	infusion reactionの軽減のため，抗ヒスタミン薬，解熱鎮痛薬を前投与する．CAR-T細胞活性を抑制する可能性のあるステロイドは極力使用しない．
急性期管理	CAR-T治療に伴う副作用（CRS，ICANS，TLS，感染症，血液凝固障害，遷延性血球減少など）をコントロールする．	輸注前腫瘍量が多い場合，CRS・ICANSなど合併症リスクが高い．CRS・ICANSの重症度はASCTCコンセンサスグレーディングを用いて評価する．トシリツマブ事前確保とICUバックアップは必須である．
長期フォローアップ	CAR-T細胞の体内持続性（BCAの有無），再発の監視（MRDモニタリング），合併症の確認を行う．	必要に応じてγグロブリン補充療法を行う．CD19陽性又はCD19陰性再発や二次性リンパ腫の発症に注意する．再発リスク因子を考慮し，輸注後地固め療法（同種移植等）を検討する．

CRS: サイトカイン放出症候群，ICANS: 免疫細胞関連神経毒性症候群，TLS: 腫瘍崩壊症候群，BCA: B細胞無形成症，ASCTC: 米国移植・細胞療法学会

各治療プロセスの目的，留意点を tisa−cel 治療を例にまとめた［表 2］．詳細については，各々の製品の添付文書や適正使用ガイドラインを参照されたい．

D　CAR−T 細胞療法の今後

CAR−T 細胞療法は，リアルワールドエビデンスに基づき，治療最適化が進んできている．CAR−T 細胞療法後の二次性 T 細胞性腫瘍の発症に注意喚起がされる一方で，T 細胞性 ALL や急性骨髄性白血病，神経芽腫や肉腫などを治療対象とするさまざまな CAR−T 細胞療法，健常ドナー T 細胞を用いた CAR−T の off−the−shelf 製剤化，NK 細胞を用いた CAR−NK 細胞療法などの新たな研究開発も進められており，今後さらなる発展が期待される．

◆文献

1）今井千速．CAR−T 細胞療法．In: 日本小児血液・がん学会，編．小児血液・腫瘍学．改訂第 2 版．東京: 診断と治療社; 2022．p.175−8.
2）Maude SL, Laetsch TW, Buechner J, et al. Tisagenlecleucel in Children and Young Adults with B-Cell Lymphoblastic Leukemia. N Engl J Med. 2018; 378: 439−48.
3）Laetsch TW, Maude SL, Rives S, Hiramatsu H, et al. Three-year update of tisagenlecleucel in pediatric and young adult patients with relapsed/refractory acute lymphoblastic leukemia in the ELIANA Trial. J Clin Oncol. 2023; 41: 1664−9.
4）Myers RM, Shah NN, Pulsipher MA. How I use risk factors for success or failure of CD19 CAR T cells to guide management of children and AYA with B-cell ALL. Blood. 2023; 141: 1251−64.

〈牛腸義宏〉

SECTION 1

がん救急

KEY POINTS

1… 小児がんにおける血液学的および腫瘍学的救急疾患は多岐にわたる．これらの患者の罹患率と死亡率を減らすためには，正確な認識と迅速な管理が重要である．
2… 白血球増多症は早期死亡の原因として重要であり，支持療法を行いながら速やかな診断，治療開始が必要となる．
3… 腫瘍崩壊症候群は発症予防が重要であり，発症リスクを評価し適切な予防治療を行う必要がある．

A 白血球増多症

1．病態

白血球増多症（hyperleukocytosis）は一般的に末梢の白血球数が10,000/μLを超える状態と定義される．特に白血球数が100,000/μLを超える場合を著明な白血球増多症という（50,000/μLとされる場合もある）．著明な白血球増多症は稀な疾患を除き，ほとんどが白血病による．白血病による白血球増多症は臓器への白血球停滞（leukostasis），腫瘍崩壊症候群（tumor lysis syndrome: TLS），播種性血管内凝固（disseminated intravascular coagulation: DIC）が生じやすく早期死亡の原因として重要である．

小児白血病の中で著明な白血球増多症をきたすのは急性リンパ性白血病（acute lymphoblastic leukemia: ALL）の中では10〜30%，急性骨髄性白血病では5〜22%とされている．ALLでは*KMT2A*遺伝子再構成陽性例やフィラデルフィア染色体陽性例およびT細胞性に多く，AMLはFAB分類M4やM5の単球系に多いとされる．白血球停滞を呈するリスクが高まる白血球数はALLでは400,000/μL以上，AMLでは100,000/μL，慢性骨髄性白血病（chronic myelogenous leukemia: CML）では200,000/μLとされるが閾値以下でも発症する可能性はある．AMLはALLに比べ平均細胞容量が大きく白血球数がより低値でも白血球停滞の頻度が高まる．特

表 1 ▶ 白血球停滞の症状

臓器	症状
肺	呼吸困難，びまん性肺胞出血，呼吸不全
中枢神経	意識障害，錯乱，傾眠，めまい，せん妄，意識変容，頭痛，限局性神経障害
眼	網膜出血，視覚障害
耳	耳鳴り
心臓	狭心症，心筋梗塞，不整脈
血管	四肢の虚血，腎静脈血栓症，持続勃起症

（Porcu P, et al. Leuk Lymphoma. 2000; 39: 1-18[1] をもとに作成）

に M4，M5 は血管内皮との接着が強く白血球数が 50,000/μL 程度でも白血球停滞が生じ得る．

2. 症状

白血球増多症があっても無症状なことが多い．白血球停滞，TLS，DIC を併発するとこれらによる症状が出現する．白血球停滞による症状を［表 1］に示す．疾患特異的ではないが，これらの症状を認めた場合は白血球停滞を疑い，迅速に対応する必要がある．

3. 治療

a. 原疾患に対する治療

可及的速やかに原疾患の診断を行い，治療を開始することが大切である．

ALL ではステロイド先行投与を TLS に対する支持療法を行いながら少量で開始する．AML ではエトポシドや少量シタラビン投与を行う．

b. 支持療法

白血球停滞を軽減させるために細胞外液による大量輸液と体液管理を行う．輸血は血液粘稠度を上昇させるためできる限り避ける．一方，血小板輸血は粘稠度を上昇させないため 20,000～30,000/μL を維持するように管理する．

c. 白血球除去療法

白血球除去療法が必要かどうかの明確なコンセンサスは得られていない．症候性白血球停滞を認める場合は施行を考慮するが，いずれにせよ効果は一時的であり速やかな原疾患に対する治療が必要である．また，急性前骨髄性白血病に対する白血球除去療法は，凝固異常の増悪の危険があるため行わない．

表2▶TLS リスク分類

	高リスク	中リスク	低リスク
非ホジキンリンパ腫	バーキットリンパ腫 リンパ芽球性リンパ腫	びまん性大細胞型リンパ腫	低悪性度非ホジキンリンパ腫
急性リンパ性白血病	WBC≧100,000 成熟B細胞性急性リンパ性白血病	WBC 50,000〜100,000	WBC≦50,000
急性骨髄性白血病	WBC≧50,000 単芽球性	WBC 10,000〜50,000	WBC≦10,000
その他（CML，固形腫瘍）		増殖が急速もしくは急速な治療反応が予想される場合	その他

（Coiffier B, et al. J Clin Oncol. 2008; 26: 2767-78[2) より改変）

B　腫瘍崩壊症候群

1．病態

腫瘍崩壊症候群（tumor lysis syndrome: TLS）は，化学療法により腫瘍細胞が破壊される結果，高尿酸血症，高カリウム血症，低カルシウム血症を併発した高リン血症などの代謝異常や急性腎不全をきたす病態である．TLS は発症すると致死的となり得るため，疾患の種類や白血球数などに応じて発症リスク［表2］を評価し，適切に予防策を講じる必要がある．

2．診断

現在までに統一された診断基準は存在しない．Hand-Garrow が提唱し，Cario-Bishop が改訂した分類に基づき，臨床検査異常のある Laboratory TLS と臨床症状のある Clinical TLS に分けて分類される．Clinical TLS は Laboratory TLS に加えて腎機能低下，不整脈/突然死，けいれんのうちいずれか 1 つ以上を認めた場合と定義されている［表3］．

3．治療

TLS 発症リスクに基づいて，体重，水分バランス電解質，尿酸値のモニタリングを行うとともに，大量輸液や高尿酸血症の予防を行う［図1］．

a．大量輸液

大量輸液は TLS 予防，治療の基本となる．治療開始 24〜48 時間前から，2,500〜3,000 mL/m^2/日以上（体重≦10 kg の場合は 200 mL/kg/日）の補液により，80〜100 mL/m^2/時以上（体重≦10 kg の場合は 4〜6 mL/kg/時）の尿量確保が望ましいとされている．心機能に応じた補液量調整と電解質確認が必要となる．初期輸液製

表 3 ▶ TLS の定義

• Laboratory TLS: 下記の検査異常のうち2つ以上が化学療法開始3日以内あるいは開始後7日以内に認められる

	測定値	ベースラインからの変化
尿酸	≧8 mg/dL	25%上昇
K	≧6 mEq/L	25%上昇
P	≧6.5 mg/dL	25%上昇
Ca	≦7 mg/dL	25%減少

• Clinical TLS: Laboratory TLSに加えて腎機能低下，不整脈/突然死，けいれんのいずれかを伴うもの

（Coiffier B, et al. J Clin Oncol. 2008; 26: 2767-78[2]より改変）

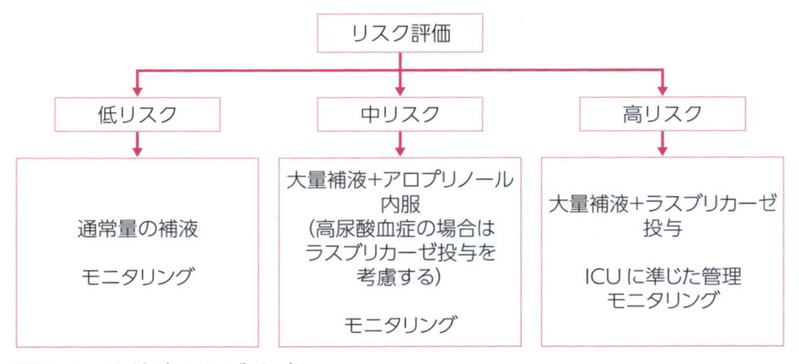

図 1 ▶ TLS 治療アルゴリズム

（Coiffier B, et al. J Clin Oncol. 2008; 26: 2767-78[2]をもとに作成）

剤としてはカリウムやリン酸カルシウムを含まない生理食塩水や1号液を用いるが，低カリウム血症とならないように配慮する．尿のアルカリ化は有用性を示す根拠はなく，リン酸カルシウムの析出による腎障害の懸念があり推奨されていない．

b. 尿酸

アロプリノールはキサンチンオキシターゼ阻害作用により，尿酸生成を抑制するが，すでに存在している尿酸には効果がない．治療開始12〜24時間前に投与を開始する必要がある．また，尿酸前駆体であるヒポキサンチンやキサンチンの濃度上昇によるキサンチン腎症の誘因となる可能性もあり注意する．投与量は50〜100 mg/m^2で8時間ごと，もしくは10 mg/kg/日を3回に分けて8時間ごと経口投与する．

ラスブリカーゼは尿酸オキシターゼの遺伝子組み換え型タンパクで，尿酸を直接

分解して，急速に血中尿酸濃度を低下させる．投与方法は0.2 mg/kg/日，最大7日間の投与が承認されている．G6PD欠損症患者への投与は禁忌になっている点や，酵素製剤であるため過敏反応や抗体産生などのリスクから再投与が認められていない点に注意が必要である．

c．高カリウム血症

急な高カリウム血症は不整脈，心停止をきたすため迅速な対応を要する．カリウム値や症候性か否かに応じてポリスチレンスルホン酸ナトリウム内服やグルコース・インスリン療法を検討する．TLS発症例や腎機能障害を伴う例では腎代替療法の開始を念頭に置く必要がある．

d．高リン血症

急性腎障害の要因となり，早急な是正が必要な場合は腎代替療法が考慮される．

e．低カルシウム血症

低カルシウム血症は時に致命的な不整脈をきたす．カルシウム補整によりリン酸カルシウムが析出し腎障害の原因となることが懸念されるため，無症候性であればカルシウム製剤での是正は行わない．テタニーやけいれんなど有症候性の場合にはグルコン酸カルシウム50〜100 mg/kg（5%ブドウ糖または生食で希釈）を心電図モニタリングしながら10〜20分以上かけて緩徐に静注投与する．

C 縦隔腫瘍

1．病態

縦隔腫瘍は小児胸部腫瘍の発生頻度が高い疾患であり，血液腫瘍のほかに胎児性腫瘍，肉腫などが原因となる．なかでも前縦隔は，小児胸部腫瘍の発生頻度が高い部位である．

前縦隔腫瘍は俗に5Tsとして分類される（thymus，thyroid，thoracic aorta，terrible lymphoma，teratoma and germ cell tumors）．縦隔腫瘍を管理する際に重要な点は，検査や処置時の姿勢および鎮静によって呼吸不全や循環虚脱をきたす可能性が高いことである．

2．症状

縦隔腫瘍を疑う症状として仰臥位の咳嗽，起坐呼吸，吸気性喘鳴，呼気性喘鳴，失神症状上半身の浮腫などがあげられる．また上大静脈症候群では悪性腫瘍が原因の場合，腫瘍の成長が急速に進行するため，側副血行路を形成する時間がなく有症状となりやすい．

3. 検査時の注意

検査時の姿勢や鎮静により呼吸不全や循環虚脱を容易にきたす可能性があり，短時間でも検査時には慎重にモニタリングをするべきである．

特に呼吸症状を伴う場合は細心の注意をはらう必要がある．姿勢により腫瘍が気管・気管支を圧迫する程度が変化し，呼吸状態が増悪する可能性があるためである．基本的には仰臥位を避け，症状が最も緩和される体位で検査・処置を行うことを検討する[3)]．

また，鎮静に関しても原則としては自発呼吸を温存できる浅鎮静状態にとどめて行うことが望ましい．既報では，デクスメデトミジンとケタミンの組み合わせが選択されることが多い．また気管挿管が必要となる場合も，極力自発呼吸を温存した状態での挿管を検討する．

4. 対策・治療

理想的には原因検索を十分に行ってから治療を開始することが望ましいが，呼吸循環状態により生命が脅かされる状態の場合は，確定診断前にステロイド治療や放射線治療を先行する必要がでてくることもある．この場合組織診断に影響を及ぼすため事前に十分な検討が必要となる．

D 腸重積・腸閉塞および消化管穿孔

腸重積症は小腸に腫瘍性病変がある場合の初発症状として重要となる．Burkittリンパ腫の約20%は腸重積症により発症するという報告もあり，特に年長児における腸重積症の場合は腫瘍性疾患を念頭におく必要がある．腸閉塞も腸重積症に併発するものから腫瘍による消化管の圧迫により生じるものもある．消化管穿孔も緊急対応を要する重要疾患である．消化管リンパ腫の6.7%に腸穿孔を伴うという報告もあり，比較的消化管リンパ腫には高頻度に認められる．このほかにはステロイド性消化管潰瘍穿孔も治療に併発する合併症として重要である．

1. 症状

比較的急激に発症する強い腹痛と腹膜刺激症状がみられる場合に消化管穿孔を疑う．

2. 診断

検査典型例では立位の胸腹部単純X線撮影で横隔膜下にfree airを描出されるが，立位が困難な場合には左側臥位で肝表面のfree airを確認する．しかし単純X線でのfree air描出は70%前後であり，症状や病歴から消化管穿孔を疑う場合はCT撮像を躊躇せずに実施する.

3. 治療

従来は外科的介入が第一選択であったが, 近年は胃十二指腸の穿孔に対しては H_2 受容体拮抗薬やプロトンポンプ阻害薬などの保存的治療も選択肢となる.

E 脊髄圧迫

脊髄圧迫は腫瘍や腫瘍に対する治療の副作用により脊髄や馬尾が外部から圧迫され, 正常神経機能が障害される病態である. 脊髄圧迫は小児悪性腫瘍患者の3～5%の頻度でみられる.

1. 症状

病変部位により異なる. 運動機能障害（筋力低下), 神経根性疼痛, 感覚障害, 膀胱直腸障害などが主な症状であり脊髄圧迫のある患児の55～95%が背部痛を伴うとされている. 診察時は神経学的所見の確認, 好中球数が保たれていれば直腸診により括約筋収縮の確認も行う.

脊髄圧迫を疑った場合速やかに脊髄MRIで評価を行う. CTでは病変を見逃す可能性がある.

2. 治療

回復不能な神経障害をきたす可能性が高く, 疑った場合は早期に治療を開始することが重要である. 初期治療として腫瘍周囲の浮腫, 症状軽減に対してデキサメタゾンを投与する. 至適投与量は定まっていないが, 1～2 mg/kgを初回に投与し, 以後0.25～0.5 mg/kgを6時間ごとに投与することが多い. 神経芽腫, 白血病, 悪性リンパ腫では化学療法先行が推奨される. 放射線感受性の高い腫瘍と判明した場合は放射線照射が選択される. 放射線感受性が高くない腫瘍や診断がつかない場合は除圧目的に椎弓切開や椎弓切除を行う.

◆文献

1) Porcu P, Cripe LD, Ng EW, et al. Hyperleukocytic leukemias and leukostasis: a review of pathophysiology, clinical presentation and management. Leuk Lymphoma. 2000; 39: 1-18.
2) Coiffier B, Altman A, Pui CH, et al. Guidelines for the management of pediatric and adult tumor lysis syndrome: an evidence-based review. J Clin Oncol. 2008; 26: 2767-78.
3) McLeod M, Dobbie M. Anterior mediastinal masses in children. BJA Education. 2019; 19: 21-6.

〈金子綾太〉

JCOPY 498-24500

SECTION 

感染予防と治療

KEY POINTS

1… がん化学療法中は骨髄抑制の有無に関わらず免疫抑制状態にあるため，感染の頻度と重症度に関わるリスク因子に応じた対応が必要となる．

2… 化学療法あるいは造血幹細胞移植における好中球減少時に発症する感染症は，しばしば急速に重症化して致命的になりうる．いわゆる発熱性好中球減少症（febrile neutropenia: FN）が oncologic emergency であると認識して，速やかな原因検索と経験的な感染症治療の開始が重要となる．

3… FN に対する先行した抗菌薬治療が奏効しない場合，深在性真菌症も考慮する．

4… 基礎疾患および集中的な化学療法によって二次性免疫不全の状態にあり，細胞性免疫，液性免疫の反応低下をきたす．化学療法中のウイルス感染症の多くが，このような二次性免疫不全を背景にした，潜在ウイルスの再活性化である．

A 二次性免疫不全の 4 つのカテゴリー

1．好中球減少

化学療法や原疾患などによって末梢血好中球絶対数（absolute neutrophil count: ANC）が 500/μL を下回るか，ANC が 1,000/μL 未満で今後 48 時間以内に 500/μL 未満となることが予想されている状況を好中球減少と定義する．ANC が 100/μL 以下の場合か，好中球減少期間が 7 日間を超えるような場合を重度好中球減少と定義して，より感染リスクが高いと考えられる[1]．

2．細胞性免疫不全

細胞性免疫は T リンパ球を中心に単球，マクロファージなどが幅広い病原体を処理する免疫機構である．コルチコステロイドを長期・大量（2 mg/kg/day で 4 週間以上など）使用する場合や，カルシニューリン阻害薬（tacrolimus，cyclosporine など），mTOR 阻害薬（everolimus，temsirolim など），プリンアナログ（fludarabine など），分子標的薬（alemtuzumab など）などの薬剤性の他，造血幹細胞移植後の移植片対宿主病（graft versus host disease: GVHD）患者などでも細胞性免疫不全が問題となる.

3. 液性免疫不全

免疫グロブリンは抗原の中和や補体の活性化，好中球やマクロファージが貪食する際のオプソニン化などに重要な役割を果たすが，液性免疫は免疫グロブリンを中心に有莢膜細菌などを処理する免疫機構で，分子標的薬（リツキシマブなど）の影響の他，造血幹細胞移植後 GVHD 患者でも問題となることがある.

4. 皮膚・粘膜のバリア破綻

薬剤の副作用等によって広範囲の皮膚・口腔・消化管粘膜障害が生じたり，造血幹細胞移植後の皮膚 GVHD などでは皮膚や粘膜が破綻することによって局所の易感染性の問題を引き起こす.

B 感染症予防に用いられる代表的薬剤

1. ST（sulfamethoxazole-trimethoprim）合剤

- 好中球数の有無に関わらず，ニューモシスチス感染予防に有効性を示す.
- 週 3 日以上，全治療期間を通じて継続することが望ましい.
- 副作用: 骨髄抑制，耐性菌の出現，口腔カンジダ症の出現
- 副作用出現時にはペンタミジンエアロゾル吸入（1 回/月）で代用できる.

2. 経口キノロン薬

- 成人同様，小児においても急性リンパ性白血病（acute lymphoblastic leukemia: ALL）および急性骨髄性白血病（acute myeloid leukemia: AML）の寛解導入療法時，造血幹細胞移植時には，グラム陽性菌および陰性菌の血流感染への予防効果あり.
- 本邦では予防投与の保険適用はなく，幼小児における長期的な副作用については不明.

3. 抗真菌薬

- フルコナゾール（FLCZ）に表在性・深在性真菌症への予防効果あり.
- FLCZ は糸状菌などには抗菌作用を示さず，効果が限定的である.
- イトラコナゾール（ITCZ）内用液の予防投与はカンジダの全身感染症を減少させる.
- ミカファンギン（MCFG）の予防投与は造血幹細胞移植時の深在性真菌症に有効.

4. G-CSF

- FNの発症頻度が20%以上に認められる強力な化学療法において予防投与が適応.
- 治療強度が高くない化学療法でも，個々の要因により感染症発症リスクが高い場合は，予防投与は推奨される.
- 小児における G-CSF の予防投与は FN および感染症の発症頻度や罹患期間を有意に低下させるが，感染症に起因する死亡率の改善は認められないことが証明されている.
- 感染症の合併や骨髄抑制で，がん化学療法の減量や休薬期間延長を避けたい場合に予防投与が考慮される.
- これらの条件に当てはまらない無熱性好中球減少症への使用は推奨されない.
- 有害事象としては，小児 ALL 患者において治療関連 AML や骨髄異形成症候群（myelodysplastic syndromes: MDS）の発症リスク増加，小児および若年成人 AML の一部で再発リスク増加の報告がある[2].

C 実際の感染対策について

感染を引き起こす経路として大きく内因性と外因性に分けられる.

1. 内因性感染予防

患者の体内に存在する細菌・真菌による感染，ウイルス再活性化が原因となる.対策としては予防投与や preemptive therapy（先制攻撃的治療）が中心となる. 長期の好中球減少が予測される患者への抗菌薬予防投与については，薬剤耐性菌が問題となっている現在において，その効果について今後も引き続き議論が必要と思われる.

2. 外因性感染予防

周囲環境に存在する病原体への曝露によって感染を発症する経路を防ぐことが重要であり，具体的対策を以下に示す.

同種造血幹細胞移植や急性白血病の寛解導入/再寛解導入療法時には，肺胞上皮の免疫担当細胞の欠如により，環境中に広く存在するアスペルギルス属の肺での感染が成立しうるため，これらの胞子を吸い込まないような陽圧換気を備えた‘防護環境’で治療を行うことが推奨されるが，防護環境の有用性については賛否両論ある.

水回りの汚染に関連する微生物は，レジオネラや緑膿菌，アシネトバクターなどのグラム陰性桿菌から，非結核性抗酸菌，原虫，真菌など幅が広い. 近年では水回り環境においてもカルバペネム耐性のグラム陰性桿菌も問題となっている.

従来，多くの医療施設で，好中球減少時には生野菜や果物，加熱や殺菌が不十分な肉や乳製品の提供を避ける，いわゆる“無菌食”が提供されてきた．しかし，無菌食の有用性にはエビデンスが乏しく，食事や生活の質を落として患者の食欲減退から低栄養にもつながり得るため，近年は規制を緩和する動きがある.

D FN の標準的治療

1. FN の初期評価項目

- 身体所見
- 血算，白血球分画
- 凝固・線溶検査
- 血液生化学検査（腎機能，肝機能，電解質），炎症マーカー〔CRP，プロカルシトニン（PCT）など〕※
- 抗菌薬開始前の血液培養検査（異なる採取部位から 2 セット）
- 感染が示唆される身体部位からの培養検査（尿，便，喀痰，髄液など）
- 胸部単純 X 線（呼吸器症状合併例），CT 検査

※炎症マーカーである CRP や PCT は，細菌や真菌の感染症例でも発熱初期には陽性とならなかったり，PCT はコアグラーゼ陰性ブドウ球菌の菌血症では上昇しないこともある.

2. 抗菌薬の選択

- 最も可能性が高く，重篤な合併症や生命を脅かす感染症を引き起こしやすい病原体をカバーすることが，経験的抗菌薬治療の目標である.
- FN 患者の血液培養分離菌には，昨今はグラム陽性球菌の頻度が高くなっているが，死亡率の高さは緑膿菌などのグラム陰性桿菌による菌血症の方がはるかに高いため，現在でも FN における経験的抗菌薬治療には緑膿菌に対する抗菌活性が高い抗菌薬を選択する.
- 従来，FN の経験的治療として β-ラクタム系薬とアミノグリコシド系薬の併用が広く行われてきたが，近年の β-ラクタム系薬は単剤でも広域抗菌スペクトラムを有しており，アミノグリコシド系薬の腎毒性の問題から，β-ラクタム系薬単剤が推奨されている.
- 抗 MRSA 薬を経験的治療の初期から併用する根拠は乏しく，推奨されない.
- 経験的治療としての抗菌薬選択には，各施設での臨床分離菌の感受性も参考にする.

- FNでなく感染巣を伴う場合は，感染部位に好発する微生物を考慮して抗菌薬を選択する．
- 抗菌薬投与期間は，特定された感染症に応じて，また同定された菌によって異なってくるが，ANC≧500/μLに回復するまでは投与継続が望ましい．
- 原因が特定できず，経験的抗菌薬治療開始後3日以上発熱が持続する場合には，血液培養再検や臨床症状の変化により原因を再評価する．
- 経験的抗菌薬治療が無効な場合は，深在性真菌症も考慮する．
- 好中球減少期間が7日間以内と予測される症例では，経験的抗真菌薬治療を推奨しない．

E　深在性真菌症の診断と治療

1．深在性真菌症の診断

がん化学療法中の好中球減少期では通常細菌感染症が先行するので，FNの対応としては抗菌薬が先行して使用される．そのため通常は抗菌薬不応性発熱という状況をもって，深在性真菌症の診断を始めることになる．

深在性真菌症の原因の大半は，内在性真菌症であるカンジダ属と外来性真菌であるアスペルギルス属で占められる．抗真菌薬への耐性率上昇の問題，画像所見でアスペルギルス症と鑑別困難なムーコル症にはVRCZが無効であることなどを踏まえ，可能な限り真菌の分離・同定・感受性確認に努めなければならない．

広域抗菌薬を使用しても発熱が4〜7日以上持続したり，発熱が再燃する場合，深在性真菌症も念頭に置いて，各種画像検査によるアスペルギルス肺炎やカンジダ性肝脾膿瘍等の同定，β-Dグルカン，ガラクトマンナン抗原等を確認して，診断に努めなければならない．また，カンジダ症の可能性があれば，眼症状の有無に関わらず眼科診察が重要である．

真菌症の確定診断が困難である理由として，内在性真菌であるカンジダの非無菌的検体からの検出はコロナイゼーションとの区別が困難であり，明らかな侵襲性アスペルギルス症においてもアスペルギルスが血液培養で証明されることは稀であり，陽性の場合はむしろコンタミネーションと考えるべきであるとする報告もある．また，PCR法などを用いた遺伝子検査の感度はβ-Dグルカンやガラクトマンナン抗原に劣る．

局所の生検などの侵襲を伴う検査を，がん化学療法後に重症感染症を合併した小児患者で行うことは，結果の有用性よりも不利益が上回る可能性がある．

β-D グルカンやガラクトマンナン抗原の検査は侵襲性が低いが，β-D グルカンを含む薬品・食品や血液製剤の影響，ガラクトマンナンではビフィドバクテリウムの腸管内定着などで偽陽性を示す可能性がある．また，この2つの指標は真菌細胞の構成要素であるため，抗真菌薬使用中ではその発育が抑えられ偽陰性を示す可能性がある[3)]．

2. 深在性真菌症の標準的治療

好中球減少が遷延した状況下で抗菌薬不応性発熱をきたした場合は，真菌感染症の可能性例として，原因菌（真菌）未確定のまま経験的治療として抗真菌薬が開始されなければならない．宿主因子，臨床症状，先行抗真菌薬使用状況を参考に，菌学的検査，画像検査を進めて，それらの結果を参考に抗真菌薬を選択していく．

カンジダ症の可能性が高い場合は，MCFG，CPFG，FLCZ，VRCZ，ITCZ，L-AMB（リポソーマルアムホテリシン B）より選択する．特に侵襲性カンジダ症にはMCFG，CPFG，L-AMB が第一選択とされ，使用歴がなければ，FLCZ，VRCZ，ITCZ などのトリアゾール系が考慮される．近年はこれらの抗真菌薬に抵抗性を示すカンジダも多くなってきていることを念頭に入れておく必要がある．

アスペルギルス症の可能性が高い場合は，L-AMB，VRCZ，MCFG，CPFG，ITCZ が使用される．特に侵襲性アスペルギルス症には VRCZ，L-AMB が第一選択とされ，代替薬として CPFG，MCFG，ITCZ が挙げられる．病変が限局していれば，摘出手術も考慮される．

アスペルギルス症を示唆する画像所見でも β-D グルカンとガラクトマンナン抗原がともに陰性の場合は，ムーコール症の可能性を視野に L-AMB が第一選択となる．

すでに使用されている抗真菌薬を変更する場合には系統の異なる薬剤を選択するべきである．単剤治療で改善しない場合には，真菌感染症以外の可能性も踏まえつつ，作用機序の異なる抗真菌薬併用療法が考慮されるが，併用療法に関してエビデンスの高い報告は存在しない．

経験的治療において抗真菌薬の効果を認める割合は10%未満とされている．経験的治療に対し，β-D グルカンやガラクトマンナン抗原および真菌感染症を示唆する画像所見を根拠に抗真菌薬を開始する preemptive therapy の方が，過剰な抗真菌薬投与による薬剤関連の副作用や，ブレークスルー感染症を回避できる可能性がある[4)]．

F　ウイルス感染症の予防と治療

1. HSV（単純ヘルペスウイルス）感染症の標準的治療

がん化学療法中のHSV感染症の多くは，初感染よりも免疫不全状態に伴う再活性化で発症する．造血幹細胞移植後のみならず，急性白血病の寛解導入療法中でもHSV再活性化による口腔粘膜病変を認めることがある．治療はアシクロビルが有用である．

2. VZV（水痘-帯状疱疹ウイルス）感染症の予防と治療

水痘未罹患の患者ががん化学療法中にVZVに曝露された時は，高率に重症化することが知られている．また，免疫不全状態では水痘疹が少ない割に腹痛や背部痛を伴うなど非定形な経過をとることで診断の遅れに繋がることもあり，注意が必要である．特にALLの患者では，ステロイド投与中または投与後3週間以内では重症化率が高い．

血清学的にVZV抗体陽性の患者では，細胞性免疫が低下するとVZVの再活性化により帯状疱疹を発症し，強い免疫抑制下では播種性帯状疱疹となる場合がある．

いずれの場合も，初期治療としてはアシクロビルが推奨される．

本邦では水痘・帯状疱疹免疫グロブリンが入手不可能で使用できない．VZV曝露後7日目からアシクロビルを投与することで，発症率低下と重症化予防に有効とされる．

水痘は空気感染で伝播する感染症であるため，患者の隔離には細心の注意が必要である．

3. CMV（サイトメガロウイルス）感染症のモニタリングと治療

同種造血幹細胞移植後の患者では，造血回復後に定期的にCMV抗原血症をモニタリングする．陽性化すれば臨床所見を認めなくてもCMV抗原が一定基準以上になればガンシクロビルによるpreemptive therapyが行われる．

通常のがん化学療法でもTリンパ球の抑制によってCMV再活性化による腸炎，網膜炎，間質性肺炎を合併しうるが，頻度は低いため，定期的なモニタリングは推奨されない．

間質性肺炎の場合は，免疫グロブリンの併用が行われることが多い．

4. インフルエンザ（Flu）の予防と治療

がん化学療法中や造血幹細胞移植後の患者が罹患した場合，下気道感染症の合併率が高い．重症化を防ぐためには，Flu様症状を認めた時点で，診断確定前にノイラミニダーゼ阻害薬の投与を開始する．また，ウイルスに曝露した直後で発症していない時にも，オセルタミビル，ザナミビル，ラニナミビルは予防投与が可能である．

化学療法中の患者に対するFluワクチンの有効性については，健常人には劣るものの血清学的な有効性が示されている．

5. RSウイルス感染への対応

がん化学療法中や造血幹細胞移植後の患者が罹患した場合，下気道感染症による重症化のリスクが高い．治療としてはリバビリン吸入が推奨されているが，日本では保険適応がない．一方，このような高リスクの患者へのパリビズマブの予防投与は，重症化予防の点で効果が認められている[5)]．

◆文献

1) Thomas L, Paula DR, Roland AA, et al. Guideline for the management of fever and neutropenia in pediatric patients with cancer and hematopoietic cell transplantation recipients: 2023 update. J Clin Oncol. 2023; 41: 1774-85.
2) Stephanie V, Catherine A. Neutropenia and infection prophylaxis in childhood cancer. Current Oncology Reports. 2022; 24: 671-86.
3) Thomas L, Brian TF, Bob P, et al. Clinical practice guideline for systemic antifungal prophylaxis in pediatric patients with cancer and hematopoietic stem-cell transplantation recipients. J Clin Oncol. 2020; 38: 3205-16.
4) Donnelly JP, Chen SC, Kauffman CA, et al. Revision and update of the consensus definitions of invasive fungal disease from the European organization for research and treatment of cancer and the mycoses study group education and research consortium. Clin Infect Dis. 2020; 71: 1367-76.
5) Nadia S, Miguela A, Aia AC, et al. Prevalence and characteristics of acute respiratory virus infections in pediatric cancer patients. J Med Virol. 2019; 91: 1191-201.

〈外山大輔〉

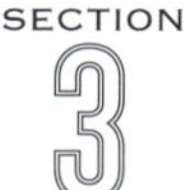

小児血液疾患に対する輸血療法

KEY POINTS

1… 小児血液疾患に対する輸血療法においても，原則として国の定めた「輸血療法の実施に関する指針」および「血液製剤の使用指針」を遵守する．

2… 赤血球液の輸血トリガーは7 g/dLを基本とするが，疾患や病状により検討が必要である．

3… 血小板濃厚液の輸血トリガーは，病状により5千～5万/μLとさまざまである．

4… 新鮮凍結血漿は，必要な疾患が限られていることを認識し，凝固・線溶因子のデータを確認したうえで輸血する．

5… 小児では成人に比べ輸血副反応の発生頻度が高いため注意が必要である．

輸血療法は血液中の血球成分および凝固線溶因子の補充療法であり，小児血液疾患ではさまざまな血球・凝固線溶因子の減少に対して行われる．特に，造血器悪性腫瘍に対する各種抗がん化学療法および造血幹細胞移植療法においては，必要不可欠な支持療法である．輸血に関しては，わが国では2003年に「安全な血液製剤の安定供給の確保等に関する法律」が制定され，これに基づき2005年に「輸血療法の実施に関する指針」[1)]および「血液製剤の使用指針」[2)]が定められたが，これらの指針は主に成人を対象として作成されたものである．2017年に日本輸血細胞治療学会から「科学的根拠に基づいた小児輸血のガイドライン」が公表され，その内容が「血液製剤の使用指針」にⅧ章「新生児・小児に対する輸血療法」として反映されたが，当該ガイドラインは生後4カ月未満の新生児・乳児を対象とした内容に限定されていると明記されており，生後4カ月以上の小児に対して適用されるものではない[3)]．したがって，生後4カ月以上の小児に対する輸血療法に関するわが国の指針・ガイドラインは存在しないのが現状である．一方欧米では，アメリカ，イギリス，オーストラリアなどが小児の輸血療法に関する指針を定めているが，これらのガイドラインにおいてわが国の上記2指針と大きく異なった記載がされているものは見当たらない．したがって，現状においては，特に小児の特殊性を勘案すべき部分以外は，原則として厚生労働省の指針に準拠すべきであると考えられる．指針は数年おきに改訂され，さらに厚生労働省や日本赤十字社から頻繁に各種通知が行われるので，常にこれらの情報をアップデートしておく必要がある．

A 輸血の説明同意

輸血については厚生労働省の通達で同意書の取得が義務づけられており，必要要件[1)]を網羅した説明書をもとに患者家族に説明し，同意書を得る．12歳未満では親などの代理人から，12歳以上18歳未満は本人と代理人の両者から同意・署名を得る[4)]．12歳未満の児に対するインフォームドアセントは，輸血療法に関して明確に定められていないが，本人の理解の程度に応じて説明を行い理解を得ることが望まれる．宗教的理由による輸血拒否に対しては，関連ガイドラインに従い各施設で方針を定めておく[5)]．

B 輸血製剤の種類

輸血製剤には，以下のような種類がある．現在は成分輸血の原則に基づいて，全血は原則として用いない．また，自己血以外の院内採血は安全面および倫理面で問題があり，製剤が日本赤十字社から供給不可能な製剤（顆粒球輸血など）を除いて行ってはならない．

1．赤血球液

貧血に対しては，抗凝固剤であるMAP（mannitol adenine phosphate）を含む赤血球液を用いる．

a．輸血基準

「血液製剤の使用指針」では，Hb（ヘモグロビン）値7 g/dLが輸血のトリガーとして適切であるとされており，小児白血病・リンパ腫診療ガイドラインでもHb値7 g/dLを目安とするとされている[6)]．ただし慢性的な貧血では，Hb値7 g/dL以下でも明らかな症状がなければ輸血が不要な場合もある．

- 鉄欠乏性貧血では，明らかな心不全症状などがない限り，輸血は行わず鉄剤の投与で改善を図る．
- βサラセミア（major）では，Hbを低い状態で維持すると，骨髄増殖による骨皮質の菲薄化から顔面や四肢の変形，低身長などを生じるため，Hbを9～10 g/dLで維持することが推奨される[7)]．
- 発熱時や重症感染症時，心毒性の強いアントラサイクリン系抗がん剤を多用する患者などでは，心負荷を考慮してHb値8 g/dL以上を保つ場合もあるが，明確なエビデンスはない.

- 造血幹細胞移植患者において，輸血トリガーを Hb 値 7 g/dL と 9 g/dL とした群で予後に差はなかったと報告されている[8].

b. 投与量

以下の計算式から決定する．概ね，体重 10 kg 未満では 10 mL/kg，10〜20 kg では 1 単位(約 130 mL)，20 kg 以上では 2 単位が使用される場合が多い．乳児では，体重に応じて赤血球液製剤を無菌的に 2 分割あるいは 3 分割して投与し，残りの製剤は輸血検査室で保管すれば元の製剤の有効期限まで使用可能である．目標 Hb 値は，Hb が定常傾向の場合は 8 g/dL 程度，Hb が下降傾向の場合は 10 g/dL 程度とする.

投与量（mL）=（目標 Hb 値－現在の Hb 値）（g/dL）× 体重（kg）× 4

c. 投与法

末梢または中心静脈ルートから上記の量を 2〜6 時間かけて輸血することが推奨される[5]．最初の 10〜15 分程は 1 mL/kg/時程度の速度で輸血し，副反応の出現に注意する．極端に Hb が低い場合は循環負荷による心不全を避けるため 2〜3 日かけて目標 Hb 値まで上昇させる.

d. 洗浄赤血球

赤血球液から大部分の血漿を除去し生理食塩水で置き換えたもので，血漿タンパク成分に対するアレルギー反応が頻繁に認められる場合に用いられる.

e. 溶血性貧血に対する輸血

溶血性貧血では，原則として赤血球輸血は行わないが，心不全症状が強い時などでやむを得ず輸血する際は，複数の製剤で交差適合試験を行い反応が弱い製剤を選択する.

2. 血小板濃厚液

血小板減少時の出血および出血予防に用いる.

a. 輸血基準

「血液製剤の使用指針」，堀越らの報告，米国小児血液腫瘍研究グループ（COG）のガイドライン等では，以下のような基準が推奨されている[9,10].

- 血液悪性腫瘍および造血幹細胞移植患者の血小板減少時は，全身状態良好な場合には血小板値 1 万/μL をトリガーとする.
- 血液悪性腫瘍および造血幹細胞移植患者で 38℃以上の発熱，急激な血小板減少，凝固障害，hyperleukocytosis を伴う場合は 2 万/μL をトリガーとする.

- 活動性の出血がみられる場合や，大きな侵襲を伴う外科手術では血小板値 4〜5 万/μL をトリガーとする．
- 再生不良性貧血や骨髄異形成腫瘍の安定期では，5 千/μL を保つよう輸血し，頻回の輸血による血小板輸血不応状態の発生をなるべく避けるのが原則である，ただし，年齢も考慮し，活動性が高く転倒防止が困難な状況では 1〜2 万/μL を保つことが必要な場合もある．
- 新生児同種免疫性血小板減少症においては，血小板数が 3 万/μL 未満の場合に血小板濃厚液の投与を考慮する．
- 溶血性尿毒症症候群（HUS）や免疫性（特発性）血小板減少性紫斑病（ITP）では，原則として血小板輸血は行わないが，大量出血時には禁忌ではない[11]．

b．投与量

成分採血で採取された 5 単位，10 単位，15 単位，20 単位の製剤が体重に応じて用いられる．実務的には体重 25 kg 未満の小児では 10 単位製剤，25 kg 以上では 15〜20 単位製剤を投与することが多い．

血小板輸血直後の予測血小板増加数（/μL）は，

$$\frac{\text{輸血血小板総数}}{\text{循環血液量（mL）} \times 10^3} \times \frac{2}{3}$$

で計算する．10 単位の血小板濃厚液は 2×10^{11} 個以上の血小板を含むため，体重 20 kg の児では 8 万/μL 程度上昇することになるが，化学療法後で血小板値が下降傾向の場合，翌日に血小板数を測定した場合はこれより低い値となることが多い．

c．投与法

末梢または中心静脈ルートから 2〜4 時間程度かけて輸血する．最初の 10〜15 分程は 1 mL/kg/時程度の速度で輸血し，副反応に注意する．10 単位製剤は約 200 mL，15・20 単位製剤は約 250 mL である．血小板製剤は予約製剤であり，当日のオーダーでは入手できない場合もあるため，造血器悪性腫瘍の化学療法時には，1〜2 万/μL を保つよう計画的に輸血をオーダーすることが推奨される．特に造血幹細胞移植後など，確実に血小板輸血の必要性が見込まれる場合には，週 2〜3 回の計画的輸血を行うことが望ましい．

d．HLA 適合血小板

頻回の輸血を行った患者における抗 HLA 抗体陽性による血小板輸血不応状態に使用する．急な入手が難しいため，計画的な輸血が必要となる．やむを得ない場合，ABO 血液型不一致製剤が投与される場合もあるが，製剤中の抗 A/B 抗体価が 128

倍以上の場合には，血漿成分を除去するために洗浄血小板製剤を作成して使用する．

3. 新鮮凍結血漿（fresh frozen plasma: FFP）

a. 輸血基準

凝固線溶因子の減少時に投与する．小児血液疾患で FFP の投与が必要な状況は少ない．「血液製剤の使用指針」に記載されている主な適応疾患は，以下の通りである．

- 肝障害時などの複合的凝固異常
- 播種性血管内凝固（DIC）
- 血栓性血小板減少性紫斑病（TTP），Upshaw-Schulman 症候群（先天性 TTP）
- 濃縮製剤のない凝固因子欠乏症（第Ⅴ，第Ⅺ因子欠乏症）
- L-アスパラギナーゼ投与後（十分なエビデンスがないが，頭蓋内出血や血栓症を疑う症状がある場合などは躊躇せず投与する）

HUS，および造血幹細胞移植後にしばしば見られる TMA（thrombotic microangiopathy）は TTP に類似した病態であるが，TTP では FFP を用いた血漿交換が著効を示すのに対し，ADAMTS-13 の低下を認めない HUS や TMA では血漿交換の有効性は乏しいとされる．なお，小児血液疾患に限らず，FFP を循環血液量の補充として投与することは禁じられており，必要な場合は人工膠質液や等張アルブミン製剤等を用いることが指針で定められている．

いずれにおいても凝固線溶検査（PT，APTT，Fib など）を施行し，PT<30% または PT-INR>2.0，APTT（sec）>施設基準値上限の 2 倍，Fib<150 mg/dL など，凝固線溶因子の低下が示された場合に用いることが原則である．

b. 投与量

凝固因子活性を 20〜30% 上昇させる量として，8〜12 mL/kg が標準的である．120 mL，240 mL，480 mL 製剤がある．

c. 投与法

上記の量を 2〜3 時間程度かけて投与する．最初の 10〜15 分程は 1 mL/kg/時程度の速度で輸血し，副反応に注意する．

4. 自己血輸血

小児血液疾患では患者自身に自己血輸血が適応となる場面はほとんどない．骨髄移植の sibling donor では，骨髄採取中の貧血に対し事前に貯血した自己血の輸血が行われる場合がある．

5. 顆粒球輸血

長期に無顆粒球症が持続することが予測される状況や好中球機能異常症における抗菌薬不応の細菌・真菌感染症に対して用いられることがある．ドナー（小児の場合は両親に限るとされる）に G-CSF（顆粒球コロニー刺激因子）1 μg/kg とデキサメタゾン 8 mg/kg を投与し，12 時間後に白血球採取用のアフェレーシス装置を用いて採取する．15〜50 Gy の放射線照射の後，患者体重あたり 1×10^9個/kg 以上の顆粒球を感染症がコントロール可能になるまで連日輸注する[12]．

6. ドナーリンパ球輸注（donor lymphocyte infusion: DLI）

DLI は，白血病に対する同種造血幹細胞移植後に GVL（graft versus leukemia）効果を増強させる目的や，EB ウイルス関連 B 細胞性リンパ球増殖性疾患（EBV-LPD）の治療目的で行われる．疾患や寛解状態によりその効果は様々であるが，移植後の造血器腫瘍の再発や混合キメラ状態が適応となる．

疾患により，1×10^6〜5×10^8個/kg を，副作用に注意して投与する[8]．

7. 免疫グロブリン製剤（γ-グロブリン）

輸血ではないが，小児血液疾患の治療で重要な役割を果たすことから，ここで取り上げる．我が国の小児血液疾患における免疫グロブリン製剤の適応は，低または無ガンマグロブリン血症，重症感染症における抗菌薬との併用，ITP である．

投与量は，重症感染症に対しては 1 日 1 回 100〜150 mg/kg を，感染症がコントロールされるまで行う．ITP には 400 mg/kg の 5 日間が用いられるが，800〜1,000 mg/kg の 2 日間投与（保険適用外）も有効とされている．低並びに無ガンマグロブリン血症では，200〜600 mg/kg 体重を 3〜4 週間隔で投与する．投与時はアナフィラキシーの出現に注意する．

C 輸血副反応（副作用）

輸血には［表 1］にあげたようなさまざまな副反応（副作用）がある．小児では成人に比べ輸血副反応の発生頻度が 2 倍程度高いという報告があり，詳細な理由は不明だが，小児ではより注意が必要である[13]．

＜Memo 1＞輸血検査に影響する抗体医薬

近年，造血器腫瘍に対する抗体医薬が種々開発され臨床応用されているが，その中には赤血球上の抗原と反応することで血液型検査や不規則抗体スクリーニングなどの輸血検査に重大な影響を及ぼすものがある．代表的な薬剤は，多発性骨髄腫に対する抗 CD38 抗体薬（ダラツズマブ，イサツキシマブ）や，難治性急性骨髄性白血病や骨髄異形成腫瘍に対する抗 CD47 抗体薬（マグロリマブ）である．これらの薬剤の投与後は，非特異的な赤血球凝集が生じるため，輸血検査は実施困難であり，薬剤投与前に輸血検査を実施することが必須となる．これらの薬剤が小児で使用されることはまれだが，今後新たな抗体医薬の開発により小児造血器腫瘍でも同様の問題が生じる可能性を念頭に置く必要がある．

表 1 ▸ 輸血副反応

	小児の頻度	成人の頻度	特徴	治療
	（10 万当たり）※			
ウイルス感染症	HBV: ＜0.1 HCV，HIV: ＜0.01		生物由来製品感染等被害救済制度あり（適正輸血の場合） 輸血前の血清の 2 年間保存義務	各種抗ウイルス治療
溶血性副反応	＜0.5	36	ABO，RhD 不適合は重症	重症例では腎不全・DIC に対する治療
発熱（非溶血性）	171	110	移入サイトカインなどが原因	解熱薬
アレルギー	323	72	血漿タンパクが原因 血小板輸血で多い	抗ヒスタミン薬・ステロイド（予防投与も可）
TRALI	2	1	輸血後 6 時間以内に発症する非心原性肺浮腫 顆粒球抗原や HLA 抗原に対する抗体の関与	呼吸管理 ステロイド
TACO	3	13	急激な過量の輸血による循環負荷に伴う肺水腫	利尿薬
GVHD	0	0	死亡率ほぼ 100% 15～50 Gy を製剤に照射して予防 FFP では生じない	有効な治療なし
副反応全体	538	252		

※ Vossoughi S, et al. Transfusion. 2018; 58: 60-9[13] より．ただし，ウイルス感染については，日本赤十字社の資料により，小児・成人別の頻度は不明．
TRALI: transfusion related acute lung injury, TACO: transfusion associated cardiovascular overload
GVHD: graft versus host disease

＜Memo 2＞ABO 型不適合造血幹細胞移植患者の輸血

ABO 型不適合造血幹細胞移植前（移植前処置の開始時）から移植後（患者血液型がドナー血液型に切り替わるまで）の輸血用製剤の ABO 血液型選択の指針を表 2 に示す．

表2▶ABO不適合造血幹細胞移植後の輸血製剤の血液型選択

患者血液型	ドナー血液型	赤血球の血液型	血小板／血漿の血液型
O	A/B/AB	O	ドナー血液型と同一
A/B/AB	O	O	患者血液型と同一
AB	A/B/O	ドナー血液型と同一	AB
A/B/O	AB	患者血液型と同一	AB
A	B	O	AB
B	A	O	AB

◆文献

1) 厚生労働省医薬食品局血液対策課．輸血療法の実施に関する指針（令和2年3月一部改正）．http: //yuketsu.jstmct.or.jp/wp-content/uploads/2022/06/073bdbb3a84b80b0c05e0b53f57cb409.pdf（2024/5/7 最終閲覧）
2) 厚生労働省医薬食品局血液対策課．血液製剤の使用指針（平成31年3月）．http: //yuketsu.jstmct.or.jp/wp-content/uploads/2019/03/4753ef28a62e4485cb6b44f92ebad741.pdf（2024/5/7 最終閲覧）
3) 北澤淳一，小原　明，東　寛，他．科学的根拠に基づいた小児輸血のガイドライン．日本輸血細胞治療学会誌．2017; 63: 741-7.
4) 日本輸血学会インフォームド・コンセント小委員会，編．輸血におけるインフォームド・コンセントに関する報告書．日本輸血学会雑誌．1998; 44: 444-57.
5) 日本小児血液・がん学会，編．小児白血病・リンパ腫の診療ガイドライン 2016年版．東京: 金原出版; 2016.
6) 宗教的輸血拒否に関する合同委員会，編．宗教的輸血拒否に関するガイドライン．http: //yuketsu.jstmct.or.jp/wp-content/themes/jstmct/images/medical/file/guidelines/Ref13-1.pdf（2024/5/7 最終閲覧）
7) National Blood Authority（NBA）Patient Blood Management Guidelines: Module 6-Neonatal and Paediatrics. NBA, Canberra; Australia: 2016. https: //blood.gov.au/system/files/14523_NBA-Module-6-Neonat_Paediatrics_internals_5_updated_14_May_2020.pdf（2024/5/7 最終閲覧）
8) Lightdale JR, Randolph AG, Tran CM, et al. Impact of a conservative red blood cell transfusion strategy in children undergoing hematopoietic stem cell transplantation. Biol Blood Marrow Transplant. 2012; 18: 813-7.
9) 堀越泰雄，白幡　聡，長田広司，他．小児血液腫瘍性疾患に対する輸血療法．日本小児血液学会雑誌．2008; 22: 104-18.
10) Children's Oncology Group, COG Supportive Care Endorsed Guidelines: Guidance on Platelet Transfusion for Patients with Cancer.
https: //www.childrensoncologygroup.org/docs/default-source/pdf/COG_SC_Platelet_Transfusion_Guideline_Document.pdf（2024/5/7 最終閲覧）
11) 溶血性尿毒症症候群の診断・治療ガイドライン作成班，編．溶血性尿毒症症候群（HUS）の診断・治療ガイドライン．東京: 東京医学社; 2014.
12) 小原　明．顆粒球輸血．日本輸血学会雑誌．2004; 50: 27-32.
13) Vossoughi S, Perez G, Whitaker BI, et al. Analysis of pediatric adverse reactions to transfusions. Transfusion. 2018; 58: 60-9.

〈大西宏明〉

第  章 ● 造血器腫瘍

SECTION 1

急性リンパ性白血病

KEY POINTS

1… 小児急性リンパ性白血病（acute lymphoblastic leukemia: 以下 ALL）は最も多い小児がんであり，治療の進歩により約 90%が治癒する.

2… 初発症状は発熱や下肢痛など非特異的なものが多く，症状が遷延する場合は積極的に血液検査を行い，骨髄検査などの確定診断につなげる.

3… 治療は多くの場合，臨床試験に参加して行われるが，プロトコール遵守や合併症対策等，細心の注意が必要である.

4… 患者・家族への説明に当たっては不安をやわらげ希望を持てるように配慮し，患者本人に対しても発達段階に応じた適切な説明を行う.

A 定義

急性リンパ性白血病（acute lymphoblastic leukemia: 以下 ALL）とは，骨髄を中心とする全身の臓器においてリンパ芽球が腫瘍性に増殖する疾患である．小児 ALL は国内で年間約 500 例の発症がみられる．悪性リンパ腫においても骨髄浸潤がしばしば認められ ALL との鑑別診断が問題となるが，芽球比率が 25% 以上の場合を ALL，25%未満の場合を悪性リンパ腫の骨髄浸潤と定義する[1].

B 病因と病態

1．病因

Guthrie 試験に使用した新生児期の血液の解析により生後数カ月から数年を経て発症した *KMT2A::AFF1* および *ETV6::RUNX1* 型 ALL において新生児期にすでに融合遺伝子が検出されるという報告などから，小児 ALL の少なくとも一部は胎児期に起源をもつことが明らかになっている．また Down 症候群などの染色体異常や，毛細血管拡張性運動失調症などの免疫不全症に加えて近年，B 細胞の分化にかかわる遺伝子の germline 変異による家族性 ALL の報告や，低 2 倍体 ALL の一部にがん抑制遺伝子である *p53* 遺伝子の germline 変異がみられるという報告など，ALL の

発症にかかわる遺伝子の germline 変異が同定されてきている．さらに，正常 variant である遺伝子多型（polymorphism）が白血病発症の危険因子となることも明らかになってきた．ALL 発症にかかわる環境要因としては，放射線被曝やベンゼンなどの化学物質への曝露が知られている．また年少児の ALL では，感染症の関与についての仮説が提唱されている．以上のように小児 ALL は，遺伝子変異や多型など宿主側の遺伝的素因を背景として，母体内または出生後の異常クローンの発生に始まり，発がん性物質や感染症への曝露といった環境要因が組み合わさって多段階的に発症すると考えられる[1,4]．

2. 病態

ALL の病態の中心は，ALL 細胞の異常増殖と正常造血の低下である．ALL 細胞の増殖による頻度の高い症状としては，発熱（いわゆる腫瘍熱）や骨痛（特に下肢痛）があげられる．そのほか，白血病細胞の浸潤による徴候として肝脾腫，リンパ節腫脹，皮疹，精巣腫大などがある．縦隔腫大による呼吸困難，上大静脈（superior vena cava: SVC）症候群は年長児の T 細胞性 ALL に多く，緊急性が高い．頭痛，嘔吐，脳神経麻痺などの中枢神経症状は初発時には少ないが，再発の症状として重要である．

正常造血の低下による症状としては，貧血による顔色不良，全身倦怠感，血小板低下による出血傾向，正常白血球の低下による感染症などがあげられる．

C 検査と診断のポイント

小児 ALL の初発症状は非特異的なものが多く，遷延する発熱や下肢痛など白血病が鑑別に挙がった場合は血液像を含む血液検査を積極的に行うべきである．ほとんどの場合，白血球数の増加または減少，貧血，血小板減少，芽球の出現のいずれかを認め診断の出発点となる．ただし，末梢血に全く異常を認めないこともある．診断の確定は，白血病細胞の増殖する主座である骨髄の穿刺または生検による．骨髄でリンパ芽球が全有核細胞の 25% 以上を占める場合に ALL と診断確定する．Giemsa 染色に加えてペルオキシダーゼ染色，エステラーゼ染色などを行う．ALL では芽球のペルオキシダーゼ陽性率は 3% 未満である．形態学的に FAB 分類で L1〜L3 に分類される[1]．

ALL であることの確認および免疫学的分類のために，フローサイトメトリーによる白血病細胞表面マーカー検索が必須である．

ALL にみられるおもな染色体・遺伝子異常を［図 1］に示す[4]．これらの検出の

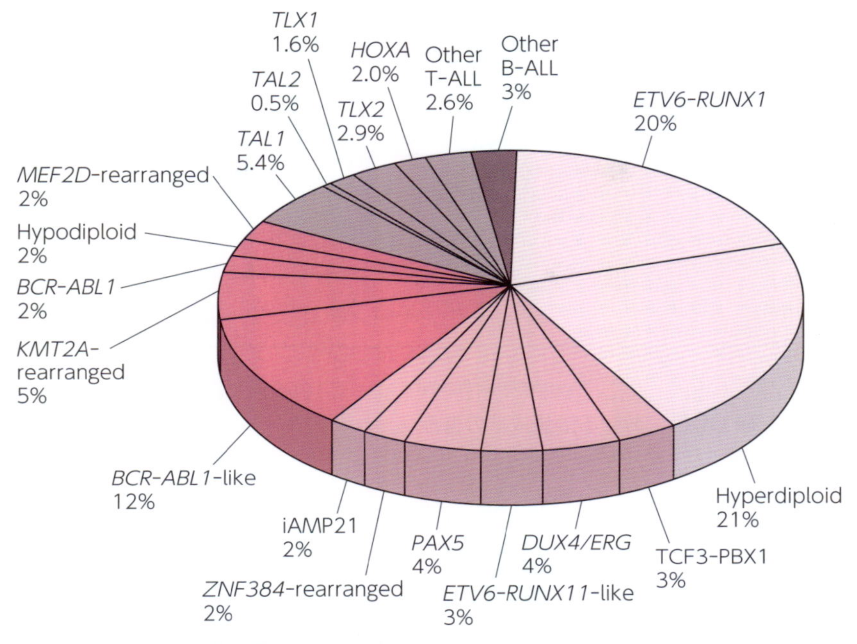

図 1▶小児 ALL の細胞遺伝学的異常の分布

(Pui CH, et al. Nat Rev Clin Oncol. 2019; 16: 227-40[4]より引用)

ために染色体分析（通常は G-banding）を行うが，*BCR::ABL1* など治療方針の異なる群の速やかな同定や *ETV6::RUNX1* など通常の染色体分析のみでは検出率の低い異常を検出する目的で，FISH 法や RT-PCR 法などを併用する．複数の転座を一度に検索できる multiplex-PCR 法も保険診療で可能となっており，有用である．予後不良な低 2 倍体を見逃さないためには flow cytometry 法による DNA index の検索も有用である．特に一見，高 2 倍体（hyperdiploid）にみえるが，実は低 2 倍体（hypodiploid）の細胞が分裂期で倍加している像を呈している，いわゆる masked hypodiploid の同定には DNA index が有用である．

D 治療のポイントと予後

1. 小児 ALL の治療成績

小児 ALL の治療成績は過去 60 年間に飛躍的に向上し，約 75～85%の無イベント生存率（EFS），約 80～90%の全生存率（OS）が達成されている[2-5]．［図 2］に米

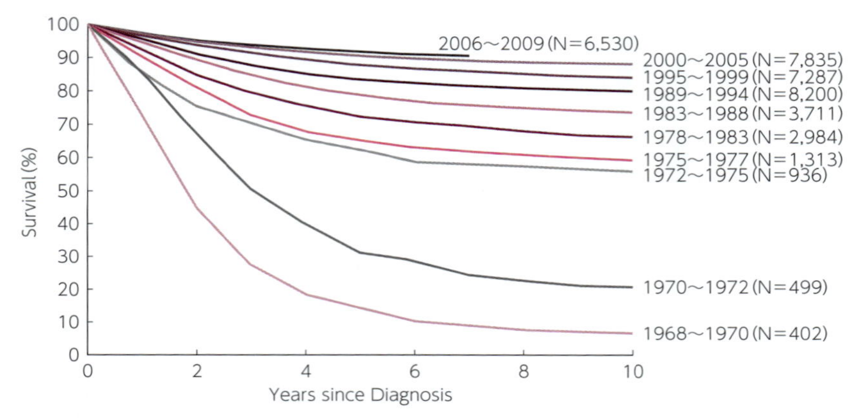

図2▶米国COGにおける治療成績の進歩
（Hunger SP, et al. N Engl J Med. 2015; 373: 1541-52[3]より引用）

国 Children's Oncology Group（以下 COG）における治療成績の変遷を示す[3]．これらの治療成績の進歩は，ランダム化比較試験（randomized controlled trial: RCT）を含む多数の臨床試験の積み重ねと，予後因子に基づく層別化の改善によって達成されてきた[2]．

2．予後因子と層別化治療

既に良好な治療成績を挙げている小児 ALL において，短期，長期の毒性を軽減しつつ，治療成績を向上させるためには，予後因子に基づく精密な層別化治療が重要である．

a．年齢，性，白血球数，免疫学的分類

年齢，白血球数については，NCI/Rome 基準（1 歳以上 10 歳未満かつ白血球数 50,000/mm^{3}未満を Standard Risk，10 歳以上 and/or 白血球数 50,000/mm^{3}以上を High Risk）が標準的である．男児の予後は睾丸再発の関与もあり女児に比べて不良とされてきたが，性差は消失傾向にある．T 細胞性 ALL は B 前駆細胞性と比較して予後不良であったが，最近の治療成績の向上に伴って差は縮小しつつある．

b．細胞遺伝学

染色体・遺伝子異常については，予後不良の病型としてフィラデルフィア染色体陽性 ALL（Ph-ALL，*BCR::ABL1*），*KMT2A* 遺伝子再構成陽性，染色体数 44 本以下の低 2 倍体，(17; 19) 転座（*TCF3::HLF*）などが，予後良好の病型として (12; 21) 転座（*ETV6::RUNX1*）や，染色体数 51 本以上の高 2 倍体などがあげられてき

た．最近では次世代シークエンサー等の導入により，［図1］に示すように新たな病型が次々と同定されている[4,5]．

c．治療反応性

初期治療に対する反応性は白血病細胞の特性に基づく薬剤感受性と，宿主の側の素因に基づく薬物動態の双方を反映する．反応性の指標としては，1回の methotrexate（MTX）髄注と1週間の PSL（predonisone）内服後の day 8 末梢血の芽球数を見る PSL 反応性や，day 7/14 骨髄の芽球割合等があり，それぞれ芽球数 1,000/mm^3未満，芽球割合 25％未満の群を予後良好としている．

d．MRD

微小残存病変（minimal residual disease: MRD）の測定は，形態学的評価と比べてより感度が高く，特異性に優れた治療反応性の指標と考えられる[2,5]．MRD の測定方法は，PCR 法による白血病細胞に特異的な Immunoglobulin（Ig）または T cell receptor（TCR）再構成の検出と，flow cytometry による白血病特異的なパターンの表面マーカーの組み合わせの検出による方法がある．寛解導入療法後を含むいくつかの point における MRD の量が予後と強く相関することについては多くの報告があり，国内でも PCR-MRD が保険適用となっているため，必ず定められたポイントで測定を行う必要がある．

3．実際の治療

小児 ALL の病型分類による治療選択のアルゴリズムを［図3］に示す[1]．成熟 B 細胞性 ALL や Ph-ALL を除く大部分の症例では予後因子に基づいて 3～4 の危険群に層別化して治療を行う．いずれの病型でも，予後不良群に対しては同種造血幹細胞移植を行う．

小児 ALL に対する治療プロトコールの基本的な骨格は寛解導入療法，再寛解導入療法を含む強化療法，中枢神経（CNS）再発予防療法，維持療法からなる．維持療法は外来で行い，治療期間はトータルで約 2～3 年である．現在，国内ではほとんどの患者が日本小児がん研究グループ（JCCG）の臨床試験に参加して治療が行われる．

4．治療を行う上での注意点

小児 ALL の治療においては，治療計画の遵守に加えて合併症の管理が重要である．いずれの治療層においても感染症が最も重要な合併症であり，発熱性好中球減少症に対しては速やかに治療開始する必要がある．その他，寛解導入療法においては腫瘍崩壊症候群や血栓症，膵炎などに注意し，早期強化療法については骨髄抑制

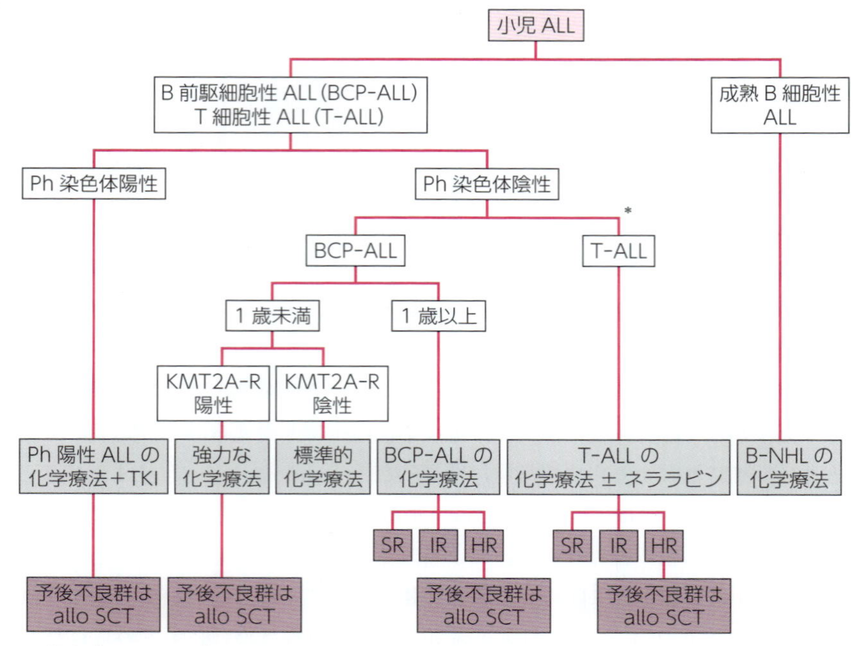

図 3 ▶小児 ALL の治療選択アルゴリズム

が強いため中断基準を遵守する．大量 MTX 療法においてはプロトコールに定められた血中濃度測定を行い，結果を速やかに確認して対応する．

E 患者・保護者への説明・指導のポイント

白血病と診断された時の患者・家族の精神的動揺は極めて大きい．世間一般では白血病は未だに不治の病というイメージが強いからである．まずは小児ALLが高率に治癒する疾患であることを説明し，希望を持てるような病状説明を心がける．患者本人に対してもおおむね10歳以上の場合は病名告知も含めた病状説明を行い，年少児に対しても理解できる範囲の平易な言葉で病気のこと，治療のことを説明する．次に小児ALLの高率な治癒が臨床試験によって実現したことを説明し，現在行われている臨床試験と標準治療を公平な立場で説明する．臨床試験への参加は自由意志に基づくものであり，決して強制してはならない．実際には日本も含む先進諸国では 90％以上の患者で臨床試験への参加同意が得られる．

【Pitfall】

1 歳未満の乳児では ALL 細胞と形態学的に区別のつかない幼弱な細胞の増加をしばしば認め，成人の経験しかない検査技師や血液内科の医師は誤って ALL を疑い余分な精査をして患者に無用の負担を与えることがある．これらの幼弱細胞は CD10 陽性の B 前駆細胞であり，hematogone と呼ばれることがある．リンパ球による特異免疫の発達段階にある乳児においては正常に認められるものである．全身状態良好で末梢血に異常を認めない乳児でこれらの幼弱細胞の増加を認めた場合は ALL である可能性は低く，慎重な経過観察のみで十分である．

◆文献

1）康　勝好．急性リンパ性白血病．In: 日本小児血液・がん学会，編．小児血液・腫瘍学．改訂第 2 版．東京: 診断と治療社; 2022．p.482-91.
2）Pui CH, Mullighan CG, Evans WE, et al. Pediatric acute lymphoblastic leukemia: where are we going and how do we get there? Blood. 2012; 120: 1165-74.
3）Hunger SP, Mullighan CG. Acute Lymphoblastic Leukemia in Children. N Engl J Med. 2015; 373: 1541-52.
4）Pui CH, Nichols KE, Yang JJ. Somatic and germline genomics in paediatric acute lymphoblastic leukaemia. Nat Rev Clin Oncol. 2019; 16: 227-40.
5）Inaba H, Mullighan CG. Pediatric acute lymphoblastic leukemia. Hematologica. 2020; 105: 2524-39.

〈康　勝好〉

SECTION 2

急性骨髄性白血病

KEY POINTS

1… 小児の急性骨髄性白血病（AML）は，主にダウン症候群関連骨髄性白血病（ML-DS），急性前骨髄球性白血病（APL），*de novo* AML に分けて，それぞれに特化した治療戦略をとる．

2… ML-DS に対しては，強度減弱型化学療法を適用する．

3… APL は oncologic emergency であり，臨床的に疑われる場合は速やかに全トランス型レチノイン酸（ATRA）を開始する．ATRA 併用化学療法または ATRA＋三酸化ヒ素による治療を行う．

4… *de novo* AML は，白血病固有の染色体・遺伝子異常，測定可能残存病変（MRD）を用いたリスク分類を行い，それぞれに適した治療を行う．再発・難治例に対する新規治療の導入が課題である．

5… 同種造血細胞移植関連やアントラサイクリン系抗がん剤による心毒性などの晩期合併症に注意して，長期フォローアップを行う必要がある．

A 定義

急性骨髄性白血病（acute myeloid leukemia: AML）は，骨髄系造血細胞へ分化傾向を示す芽球がクローン性に，自律的かつ無秩序に増殖することで発症する造血器悪性腫瘍である．小児期の白血病の約 25%を占め，15 歳以下での発症率は 100 万人に 7 人程度である．

B 病因と病態

AML は，幼若骨髄系造血細胞に遺伝子変異が多段階的に蓄積することで発症する．多くは原因不明で，特別な背景因子がなく新規発症する AML（*de novo* AML）が大部分を占める．しかし，ダウン症候群やその他の生殖細胞系列の遺伝的素因を背景に発症する場合（myeloid neoplasms associated with germline predisposition）や，化学療法や放射線治療後に発症する場合（myeloid neoplasms post cytotoxic therapy），骨髄異形成症候群（myelodysplastic syndrome: MDS）を基盤として発症する場合などがある．

なお，小児 AML は成人 AML とは異なる特徴を有する．形態学的には，年少児を中心に単球系白血病（FAB 分類の M4，M5）や急性巨核芽球性白血病（AMKL; FAB 分類の M7）が多い．成人に多い MDS から進展する AML はまれである．細胞遺伝学的には，t(8; 21）や *KMT2A* 遺伝子再構成（KMT2A-r）など染色体の構造変化を伴う AML が多く，正常核型 AML の頻度は約 20%と，成人（約 40%）と比較して少ない．小児では *FLT3*-ITD（10% vs. 30%）や *NPM1* 変異（6% vs. 20%）は少なく，*IDH1* 変異や *IDH2* 変異，*DNMT3A* 変異，*TP53* 変異などはきわめてまれである．逆に，*NUP98::NSD1* や *CBFA2T3::GLIS2* など成人にまれな病型もある．

C 検査と診断のポイント

骨髄または末梢血中の AML 細胞を形態学的に証明して診断する．WHO 分類第 5 版［表 1］では，芽球比率の診断要件を全有核細胞の 20%以上としているが，遺伝子異常で定義される AML（AML with defining genetic abnormalities）の場合は，一部を除いて芽球比率に関わらず診断できる[1,2]．なお，同時期に提案された ICC 分類（International Consensus Classification of Myeloid Neoplasms and Acute Leukemias）［表 2］でも芽球比率の診断要件を 20%以上としているが，病型によっては 10%以上としている[3]．

AML の形態診断には，骨髄または末梢血塗抹標本の May-Giemsa 染色または Wright-Giemsa 染色の他に，ペルオキシダーゼ（POX）染色が必要であるが，POX 陰性の場合（FAB 分類の M0，M5，M6，M7）は，フローサイトメトリー法による細胞表面マーカー検索が有用である．FAB 分類 M4/M5 の形態診断には，エステラーゼ二重染色が必要である．また，骨髄液が吸引困難である場合や，MDS との鑑別が問題になる場合などは骨髄生検も併せて実施する．髄外腫瘤が主病変である骨髄肉腫の場合は，その生検が必要となる．

形態診断に加えて，染色体検査や遺伝子検査も必須であり，リスク分類に欠かせない．小児 AML で最も多い異常が t(8; 21)(q22; q22)（*RUNX1::RUNX1T1*）であり，わが国では約 30%（欧米では 10～15%）を占める．2 歳以下では，KMT2A-r を約 40%に認めるほか，AMKL の場合は t(1; 22)(p13; q13)（*RBM15::MRTFA*）が多い．染色体検査では検出できない予後予測に関わる異常（*NUP98::NSD1* や *FLT3*-ITD など）の同定にはキメラ遺伝子検査や *FLT3* 遺伝子変異検査などを併用する．

表1▶急性骨髄性白血病のWHO分類(第5版)*

急性骨髄性白血病(AML)
遺伝子異常で定義されるAML** *PML::RARA* 融合遺伝子を伴う急性前骨髄球性白血病(APL) *RUNX1::RUNX1T1* 融合遺伝子を伴うAML *CBFB::MYH11* 融合遺伝子を伴うAML *DEK::NUP214* 融合遺伝子を伴うAML *RBM15::MRTFA* 融合遺伝子を伴うAML *BCR::ABL1* 融合遺伝子を伴うAML *KMT2A* 遺伝子再構成を伴うAML *MECOM* 遺伝子再構成を伴うAML *NUP98* 遺伝子再構成を伴うAML *NPM1* 遺伝子変異を伴うAML *CEBPA* 遺伝子変異を伴うAML 骨髄異形成関連変化を伴うAML(AML-MR) その他の遺伝子変異を伴うAML
分化段階で定義されるAML 最未分化型AML 成熟を伴わないAML 成熟を伴うAML 急性好塩基球性白血病 急性骨髄単球性白血病 急性単球性白血病 急性赤白血病 急性巨核芽球性白血病
骨髄肉腫
二次性骨髄性腫瘍
細胞傷害性治療後の骨髄性腫瘍
生殖細胞系列変異に伴う骨髄性腫瘍 血小板異常症や臓器障害を伴わない生殖細胞系列変異に伴う骨髄性腫瘍 血小板異常症を伴う生殖細胞系列変異に伴う骨髄性腫瘍 潜在的臓器障害を伴う生殖細胞系列変異に伴う骨髄性腫瘍 • 生殖細胞系列 *GATA2* P/LP バリアント(GATA2欠損症) • 骨髄不全症候群(重症先天性好中球減少症, シュワッハマン-ダイアモンド症候群, ファンコニ貧血) • テロメア異常症 • RASopathies(神経線維腫症1型, CBL症候群, ヌーナン症候群またはヌーナン様症候群) • ダウン症候群 • 生殖細胞系列 *SAMD9* P/LP バリアント(MIRAGE症候群) • 生殖細胞系列 *SAMD9L* P/LP バリアント(SAMD9L関連運動失調汎血球減少症候群) • 両アリル生殖細胞系列 *BLM* P/LP variant(Bloom症候群)

*別途「小児腫瘍(Paediatric Tumours)」版があり, 遺伝子異常で定義される急性骨髄性白血病として, *ETV6* 融合遺伝子, *KAT6A::CREBBP*, *CBFA2T3::GLIS2*, *FUS::ERG*, bZIP変異 *CEBPA* なども含まれている. また, ダウン症候群関連骨髄増殖症が, 改訂第4版と同様に独立したカテゴリーで扱われている[2].

**遺伝子異常で定義される急性骨髄性白血病は芽球比率に関わらず診断可能だが, *BCR::ABL1* 融合遺伝子, *CEBPA* 遺伝子変異を伴う場合は, 芽球比率20%以上が診断要件となる.

(Khoury JD, et al. Leukemia. 2022; 36: 1703-19[1])

表 2 ▶ 急性骨髄性白血病の ICC 分類（International Consensus Classification of Myeloid Neoplasms and Acute Leukemias）

急性骨髄性白血病（AML）
t（15;17）（q24.1;q21.2）/*PML::RARA*（≥10%）を伴う急性前骨髄球性白血病（APL） *RARA* 遺伝子再構成（≥10%）を伴う APL t（8;21）（q22;q22.1）/*RUNX1::RUNX1T1*（≥10%）を伴う AML inv（16）（p13.1q22）または t（16;16）（p13.1;q22）/*CBFB::MYH11*（≥10%）を伴う AML t（9;11）（p21.3;q23.3）/*MLLT3::KMT2A*（≥10%）を伴う AML その他の *KMT2A* 遺伝子再構成（≥10%）を伴う AML t（6;9）（p22.3;q34.1）/*DEK::NUP214*（≥10%）を伴う AML inv（3）（q21.3q26.2）or t（3;3）（q21.3;q26.2）/*GATA2; MECOM*（*EVI1*）（≥10%）を伴う AML その他の *MECOM* 遺伝子再構成（≥10%）を伴う AML その他のまれな染色体転座（≥10%）を伴う AML t（9;22）（q34.1;q11.2）/*BCR::ABL1*（≥20%）を伴う AML *NPM1* 遺伝子変異（≥10%）を伴う AML in-frame bZIP *CEBPA* 遺伝子変異（≥10%）を伴う AML *TP53* 遺伝子変異を伴う骨髄異形成症候群（MDS）/AML（10-19%）および AML（≥20%） 骨髄異形成関連遺伝子変異を伴う MDS/AML（10-19%）および AML（≥20%） 骨髄異形成関連染色体異常を伴う MDS/AML（10-19%）および AML（≥20%） その他（not otherwise specified: NOS）の MDS/AML（10-19%）および AML（≥20%） 骨髄肉腫
治療関連 MDS から進展 MDS/骨髄増殖性疾患（MPN）から進展 生殖細胞系列変異を伴う
ダウン症候群に関連した骨髄増殖性疾患

（Arber DA, et al. Blood. 2022; 140: 1200-28[3]）

小児 AML では，脳脊髄液穿刺による中枢神経系白血病の有無の評価も重要である．ただし，出血傾向が強い等，安全な穿刺が困難である場合には，安全に実施し得る状況に改善するまで延期する．

D 治療のポイントと予後

小児 AML では，主にダウン症候群関連骨髄性白血病（ML-DS），急性前骨髄球性白血病（APL），*de novo* AML，その他の AML に分けて，それぞれに特化した治療戦略をとる．

1．ML-DS の治療

ダウン症候群の AML は 4 歳以下での発症がほとんどであり，多くが *GATA1* 遺伝子変異陽性 AMKL である．30〜50％で新生児期に一過性骨髄異常増殖症（TAM）の既往を有する．これは，胎児期の造血細胞に生じた *GATA1* 変異陽性巨核芽球の増殖によりTAMを発症し（多くは自然寛解する），その後の残存TAM芽球に付加的な遺伝子変異が蓄積することで白血病を発症するためである．白血病細胞と正常組織の双方の抗がん剤感受性が高いため，ML-DSに特化した強度減弱型化学療法が適用され，これにより約90%の長期生存率を達成している．一方，再発例の予後はきわめて不良であり，3年無イベント生存率（EFS），全生存率（OS）ともに20%程度である．

2. APLの治療

APLは，そのほとんどがt(15; 17)(q22; q12）によって生じる*PML::RARA*が検出されるが，小児AMLの5%未満と比較的まれな疾患である．線溶系優位の凝固異常症による出血リスクが高く，oncologic emergencyであり，APLが疑われる場合は，確定診断前であっても全トランス型レチノイン酸（ATRA）を開始することが必要である．ATRAによる分化誘導療法を併用した多剤併用化学療法によって小児APLの長期生存率は80〜90%に達している．2013年に成人APLに対するATRA＋三酸化ヒ素併用療法の有効性が報告されて以降，小児APLにおいてもこれが新たな標準治療となりつつある．

3. *de novo* AMLのリスク層別化と治療

a. *de novo* AMLのリスク層別化

AMLの代表的な予後因子は，白血病固有の細胞・分子遺伝学的異常であるが，t(8; 21)(q22; q22)（*RUNX1::RUNX1T1*）やinv(16)(p13q22)（*CBFB::MYH11*）などの予後が良好である一方，モノソミー7を伴う場合や，KMT2A-rのうちt(6; 11)(q27; q23)（*KMT2A::AFDN*）やt(10; 11)(p12; q23)（*KMT2A::MLLT10*），AMKLのうち*CBFA2T3::GLIS2*や*NUP98::KDM5A*陽性例，その他*FLT3*-ITD陽性や*NUP98::NSD1*陽性例などの予後は不良である．近年，測定可能残存病変（MRD）を用いた治療反応性評価がリスク層別化において重視されている．JCCG AML-12臨床試験では，多次元フローサイトメトリーを用いて白血病細胞固有の表面抗原パターンを利用したMRD評価が行われ，初回寛解導入療法後のMRDが最大の予後因子であることが明らかにされた．現行のAML-20臨床試験（jRCTs041210015）のリスク分類を示す［表3］．

b. *de novo* AMLの治療

小児AMLの薬物治療の中心となるのはシタラビン（Ara-C）とアントラサイクリン系抗がん剤を用いた多剤併用化学療法である．これに第3の薬剤としてエトポシドを併用して治療強度をあげることが小児では標準的である．わが国では，小児

表 3 ▶ 小児急性骨髄性白血病のリスク分類

低リスク群（LR）	中間リスク群（IR）	高リスク群（HR）
CBF-AML （*RUNX1::RUNX1T1* or *CBFB::MYH11*） - *FLT3*-ITD なし - MRD@EOI1＜0.1％	CBF-AML & *FLT3*-ITD CBF-AML & MRD@EOI1≧0.1％ Non-CBF-AML - HR 細胞遺伝学的異常なし* - MRD@EOI1＜0.1％	Non-CR@EOI1 Non-CBF-AML - HR 細胞遺伝学的異常なし* - MRD@EOI1≧0.1％ Non-CBF-AML - HR 細胞遺伝学的異常あり*

*HR 細胞遺伝学的異常: Monosomy 7, Monosomy 5/5q-, inv (3)/t (3;3), *FLT3*-ITD (CBF-AML は除く), *BCR::ABL1*, *DEK::NUP214*, *NUP98::HOXA9*, *NUP98::NSD1*, *FUS::ERG*, *MNX1::ETV6*, *PICALM::MLLT10*, *TBL1XR1::RARB*, high-risk KMT2A-r (*KMT2A::AFF1*, *KMT2A::AFDN*, *KMT2A::MLLT10*), high-risk AMKL (*NUP98::KDM5A*, *CBFA2T3::GLIS2*)

AML の標準的寛解導入療法として，エトポシドを 5 日間先行投与した後に，“3＋7”を改変した Ara-C の 7 日間持続投与とミトキサントロン 5 日間投与を行う ECM が 1990 年代以降標準的に用いられている．北米では，Ara-C＋ダウノマイシン（±エトポシド）に抗 CD33 抗体薬物複合体製剤ゲムツズマブ オゾガマイシンを併用したレジメンが標準的寛解導入療法として確立している．

初回寛解導入療法に引き続いて実施される強化療法では，大量 Ara-C 療法を含む多剤併用化学療法が，初回寛解導入療法を含めて計 5 コース前後行われる．第 1 寛解期における同種造血細胞移植は，高リスク群に適用される．AML においては，全身放射線照射を用いた移植前処置の優位性がないとされていることから，ブスルファン＋メルファランなどの非照射骨髄破壊的前処置が標準的に用いられている．

上記の治療戦略により，現在の小児 *de novo* AML の治療成績は EFS 55～65％，OS 70～80％に達しているが，さらなる治療成績改善には新規治療の導入を必要としている．また，AML ではアントラサイクリン系抗がん剤の蓄積投与による晩期心毒性が問題になるが，わが国で多用されているミトキサントロンについて，従来の想定よりも心毒性が強い可能性が示唆されており（ドキソルビシン換算で投与量の係数が 4 倍とされていたものが，10.5 倍に），今後の検証が必要である．

4．再発・難治 AML の治療

再発・難治小児 AML の根治には同種造血細胞移植が必須であり，寛解期に移植を実施し得た場合は 40～50％の生存率が期待できる．現在，標準的寛解導入療法はフルダラビン＋大量 Ara-C による FLA（±G-CSF）をベースとしたレジメンであるが，その寛解導入率は 60％程度であり，最終的な生存率は 30％程にとどまる．

治療成績改善には新規薬剤の導入が必要不可欠であり，BCL2 阻害薬（ベネトクラクス），FLT3 阻害薬，KMT2A-r や *NPM1* 変異などに有効とされる Menin 阻害薬などの導入による治療成績改善が期待されている．

E　患者・保護者への説明・指導のポイント

小児白血病は適切な診断と治療選択により治癒可能な疾患であること，治療の内容や経過によっては晩期合併症のリスクがあるため長期フォローアップが必要であることを，患者の年齢や理解度に応じて説明する．また，その前提となる患者本人に対する病名告知も，保護者の理解を得た上で実施する．

◆文献

1）Khoury JD, Solary E, Abla O, et al. The 5th edition of the World Health Organization Classification of Haematolymphoid Tumours: Myeloid and Histiocytic/Dendritic Neoplasms. Leukemia. 2022; 36: 1703-19.
2）Pfister SM, Reyes-Mugica M, Chan JKC, et al. A Summary of the Inaugural WHO Classification of Pediatric Tumors: Transitioning from the Optical into the Molecular Era. Cancer Discov. 2022; 12: 331-55.
3）Arber DA, Orazi A, Hasserjian RP, et al. International Consensus Classification of Myeloid Neoplasms and Acute Leukemias: integrating morphologic, clinical, and genomic data. Blood. 2022; 140: 1200-28.
4）Creutzig U, van den Heuvel-Eibrink MM, Gibson B, et al. Diagnosis and management of acute myeloid leukemia in children and adolescents: recommendations from an international expert panel. Blood. 2012; 120: 3187-205.
5）Tomizawa D, Tsujimoto SI. Risk-stratified therapy for pediatric acute myeloid leukemia. Cancers. 2023; 15: 4171.

〈富澤大輔〉

SECTION 3

乳児急性リンパ性白血病

KEY POINTS

1… 乳児急性リンパ性白血病のうち 70～80%は *KMT2A* 遺伝子再構成陽性であり，無イベント生存率は 50%未満の予後不良な疾患群である

2… *KMT2A* 遺伝子再構成陰性乳児急性リンパ性白血病は陽性に比べて予後の良い疾患群である.

3… *KMT2A* 遺伝子再構成陽性乳児急性リンパ性白血病に対して，二重特異性 T 細胞誘導抗体製剤であるブリナツモマブの有効性が期待され欧州を中心とした Interfant グループによる国際共同試験が開始され，本邦も参加している.

生後 1 歳未満の乳児に発症する乳児急性リンパ性白血病（acute lymphoblastic leukemia: ALL）は，1 歳以上で発症する ALL とは生物学的特性や臨床経過が大きく異なる．*KMT2A*（ヒストンリジンメチルトランスフェラーゼ 2A）遺伝子再構成が陽性である割合が乳児 ALL 全体の 70～80%を占め，*KMT2A* 遺伝子再構成陰性（*KMT2A* germline，*KMT2A*-g）と区別される．乳児 *KMT2A* 遺伝子再構成陽性 ALL（*KMT2A*-rALL）の 5 年無イベント生存率（event free survival: EFS）は 50%に満たず，1990 年代頃から国内外で乳児 ALL は 1 歳を超えて発症する ALL とは治療戦略を画し，開発を行ってきた．また，予後改善のために，寛解期に造血細胞移植（hematopoietic cell transplantation: HCT）を実施することを治療戦略の中に取りいれてきた開発の背景があるが，HCT 後の生存者の晩期合併症も大きな問題となっており，治療成績の改善とともに，HCT が予後改善につながるサブグループの抽出，晩期合併症の軽減も求められている．これらを達成するために，治療層別化，適切な移植適応群の抽出，毒性の少ない分子標的薬などの新規薬剤の開発が求められ，二重特異性 T 細胞誘導抗体製剤であるブリナツモマブを従来の治療骨格に組み込むことで予後の改善が期待されている[1)]．現在，ブリナツモマブのさらなる検証のため，欧州 Intefant グループを中心に国際共同試験が開始され，本邦も参加する．本稿ではこれまでの乳児 ALL に対する国内外の臨床試験について述べ，今後の展望についても概説する.

A 乳児 ALL の特徴と臨床像

小児 ALL のうち乳児 ALL は約 1〜5%を占め，本邦における年間の発症数は約 15 から 20 例と希少である．症例の大部分は B 細胞性（B-ALL）であり，T 細胞型や混合型は少ない．また，乳児 ALL のうち 70〜80%に *KMT2A* 遺伝子再構成を認め，強力な予後不良因子であり，同様の細胞遺伝学的特徴を持つ年長の小児と比較して乳児の予後は不良である．*KMT2A* 遺伝子は染色体 11q23 領域に存在し，その転座の種類は多く報告されているが，乳児 ALL では t（4; 11）（q21; q23）が最も多く，融合パートナーは急性骨髄性白血病とは異なり，予後に影響を与えない．*KMT2A* 遺伝子は正常な造血および幹細胞分化における遺伝子発現の調節に重要な役割を果たす転写共活性化因子であるタンパク質をコードしており，*KMT2A* 遺伝子の再構成が起こると全体の構造が失われ，エピジェネティックな調節障害を引き起こし，白血病の発生に関与すると考えられている．近年，本邦のグループから，RNA シーケンス，メチル化アレイ解析，全エクソーム，標的シーケンスを組み合わせたマルチオミックス解析により乳児 *KMT2A*-rALL を 5 つのクラスターに分類できることが報告されている．

表面マーカーでは CD19 陽性，CD10 抗原陰性の pro-B 細胞形質を呈し，しばしば骨髄球系関連抗原を共発現する．実際，*KMT2A*-rALL は混合表現型 ALL として発症したり，骨髄球系の白血病へと lineage switch したりすることもまれではない．

また，診断時に著明な白血球増多症（WBC 数＞100,000/μL）により白血球停滞（Leucostasis）が生じ，頭蓋内出血や，治療により腫瘍崩壊症候群をきたすリスクが高い．そのため治療開始前に交換輸血を行ったり，貧血に対する赤血球輸血を過度に行わないようにしたり，血小板数は出血のリスクを下げるために適正に保つように心がけたりなど，オンコロジックエマージェンシーとしての集中管理が必要な症例も多い．

その一方で，同じ乳児 ALL でも *KMT2A*-gALL は化学療法のみで EFS は 74〜93%と報告されている比較的予後良好な疾患群であり[2]，年長の小児 B-ALL で一般的にみられる細胞遺伝学的異常はまれで，異なる遺伝子発現パターンを示す．その中でも約 20%に認められる *PAX5* 遺伝子再構成を有する症例は予後不良な転帰と関連し，同じく 20〜30%に認められる染色体 15q14 に位置する *NUTM1* 遺伝子再構成を有する症例は予後良好であるとの報告もある．

以下，*KMT2A*-rALL と *KMT2A*-gALL に分けてこれまでの治療開発の経緯について概説する．

B *KMT2A*-rALL の治療

乳児 ALL のうち *KMT2A*-rALL が予後不良因子であることが判明した 1990 年代から国内外で乳児 ALL に特化した治療開発が積極的に行われ始めた．主なグループは，欧州を中心とした Interfant グループ，米国，本邦である．現在この主要グループは，予後因子に応じて，*KMT2A*-gALL を低リスク（LR），*KMT2A*-rALL を高リスク（HR）または中間リスク（MR）と統一して定義している[2-4]．また，*KMT2A*-rALL の中でも，初発時低月齢，白血球数高値，中枢神経浸潤陽性，ステロイド治療反応性不良などを予後不良因子としてリスク分類が行われているが，近年は寛解導入療法後の微小残存病変（minimal residual disease: MRD）のレベルが重要な予後因子として報告されている．

また，乳児 ALL はシタラビンに対して強い感受性を示すことが知られており，寛解導入療法には，ALL 型化学療法に AML で用いるシタラビンなどを併用した，ハイブリッド化学療法が用いられる．現在，これらのグループは Interfant グループの研究に基づき，典型的な ALL の 4 剤導入療法にシタラビンを追加する治療を採用しており，これにより 90％を超える寛解が達成できるようになった．

1．欧米における *KMT2A*-rALL の治療

乳児 ALL に対する最も大きな試験は，Interfant グループが実施した Interfant-99（1999～2005 年）試験と Interfant-06 試験（2006～2016 年）である．Interfant-99 試験は，ステロイド初期反応性によるリスク層別化と高用量シタラビンと高用量メトトレキサートを含んだ後期強化療法の意義を検証するランダム化比較試験であったが，両群に有意差を認めなかった．また全体の治療成績は，4 年 EFS 47.0％，4 年全生存率 55.3％であり，*KMT2A*-rALL の治療成績は 36.9％であった．また，HCT は診断時月齢 6 カ月未満かつ診断時の白血球数高値か初期プレドニゾロン反応不良である高リスクにおいては有益性がある可能性が示された．この結果から，次に行われた Interfant-06 試験では ALL 型と AML 型化学療法をランダムに割り付けて検証した．これらの試験は国際共同試験として実施され，651 例もの症例登録が得られたが，両群に有意差はなく，全体の成績は 6 年 EFS 46.1％，OS 58.2％であった．しかしながら，サブグループ解析にて寛解導入療法後に PCR-MRD が陰性の患者群には ALL 型強化療法，陽性群には AML 型強化療法の方が良好な無病生存期間が得られることが示され，寛解導入療法後の MRD 評価が重要と考えられた[4]．

一方，米国の臨床試験グループであるCOG（Children's Oncology Group）では，*KMT2A*-rALLにおいて臨床試験でのHCTの有効性が得られなかったことから，化学療法を強化し全例で第一寛解期のHCTを除外したCOG P9407試験（2001～2006年）を実施した．5年EFSは42.3%，*KMT2A*-rALLのみでは35.5%とこれまでのHCTを実施してきた臨床試験とほぼ同等の成績であった．この結果から，COGでは乳児ALLに対して第一寛解期ではHCTを実施せず，予後改善のために分子標的薬などの新規薬剤を組み込む治療戦略をとった．続いて実施したAALL0631試験（2008～2014年）では，*KMT2A*-rALL細胞で野生型*FLT3*遺伝子が高発現していることから，その効果を期待し，FLT3阻害薬であるlestaurtinibを併用した化学療法をランダム化比較試験で実施したが，FLT3阻害薬併用投与群のEFS 36%，非併用群39%とFLT3阻害薬を併用することによるEFSの優越性は示されなかった[3]．

2．本邦における*KMT2A*-rALLの治療

本邦では乳児ALLが希少疾患であることから，ほかの小児がんよりも早く全国規模で臨床試験が実施されてきた歴史がある．1980年代に実施された国内の後方視調査で，乳児ALLは予後不良であることが示されたことから，乳児白血病共同研究会が結成され，MLL96/98試験（1995～2001年）が実施された．この試験は世界ではじめて，*KTMT2A*-rALLをリスク因子とし，予後を改善するために第一寛解期においてHCTを実施した．MLL96試験とMLL98試験の違いは，MLL98試験では化学療法を強化するために抗がん剤の投与量計算を体重換算から体表面積に変更した点であり治療レジメンは同じものであるが，結果，MLL96試験では3年EFS 34.0±7.5%，MLL98試験では3年EFSは43.8%であった．また，この試験においてHCT前の早期再発が多いことが課題となった．

そのため，寛解期にHCTを行うことで治療改善を目指したthe Japanese Pediatric Leukemia/Lymphoma Study Group（JPLSG）MLL03試験（2004～2009年）が実施された．この試験では，寛解導入後4カ月以内にHCTを実施することを目指したが，移植後再発が40%と多く早期の造血細胞移植のみでは予後の改善は限定的であった．加えて乳児期の強力な化学療法やHCTは，低身長や歯芽形成不全など成人ではあまり見られない晩期合併症が顕著であり，移植適応の選定が必要と考えられた[5]．

続くJPLSG MLL-10試験（2011-2015）では，HCTの適応を診断時日齢180日未満と中枢神経浸潤陽性*KMT2A*-rALLを高リスク（HR）のみに限定し，HCTを実施しない中間リスク（IR）を設定した．結果，*KMT2A*-rALLにおける5年EFS 66.2%，OS 82%とこれまでの治療成績を大きく上回り，世界的にも注目される結

果となった．この研究では寛解導入療法後のMRD陰性化率が高かったことがあげられる．寛解導入療法は欧州と同様のInterfant型治療を採用していたにもかかわらず，Interfantグループが実施した試験（Interfant-06試験）に比べて陰性化率が高かった．その理由として，抗がん剤の投与量計算を体重換算にしたこと，月齢別の減量基準が欧州に比べて緩やかであり，結果として予後不良とされる低月齢の乳児に抗がん剤の総量が欧州に比べて多かったことが一因と考察された[2)]．この結果から，後述する現在実施されているInterfant-21試験では日本の用量調整スケジュールが採用された．

次に実施された他施設共同臨床試験 the Japan Children's Cancer Group（JCCG）MLL-17（2019〜2024年）は，*KMT2A*-rALLに対して地固め療法にて第2世代プリン代謝拮抗薬であるクロファラビン（CLO）と高用量シタラビンの有効性と安全性を検証する特定臨床研究であり（jRCTs041190043），結果が待たれる．

3. *KMT2A*-rALLの今後の治療

2010年代になり，B-ALLに対して免疫療法を中心とした薬剤が承認された．その中でもT細胞に陽性になるCD3とB細胞に陽性のCD19陽性B細胞の両方に特異性のある，二重特異性T細胞誘導抗体製剤であるブリナツモマブに注目が集まっている．Interfantグループからブリナツモマブを探索するパイロット研究が実施され[1)]，高いMRD陰性率と，2年無増悪生存期間が81.6%ときわめて良好な成績が報告された．この結果を受けて，乳児*KMT2A*-rALL全例にブリナツモマブを組み込む臨床試験（Interfant-21: 2023〜）が開始されている．本邦も，国際共同研究であるこのInterfant-21試験に参加している．

その他，キメラ抗原（CAR）T細胞療法や，FLT3阻害薬，アザシチジンなどのエピジェネティック修飾薬，BCL阻害薬，メニン阻害薬などの新規薬剤の効果へも期待が寄せられている．

C *KMT2A*-gALLの治療開発

KMT2A-gALLは，化学療法のみでEFSが73.9〜93.3%と報告されており，*KMT2A*-rALLに比して予後良好な群である．欧米ならびに本邦の最新の治療成績を［表1］に示す．本邦で実施したJPLSG MLL-10は良好な治療成績を示している．ブリナツモマブなどの新規薬剤への効果が期待され，欧米では今後1歳以上のALLと共にブリナツモマブを組み込んだ試験が計画されている[2-4)]．

表1▶乳児急性リンパ性白血病に対する近年の主要な研究グループからの報告

	JPLSG MLL-10	COG AALL0631	Interfant-06	Interfant 先行試験
症例集積期間	2011～2014	2008～2014	2006～2016	2018～2021
症例数	LR: N=15 IR: N=19 HR: N=56	LR: N=64 MR: N=96 HR: N=25	LR: N=167 MR: N=320 HR: N=164	N=30
高リスクの定義（全て *KMT2A* 遺伝子再構成陽性）	診断時月齢6カ月未満あるいは中枢神経内の白血病細胞陽性	診断時月齢3カ月未満	診断時月齢6カ月未満かつ，初期プレドニン反応不良あるいは診断時白血球数30万/μL を超える	診断時月齢6カ月未満かつ，初期プレドニン反応不良あるいは診断時白血球数30万/μL を超える
寛解導入療法後の無作為割り付け試験の内容	なし（単群試験）	+/− lestaurtinib (FLT3 inhibitor)	Protocol IB vs. ADE/MAE	なし
造血細胞移植の適応	全ての HR	なし	全ての HR，IR のうち強化療法終了後の MRD 陽性例	全ての HR，IR のうち強化療法終了後の MRD 陽性例
無イベント生存率（年）	LR: 93.3%（3） IR: 94.4%（3） HR: 56.6%（3）	LR: 87%（3） IR: 46% vs. 41%（3） HR: 0% vs. 20%（3）	LR: 75.7%（4） MR: 45.7%（4） HR: 23.2%（4）	81.6%（2）
文献	2)	3)	4)	1)

LR, low risk; MR, medium risk; HR, high risk; IR, intermediate risk
MRD, minimal residual disease

◆文献

1）van der Sluis IM, de Lorenzo P, Kotecha RS, et al. Blinatumomab added to chemotherapy in infant lymphoblastic leukemia. N Engl J Med. 2023; 388: 1572-81.
2）Tomizawa D, Miyamura T, Imamura T, et al. A risk-stratified therapy for infants with acute lymphoblastic leukemia: a report from the JPLSG MLL-10 trial. Blood. 2020; 136: 1813-23.
3）Brown PA, Kairalla JA, Hilden JM, et al. FLT3 inhibitor lestaurtinib plus chemotherapy for newly diagnosed KMT2A-rearranged infant acute lymphoblastic leukemia: Children's Oncology Group trial AALL0631. Leukemia. 2021; 35: 1279-90.
4）Pieters R, De Lorenzo P, Ancliffe P, et al. Outcome of infants younger than 1 year with acute lymphoblastic leukemia treated with the interfant-06 protocol: results from an International Phase III Randomized Study. J Clin Oncol. 2019; 37: 2246-56.
5）Koh K, Tomizawa D, Moriya Saito A, et al. Early use of allogeneic hematopoietic stem cell transplantation for infants with MLL gene-rearrangement-positive acute lymphoblastic leukemia. Leukemia. 2015; 29: 290-6.

〈荒川ゆうき〉

SECTION 4

慢性骨髄性白血病

KEY POINTS

1… 小児の慢性骨髄性白血病（CML）は比較的まれではあるが，骨髄球系細胞の増加を主体とする血球増加時には鑑別疾患として考える必要がある．

2… 診断に際しては，フィラデルフィア染色体を呈する染色体転座や，転座で生じる *BCR::ABL1* 融合遺伝子の検出が，重要である．

3… BCR::ABL1 融合タンパク質は，ABL1 の有するキナーゼ活性を恒常的に活性化し，CML の病態を構築する．

4… 治療に関しては，BCR::ABL1 の機能を阻害するチロシンキナーゼ阻害薬（TKI）を用いることで，副作用に留意する必要はあるものの，初発 CML の大部分を占める慢性期症例では，良好な治療成績が得られる．

5… 症例数は少ないものの，移行期や急性転化期では，TKI に加え，化学療法や造血幹細胞移植がしばしば必要であり，治療成績においても改善の余地が残されている．

A　定義

慢性骨髄性白血病（chronic myelogenous leukemia: CML）は，WHO 分類改定第 4 版（2017 年）において，骨髄増殖性腫瘍の一種に分類される造血器腫瘍である．発病から一定期間は，さまざまな分化段階の骨髄球系細胞を主体とする血球増多が骨髄内で認められ，しばしば未熟な骨髄球系細胞も含む，顆粒球系を中心とした白血球増加や，血小板増加が末梢血で認められるが，無治療経過すると急性転化し，致死的経過をとる．大部分の症例では，血球系細胞から，特徴的なフィラデルフィア（Ph）染色体と呼ばれる派生 22 番染色体が検出され，診断に重要である．

B　病因と病態

CML における特徴的な Ph 染色体は，染色体転座 t（9; 22）（q34; q11）によって形成される[1)]．この転座の結果，22 番染色上の *BCR* 遺伝子と 9 番染色体上の *ABL1* 遺伝子（以下 *ABL* と略す）から，異常な *BCR::ABL* 融合遺伝子を生じることになる．なお，22番染色体の切断部位の違いにより，異なる遺伝子長の*BCR::ABL*が生じることが知られているが，CMLにおいては，大部分は，より遺伝子長の長いMajor *BCR::ABL*である．

*BCR::ABL*から生じるBCR::ABL融合タンパク質は，本来核内に存在してチロシンキナーゼとして作用する正常ABLのキナーゼ活性を，恒常的に活性化する[1]．その結果，さまざまな下流のシグナル伝達経路が活性化され，細胞増殖の亢進，アポトーシスの抑制，細胞接着の異常などが複合的に生じることになる．CMLにおいては，BCR::ABLが造血幹細胞に生じた結果，こうした分子機序による形質転換が生じてCML幹細胞が出現し，その病態を構成していくと考えられている．

疫学的には，CMLは，全白血病の20％程度を占めるが[2]，小児期に限ると占める比率は2〜3％程度で，比較的まれな病型になる[3]．年齢が高い症例が多いが，幼児例も少数存在する．

臨床的には，成人例と同様な病態を呈し，病態の進展状況に応じて，慢性期，移行期，および急性転化期に，病期分類がなされる．以下に，用いられることの多いEuropean LeukemiaNet（ELN）の病期分類[2]を用いて，概説する[4]．

1．慢性期（CP）

以下の移行期，急性転化期以外と定義される．白血球や血小板の増加や，脾腫を認めることはあるものの，明確な自覚症状は乏しいことも少なくない．そのため，発熱，倦怠感などの原因精査の過程で判明したり，健康診断などで偶然発見されたりすることもある．数年以上経過し，CMLと診断された際のおよそ90％が該当する．

2．移行期（AP）

定義は，以下の項目のいずれかを満たすものである．

- 末梢血または骨髄中の芽球の割合が15〜29％，又は芽球と前骨髄球の割合の計＞30％
- 末梢血中の好塩基球の割合≧20％
- 治療に関連しない血小板減少（＜10万/μL）
- 治療中のPh染色体陽性細胞における付加的な染色体異常の出現

CPの段階で適切な治療がなされないと，APに進展する．顆粒球系の分化異常が進行するなどし，約3〜9カ月程度持続する．

3．急性転化期（BC）

定義は，末梢血あるいは骨髄における芽球の割合≧30％，あるいは，皮疹やリンパ節腫大などの髄外浸潤を認める，のいずれかを満たすものである．BCでは，未

JCOPY 498-24500

分化な芽球が増加して，急性白血病と同様な致死的病態を呈する．

C 検査と診断のポイント

以下で，診断時の大半を占めるCPを念頭にしたポイントを記載する[4,5]．

身体所見では，特に脾腫に留意し，腫大がある場合は，季肋下の大きさを測定する．

検査所見では，末梢血および骨髄から各種検体を採取する．末梢血では，白血球数の増加があり，しばしば芽球などの未熟な血球の出現および好酸球・好塩基球の増加や，血小板の増加を伴っている．好中球アルカリフォスファターゼ（NAP）スコアは，CPでは低値だが，治療が奏効すると回復する一方で，BCでは高値となるため，診断，治療に有用である．また，白血球増加と関連して，LDH，尿酸値，血清ビタミンB_{12}が高値を呈することがある．骨髄では，形態学的に骨髄球系の過形成を認め，巨核球の増加も認められることがある．

診断上，最も重要なのは，骨髄内血球細胞におけるPh染色体異常を，染色体分析で検出する，あるいは*BCR::ABL*融合遺伝子を蛍光*in situ*ハイブリダイゼーション（FISH）法で検出する，またはその転写産物を逆転写–ポリメラーゼ連鎖反応（RT–PCR）法で検出することである[6]．染色体分析は他検査法と比べ，時間を要するが，付加染色体異常の確認に必須である．また，複雑な染色体異常の場合，典型的Ph染色体を認めず，*BCR::ABL*融合の検出で診断に至ることもある．

D 治療のポイントと予後

以下に最近用いられている治療方針および予後について概説するが，おおむね成人と同様の治療方針がとられる[2,4,7]．なお，新薬の開発，遺伝子検査法の向上などにより，日々進歩しており，最新の知見を適宜確認するようにされたい．

1．CPにおける治療および予後

CML–CPにおける治療方針は，CMLの原因であるBCR::ABLの作用を，チロシンキナーゼ阻害薬（TKI）を用いて阻害することにより，CML細胞を根絶して，寛解状態に到達することである[2–7]．用いられるTKIは，成人例に用いられる〔EUTOS long–term survival（ELTS）〕スコア[2]などのリスク分類を参考にしたり，併存する合併症を踏まえたりするなどして，第一世代のイマチニブ，第二世代のダサチニブ，ニロチニブの中から選択されるが，成人例での選択肢にある第二世代のボスチニブも，小児例の臨床試験が施行されつつあり[8]，今後選択肢に加わる可能性がある．

治療開始後は，週単位で末梢血所見を検査して，血液学的奏効（HR）を判定し，

表1▶CMLの治療効果判定基準

[*BCR::ABL*^IS^値]	Optimal	Warning	Failure
診断時	(該当なし)	高リスクの付加染色体異常 高リスクのELTSスコア	(該当なし)
3カ月後	≦10%	＞10%	＞10%; 1〜3カ月以内に確認された場合
6カ月後	≦1%	＞1〜10%	＞10%
12カ月後	≦0.1%	＞0.1〜1%	＞1%
その後いつでも	≦0.1%	＞0.1〜1%	＞1%
	※	MMR(≦0.1%)の喪失	TKI耐性変異の出現 高リスクの付加染色体異常の出現

(Hochhaus A, et al. Leukemia. 2020; 34: 966-84[2]より，一部改変)
※TFRを目指す場合は，≦0.01%(MMR)．但し，最近はDMRとされることもある(著者注)．
・治療開始後36〜48カ月までにMMRに到達しない場合は，治療の変更を検討する．

検査所見の正常化などを満たす血液学的完全奏効(CHR)を目指す．続いて，3〜6カ月ごとの骨髄細胞の染色体検査や末梢血好中球のFISH検査でPh陽性率を測定して，細胞遺伝学的奏効(CyR)を判定し，Ph陽性細胞が消失する細胞遺伝学的完全奏効(CCyR)を目指す．最も重要なのは，末梢血を用いて，定量的RT-PCR法で*BCR::ABL*発現量を測定し，国際指標で補正された*BCR::ABL*^{IS}値の算出による分子遺伝学的奏効(MR)の判定である．ここでは，まず，*BCR::ABL*^{IS}≦0.1%となる分子遺伝学的大奏効(MMR)を達成し，その後も定期的な測定を行って，MMRの維持，可能ならば*BCR::ABL*^{IS}≦0.01%; 0.0032%; 0.001%($MR^{4.0}$; $MR^{4.5}$; $MR^{5.0}$)といった分子遺伝学的に深い奏効(DMR)の達成を目指す．

治療効果判定は，*BCR::ABL*^{IS}値と治療開始後の経過時間を組み合わせて，ELN2020改訂版[2]**[表1]**等を用いてなされ，それによるとOptimalでは治療継続，Warningでは頻回検査，FailureではBCR::ABLにおけるT315I変異があれば第三世代TKIのポナチニブへの変更，なければ(初回治療に用いていない)第二世代TKIへの変更を検討し，同種造血幹細胞移植(allo-HSCT)についても考慮する．また，副作用などで投与したTKIへの不耐用が生じた際は，別のTKIに変更する．なお，成人では，2剤のTKIへの抵抗性や不耐用の際には，従来のTKIと異なる作用機序を有するアシミニブの投与も選択肢とされており，現在小児においても，臨床研究が行われている．

TKIは，それぞれ異なった特性を有する．効果の点では，世代の進んだ第二世代は，第一世代よりも薬理学的作用は強く，臨床的にも治療効果は高くなっているが，第二世代間の優劣は明確ではない．しかし，第二世代はそれぞれ耐性を生じる変異が知られ，共通してT315I変異を有する症例には無効となるが，T315I変異には第三世代TKIのポナチニブは有効である．ただし，T315I/E255Kなど複数の変異を含む場合，T315IからT315M/Lなどが出現した場合は，ポナチニブでも耐性となりうる．アシミニブも同様に第一世代よりも薬理学的作用，治療効果とも優れ，T315I変異にも有効であるが，従来のTKIとは異なる変異での耐性が認められる．

副作用の点では，いずれも血球減少のような血液毒性を有するが，イマチニブは皮疹，末梢の浮腫，肝障害など，ダサチニブは胸水貯留など，ボスチニブには下痢，肝障害など，ニロチニブ，ポナチニブ，アシミニブは膵酵素上昇など，異なる副作用も有する．さらに，成人例ではTKIの長期投与中において第二・三世代TKIはイマチニブと比べ，動脈梗塞などの重篤な心血管イベントを高頻度に合併し，特にポナチニブは高頻度であったが，小児においては短期的には成人ほど高頻度ではないものの，長期にわたる治療期間においては留意しておく必要がある．作用機序の異なるアシミニブでは心血管イベントの発生頻度は高くないようであるが，使用開始後の時間が他剤ほど長くなく，従来のTKIに知られていない副作用の出現の可能性もあり，当面注意深い観察が必要と考えらえる．また，TKIには妊娠中の催奇形性が知られており，挙児希望のある女性においては，治療中断，インターフェロンαなどへの治療変更を含めた慎重な検討が必要となり，出産後は母乳移行性があるため，TKI治療を行う場合は授乳禁忌である．小児特有のTKIの有害事象として，成長障害や内分泌系などへの影響も知られている[2,4,7]ため，慎重な経過観察も要する．

近年，経過中DMRなど深い奏効状態を一定期間（1〜2年間など）維持した成人患者において，約半数は，TKIを中止しても分子遺伝学的再発のない寛解〔無治療寛解（TFR）〕を維持できることが報告され[9]，小児でも同様にTFRの達成が可能と報告された[3]．副作用や経済的な観点から，可能であればTFRの達成は，治療の最終目標となりうるが，TKI中止を試行する症例の選択，モニタリング条件など，まだ統一的見解が定まっていない．また，同様な観点から，TKIの減量を行うという考えもあり，今後の研究成果が待たれている状況である．ただし，そもそもTKIのみではCML幹細胞の根絶までは困難という考え[1]もあり，さらなる研究も必要である．

予後に関しては，TKIとしてイマチニブを用いた小児CML-CPの検討でも，5年無増悪生存率は92%に達しており[4]，今後は副作用の軽減，可能な症例でのTFRの達成が課題となる．

2. AP, BCにおける治療および予後

初発時のCML-APは, 治療効果の高い第二世代TKIで治療を開始し, 反応不良時は別の第二世代TKIも試されるが, それらの効果が限定的な場合, allo-HSCTも行われる. 治療中のCML-AP, およびCML-BCに対しては, 第二世代TKI投与と急性白血病に準じた化学療法を行って, CPへの回帰を図った後, allo-HSCTの施行が考慮される. 予後に関しては, 症例数が限られるが, 初発APで5年生存率94%, BCで74%という報告がある[10].

E 患者・保護者への説明・指導のポイント

CMLが疑われた際には, 診断においては, Ph染色体や*BCR::ABL*融合遺伝子を念頭に, 末梢血液検査に加えて, 侵襲を伴う骨髄穿刺および遺伝子検査が重要かつ必須となることを説明する. CML-CPと診断された場合は, ほとんどの症例は, TKI治療が奏効して, 良好な治療成績であることを説明すると同時に, TKIの重要性をよく伝え, TKIの特性に合わせた服薬を, 怠薬をせずに確実に行う指導をする. また, 想定される副作用, 有害事象およびその対応策も説明する. 治療効果が得られた後も, 再発していないことの確認を含めた長期間のフォローアップが必要となることも説明する. 一方, CML-APやCML-BCと診断された場合は, CML-CPよりも進行した病状であり, TKI治療のみでは不十分なことが多い (AP), TKIと化学療法の併用が必要となる (BC), さらにallo-HSCTが必要となる可能性が高い, 強力に治療しても良好な治療成績を得ることは必ずしも容易ではないことを説明する. また, 化学療法やallo-HSCTの施行に際しては, 他の急性白血病治療の際と同様に, その効能, 治療効果, 副作用を説明する.

◆文献

1) Houshmand M, Simonetti G, Circosta P, et al. Chronic myeloid leukemia stem cells. Leukemia. 2019; 33: 1543-56.
2) Hochhaus A, Baccarani M, Silver RT, et al. European LeukemiaNet 2020 recommendations for treating chronic myeloid leukemia. Leukemia. 2020; 34: 966-84.
3) Shima H, Shimada H. Recent progress in the management of pediatric chronic myeloid leukemia. Int J Hematol. 2023; 117: 182-7.
4) Menger JM, Sathianathen RS, Sakamoto KM, et al. BCR/ABL-positive chronic myeloid leukemia in children: Current treatment approach. Curr Oncol Rep. 2024; 26: 250-7.
5) 木村晋也. 慢性骨髄性白血病の診断と治療. 日内会誌. 2013; 102: 1712-9.
6) Cross NCP, Ernst T, Branford S, et al. European LeukemiaNet laboratory recommendations for the diagnosis and management of chronic myeloid leukemia. Leukemia. 2023;

37: 2150-67.
7) 日本小児血液・がん学会，編．小児白血病・リンパ腫診療ガイドライン 2016 年版．3 版．東京: 金原出版; 2016．p.55-64．
8) Brivio E, Pennesi E, Willemse ME, et al. Bosutinib in resistant and intolerant pediatric patients with chronic phase chronic myeloid leukemia: Results from the Phase Ⅰ Part of Study ITCC054/COG AAML1921. J Clin Oncol. 2024; 42: 821-31.
9) Mahon FX, Réa D, Guilhot J, et al. Discontinuation of imatinib in patients with chronic myeloid leukaemia who have maintained complete molecular remission for at least 2 years: the prospective, multicentre Stop Imatinib（STIM）trial. Lancet Oncol. 2010; 11: 1029-35.
10) Millot F, Maledon N, Guilhot J, et al. Favourable outcome of de novo advanced phases of childhood chronic myeloid leukaemia. Eur J Cancer. 2019. 115: 17-23.

〈小埜良一〉

SECTION
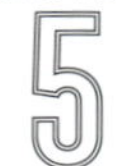

骨髄異形成症候群，骨髄増殖性疾患

KEY POINTS

1… 造血細胞の形態異常は骨髄異形成症候群（MDS）を特徴づける重要な所見であるが，他の血液疾患，免疫疾患，感染症，栄養障害などでもみられることに留意する.

2… 小児のMDSでは遺伝性素因の存在も念頭におき，家族歴や身体的異常の確認に加え，遺伝性骨髄不全症候群のスクリーニング検査や遺伝子解析を組み合わせた包括的な診断アプローチが求められる.

3… 若年性骨髄単球性白血病（JMML）の臨床経過は多様であり，RAS経路遺伝子の異常やDNAメチル化異常などの分子生物学的背景がその病勢や予後に関連する.

4… 同種造血細胞移植はJMMLに対する唯一の根治療法であり，移植のタイミング，移植までのブリッジング治療，移植前処置およびドナー・移植細胞源の適切な選択が治療成功の重要な要素となる.

A 骨髄異形成症候群

1. 定義

骨髄異形成症候群（myelodysplastic syndrome: MDS）は造血幹細胞のクローン性異常により無効造血をきたし，血球減少と造血細胞の形態異常を呈する疾患であり，小児では芽球増加を伴わないMDSと芽球増加を伴うMDSに分類される．芽球増加を伴わないMDSはWHO分類第4版では小児不応性血球減少症（refractory cytopenia of childhood: RCC），第5版ではchildhood MDS with low blastsの名称が用いられ，末梢血芽球は2%未満，骨髄芽球は5%未満である[1]．芽球増加を伴うMDSは，成人と同様にWHO分類第4版ではMDS with excess blasts（MDS-EB），第5版ではMDS with increased blasts（MDS-IB）として，末梢血芽球が2～19%，骨髄芽球が5～19%のものと定義される.

2. 病因・病態

MDSの多くは造血幹細胞に何らかの遺伝子異常が生じることにより血液細胞の

正常な分化が障害され血球減少をきたす．さらに増殖優位性をもたらす遺伝子異常の獲得により芽球の増加，白血病へと進展すると考えられる．小児の MDS では遺伝性素因を背景とした発症もみられ，Fanconi 貧血（FA）や先天性角化不全症（DC）を代表とする遺伝性骨髄不全症候群（inherited bone marrow failure syndrome: IBMFS），*GATA2* や *RUNX1* など血球の分化増殖に重要な遺伝子に生殖細胞系列異常をもつ家族性 MDS がよく知られている．

芽球の増加を伴わない MDS すなわち RCC の大部分は骨髄低形成であり，造血幹細胞を標的とする自己免疫機序により造血抑制をきたすと考えられている再生不良性貧血と病態を共有する可能性が示唆される．実際に T リンパ球の働きを抑制する免疫抑制療法への反応性は再生不良性貧血と同程度であることが報告されている．

3. 検査と診断のポイント

血球減少のため顔色不良，倦怠感，発熱，出血などの症状がみられることが多いが，無症状で偶然発見されることもある．白血病と異なり，肝脾腫など臓器腫大を認めることは少ない．造血細胞の形態異常は MDS を特徴づける重要な所見であるが，他の血液疾患，免疫疾患，感染症，栄養障害などでもみられることに注意を要する［表 1］．芽球の増加を伴わない MDS では再生不良性貧血や IBMFS との鑑別が重要である．再生不良性貧血との鑑別には，異形成の有無に加えて骨髄生検による細胞密度・細胞分布パターンの評価や骨髄染色体分析によるクローン性の評価が有用である．IBMFS ではそれぞれの疾患に特徴的な身体所見がみられることが多く，FA では小児期から進行する汎血球減少に加えて皮膚の色素沈着・骨格異常・低身長・性腺機能不全などがみられ，DC では汎血球減少以外に，皮膚の網状色素沈着・爪の萎縮・口腔粘膜白斑を 3 徴とする．しかし典型的な身体的特徴を有さないこともあり，MDS が疑われる小児患者には，IBMFS も念頭においた家族歴や身

表 1 ▶ 小児 MDS と鑑別すべき異形成を呈する疾患と病態

遺伝性骨髄不全症候群（FA，DC，CDA など）
再生不良性貧血（免疫抑制療法後の回復期など）
発作性夜間血色素尿症
原発性免疫不全症（Wiskott-Aldrich 症候群など）
自己免疫疾患（SLE，自己免疫性リンパ増殖症候群，炎症性腸疾患など）
栄養障害（ビタミン B_{12} 欠乏，葉酸欠乏，銅欠乏など）
薬剤性血球減少症（バルプロ酸，抗結核薬など）
感染症（サイトメガロウイルス，EB ウイルス，パルボウイルスなど）

CDA: congenital dyserythropoietic anemia，DC: 先天性角化不全症，
FA: Fanconi 貧血，SLE: 全身性エリテマトーデス

体的異常の確認に加え，FAに対する染色体脆弱性試験やDCに対するテロメア長測定などのスクリーニング検査を実施すべきである．他の遺伝性素因も含めて確定診断には遺伝子検査が用いられるが，近年次世代シーケンサーを用いた網羅的遺伝子診断システムが国内外で構築されている．

芽球の増加を伴うMDSと芽球割合が低い急性骨髄性白血病（acute myeloid leukemia: AML）との鑑別はしばしば困難であり，染色体所見や芽球割合の経時的変化など臨床経過を総合して評価する必要がある．MDSとAMLを分ける芽球割合は20%と定義されるが，染色体検査やキメラ遺伝子スクリーニングでt(8; 21)/*RUNX1::RUNX1T1*などAMLに特徴的な異常が検出されれば芽球割合が低くてもAMLと診断する．また，急性巨核芽球性白血病では芽球割合が低く，骨髄線維化により時に骨髄穿刺液の吸引が困難で，骨髄生検による組織学的評価にて診断に至ることも少なくない．

4．治療・予後

芽球の増加を伴わないMDSのうち，予後不良な染色体異常のない骨髄低形成のRCCでは再生不良性貧血と同様の治療方針として，血球減少の程度と造血細胞移植ドナーの有無により免疫抑制療法または同種造血細胞移植が検討される．すなわち，重度の好中球減少や赤血球・血小板の輸血依存があり，HLA適合ドナーが得られれば造血細胞移植の適応となり，得られなければシクロスポリンと抗胸腺細胞グロブリン（antithymocyte globlin: ATG）を用いた免疫抑制療法が考慮される．一方，monosomy 7または複雑核型異常を有する場合は病勢進行のリスクが高く，病期が進行する前に造血細胞移植を行うことが推奨される．最も優先される移植細胞源は骨髄であるが，適切な骨髄ドナーが得られない場合には，臍帯血移植も検討される．移植前処置には強度減弱前処置が使用され，近年，国内からフルダラビン＋メルファラン＋ATG±低線量全身放射線照射（total body irradiation: TBI）を用いた骨髄移植の良好な成績が報告されている[2]．

芽球の増加を伴うMDSは同種造血細胞移植の絶対適応とされるが，再発に加えて移植関連死亡（transplantation-related mortality: TRM）が多くみられ，移植後の無イベント生存率は50〜60%と報告されている．標準的な移植前処置は確立していないが，通常，骨髄破壊的前処置が使用される．造血細胞移植前の治療としては，芽球割合の高い群に対するAML型化学療法や，アザシチジン（azacitidine: AZA）の有効性が期待されている．

5. 患者・保護者への説明・指導のポイント

遺伝性素因をもつ MDS の鑑別診断は治療方針にも影響し特に重要であるが，診断的遺伝子解析前後には患児だけでなく保因者となり得る家族を含めた遺伝カウンセリングを慎重に行う必要がある.

B 骨髄増殖性疾患

1. 定義

小児の骨髄増殖性疾患の大半は若年性骨髄単球性白血病（juvenile myelomonocytic leukemia: JMML）であり，JMML は MDS と骨髄増殖性腫瘍の特徴を併せ持つ造血幹細胞のクローン性疾患である[1]. 乳幼児期に発症し，骨髄前駆細胞の末梢血中への出現や形態異常を有する単球の増加を特徴とする.

2. 病因・病態

JMML では単球および骨髄球系細胞が異常増殖し，様々な臓器に浸潤することで多彩な症状をきたす. 約 90%の患者では，顆粒球マクロファージコロニー刺激因子（GM-CSF）受容体からの RAS を介する細胞増殖シグナル経路に関与する遺伝子（*PTPN11*，*NRAS*，*KRAS*，*NF1*，*CBL*）に異常が同定され，これら遺伝子異常による RAS 経路の恒常的活性化と骨髄球系前駆細胞の GM-CSF に対する高感受性が JMML の本態であると考えられる. また，網羅的遺伝子解析により同定された *SETBP1* や *JAK3* などの異常は，セカンドヒットとして病態の進展に関与する. 近年，遺伝子異常に加えてエピジェネティックな変化が JMML の病態に関与することが示され，DNA メチル化解析により予後不良な高メチル化群と比較的予後良好な低メチル化群に分類可能であることが明らかになった.

3. 診断と検査

JMML では著明な肝脾腫，発熱，リンパ節腫大，皮疹（カフェオレ斑や黄色腫）などを認め，時に肺への浸潤から呼吸不全を呈する. 乳児期に発症した EB ウイルスやサイトメガロウイルス感染症，Wiskott-Aldrich 症候群などでは JMML と類似した臨床像を呈し鑑別が困難なことがある. JMML の診断には末梢血所見が重要であり，白血球増多，血小板減少，貧血，赤芽球および骨髄球系前駆細胞の出現，形態異常を有する単球の増加をみる. 末梢血に比べて骨髄は特異的な所見に乏しく，骨髄球系を中心とした過形成髄を呈し，芽球は 20%を超えない. 染色体検査では，約 1/3 で monosomy 7 などの核型異常が認められる. GM-CSF への高感受性の確認にはコロニーアッセイが用いられる. 現在国際的に使用されている診断基準を

表 2 ▶ JMML の診断基準（WHO 分類改訂第 4 版）

Ⅰ	**臨床的・血液学的所見（4 項目すべてを満たす）** ・末梢血単球数≧1×10⁹/L ・末梢血芽球および骨髄芽球＜20% ・脾腫 ・Philadelphia 染色体あるいは *BCR*::*ABL* 融合遺伝子を認めない
Ⅱ	**分子生物学的所見（少なくとも 1 項目を満たす）** ・*PTPN11*，*KRAS*，*NRAS* のいずれかの体細胞変異 ・神経線維腫症 1 型の臨床診断または *NF1* の生殖細胞系列変異 ・*CBL* の生殖細胞系列変異とヘテロ接合性消失
Ⅲ	**Ⅱの基準を満たさない場合には，下記基準を満たす** ・monosomy 7 などの染色体異常または下記の 2 項目以上を満たす ＊HbF の増加（年齢補正後） ＊骨髄球系前駆細胞や赤芽球の末梢血への出現 ＊GM-CSF への高感受性（コロニーアッセイ） ＊STAT5 のリン酸化亢進

表 3 ▶ 遺伝子異常に基づく JMML の造血細胞移植適応

	PTPN11	*KRAS*	*NRAS*	*NF1*	*CBL*
生殖細胞系列変異（±ヘテロ接合性消失）	Noonan 症候群 "watch and wait" （低用量化学療法）	Noonan 症候群 "watch and wait" （低用量化学療法）	Noonan 症候群 "watch and wait" （低用量化学療法）	神経線維腫症 1 型 造血細胞移植	CBL 症候群 "watch and wait" 進行あれば造血細胞移植
体細胞変異	造血細胞移植	造血細胞移植	造血細胞移植（大部分）	—	—

［表 2］に示す[1]．RAS 経路関連遺伝子の解析は診断に必須である．

4．治療・予後

JMML における唯一の根治療法は同種造血細胞移植であるが，生着不全や再発は少なくない．移植後の無イベント生存率は 50〜60% であり[3]，移植のタイミング，移植までのブリッジング治療，移植前処置およびドナー・移植細胞源の適切な選択が治療成功の重要な要素となる．JMML において移植の適応を考える上で難しい点は，著明な臓器浸潤による呼吸不全や出血などにより致死的となるものから，病勢が比較的緩徐で時に自然寛解するものまであり，その臨床経過がさまざまなことである．分子学的異常の種類による病勢の違いを考慮して，［表 3］のような移植適応が提案されている．

JMML は乳幼児期の発症が多く，晩期合併症の問題から TBI を用いない移植前

JCOPY 498-24500

処置が開発されてきた．欧州ではブスルファン＋シクロホスファミド＋メルファランが標準的前処置として採用されているが，国内ではブスルファン＋フルダラビン＋メルファラン前処置が開発され，前方視的臨床試験により欧州に匹敵する移植成績が確認された[4]．優先されるドナー・移植細胞源はHLA適合の骨髄あるいは末梢血幹細胞であり，特に移植片対抗白血病効果が期待される非血縁移植において良好な成績が示されている．JMMLでしばしばみられる急激な病勢悪化により緊急的に不利なドナー・移植細胞源を選択することにならないよう，診断早期からのドナーコーディネートが重要である．移植までの病勢コントロールにはメルカプトプリンや少量シタラビンなどの低用量化学療法が使用されてきたが，近年，JMMLに対する脱メチル化薬AZAの効果が報告され，移植成績を改善し得るブリッジング治療として期待されている[5]．

5．患者・保護者への説明・指導のポイント

安定した経過であっても急激な病勢悪化をきたし，緊急的に移植せざるを得なくなることもあるため，経過観察をする場合でも移植のタイミングを逸しないよう，患者家族と相談し，造血細胞移植の準備を整えておく必要がある．また，乳幼児期に造血細胞移植を受けることから晩期合併症のリスクが高く，移植後も長期のフォローアップが重要であることを説明する．

◆文献

1）Arber DA, Orazi A, Hasserjian R, et al. The 2016 revision to the World Health Organization classification of myeloid neoplasms and acute leukemia. Blood. 2016; 127: 2391–405.

2）Yoshida N, Takahashi Y, Yabe H, et al. Conditioning regimen for allogeneic bone marrow transplantation in children with acquired bone marrow failure: fludarabine/melphalan vs. fludarabine/cyclophosphamide. Bone Marrow Transplant. 2020; 55: 1272–81.

3）Locatelli F, Nollke P, Zecca M, et al. Hematopoietic stem cell transplantation（HSCT）in children with juvenile myelomonocytic leukemia（JMML): results of the EWOG-MDS/EBMT trial. Blood. 2005; 105: 410–9.

4）Sakashita K, Yoshida N, Muramatsu H, et al. Allogeneic Hematopoietic cell transplantation for juvenile myelomonocytic leukemia with a busulfan, fludarabine, and melphalan regimen: JPLSG JMML-11. Transplant Cell Ther. 2024; 30: 105. e1–105. e10.

5）Niemeyer CM, Flotho C, Lipka DB, et al. Response to upfront azacitidine in juvenile myelomonocytic leukemia in the AZA-JMML-001 trial. Blood Adv. 2021; 5: 2901–8.

〈吉田奈央〉

SECTION

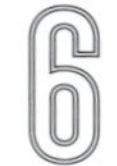

非ホジキンリンパ腫

KEY POINTS

1… リンパ腫は，病理組織学的にホジキンリンパ腫と非ホジキンリンパ腫（non-Hodgkin lymphoma: NHL）に分類され，本邦における小児・思春期のリンパ腫の約 90%は NHL である．

2… 小児 NHL では，正確な病理組織診断と，画像診断等による病期の確定が肝要であり，病型と進行度に応じた適切な治療法を選択する．

3… 小児 NHL の治療は，多剤併用化学療法が基本であり，造血細胞移植は化学療法反応例に適応はなく，初期治療不応例や再発例でのみ考慮する．

4… 分子標的薬や抗体治療薬など新しい治療法の開発により，小児 NHL の治療成績向上が期待される．

A 定義

正常リンパ組織の構成細胞に由来した悪性腫瘍がリンパ腫であり，本邦における小児がんに占める割合は約 8～13%と，白血病，脳脊髄腫瘍について 3 番目に多い疾患である．リンパ腫は，病理組織学的にホジキンリンパ腫と非ホジキンリンパ腫（non-Hodgkin lymphoma: NHL）に分類され，本邦においては，小児・思春期のリンパ腫の約 90%は NHL である[1)]．発症年齢は，10 歳以降の年長児に多く，乳幼児期には少ない傾向がある．原発性縦隔大細胞型 B 細胞リンパ腫を除き，女児よりも男児に多い．

B 病因と病態

小児 NHL の正確な発症機序は不明であるが，リンパ球分化の過程において，抗原受容体や細胞増殖関連因子に異常を生じ，分化・増殖機構を逸脱して増殖した結果と推測される．リンパ腫は，組織型により発生母地となる免疫組織や細胞遺伝学的異常，細胞増殖力などが異なり，病態は多彩である．小児 NHL では，バーキットリンパ腫（Burkitt lymphoma: BL），びまん性大細胞型 B 細胞リンパ腫（diffuse large B cell lymphoma: DLBCL），リンパ芽球性リンパ腫（lymphoblastic lym-

表 1 ▶小児非ホジキンリンパ腫の病型とその特徴

病型	免疫表現型	染色体異常	遺伝子異常	主な病変部位
バーキットリンパ腫（BL）	成熟 B 細胞	t(8; 14)(q24; q32) t(2; 8)(p11; q24) t(8; 22)(q24; q11)	*IGH::MYC* *IGκ::MYC* *Igλ::MYC*	腹腔内，頭頸部，骨髄，中枢神経，骨，皮膚，精巣
びまん性大細胞型 B 細胞リンパ腫（DLBCL）	成熟 B 細胞	8q24 転座	*MYC* 関連	BL に類似するが，骨髄，中枢神経病変の頻度は低い．縦隔
T 細胞性リンパ芽球性リンパ腫（T-LBL）	未熟 T 細胞	LOH at 6q（＊）	*NOTCH1*，*FBX-W7PTEN* IGH/TCR 再構成	前縦隔，末梢リンパ節，骨髄
B 細胞性リンパ芽球性リンパ腫（B-LBL）	前駆 B 細胞		IGH/TCR 再構成	末梢リンパ節，皮膚，骨，軟部組織，骨髄
未分化大細胞型リンパ腫（ALCL）	T 細胞 $CD30^+$ ALK^+	t(2; 5)(q23; q35) 他，2p23 関連	*NPM::ALK* 他，*ALK* 関連	末梢リンパ節，皮膚，骨，軟部組織，骨髄，肝，肺

＊LOH: Loss of heterozygosity，ヘテロ接合性喪失

phoma: LBL)，未分化大細胞型リンパ腫（anaplastic large cell lymphoma: ALCL）の 4 つが代表的な病型で，小児 NHL の約 90％がこれらで占められている（BL が 24%，DLBCL が 17%，LBL が 33%，ALCL が 18%）．このほか，濾胞性リンパ腫，末梢性 T 細胞性リンパ腫，原発性縦隔大細胞型 B 細胞リンパ腫などもみられるが小児ではまれである．

NHL の原発部位はリンパ節とリンパ節外に大別され，小児では節外性発生が過半数を占める［表 1］．

B–NHL は，腹部腫瘤以外に腹痛，消化管出血，腸重積，腹水などで発見されることも多い．中枢神経系（central nervous system: CNS）に発生する場合は，髄膜浸潤による症状，脊髄神経の圧迫による神経脱落症状や顔面神経麻痺などで気づかれることもある．

LBL の約 80％は T 細胞形質を示し，過半数の症例で縦隔腫瘤を伴い，腫瘤の圧迫による呼吸困難，上大静脈症候群，胸水の出現もまれではない．残り約 20％の症例は未熟 B 細胞形質を示し，多くは局所浸潤のみである．

ALCL は，未分化リンパ腫キナーゼ（anaplastic lymphoma kinase: ALK）陽性 ALCL と ALK 陰性 ALCL に大別される．小児では約 90％が 2p23 上の *ALK* 遺伝子の転座による ALK 融合タンパク〔nucleophosmin（NMP)::ALK が最多〕を発現する．ALCL は，進展速度が比較的緩徐で，B 症状（発熱，盗汗，体重減少）のよう

な全身症状を伴い，進行期で診断されることが多い．

C 検査と診断のポイント

NHLの診断において重要なのは，正確な病理組織診断と，画像診断による病変の広がり（病期）の確定である．リンパ腫を疑って生検をする場合，吸引生検や針生検ではなく，できる限り最大のものを摘出するように努める．摘出検体はすべて固定せずに，免疫学的検索，染色体検査，遺伝子解析のために分割して検査提出し，一部は凍結保存する．本邦においては，日本小児がん研究グループ血液腫瘍分科会小児白血病リンパ腫研究グループ（Japanese Pediatric Leukemia/Lymphoma Study Group: JPLSG）において中央病理診断が実施されている．組織生検が困難な場合には，胸腹水，骨髄，髄液からの腫瘍細胞で各種検査を実施する．病理診断とともに，病期分類のための検査を行う．通常，NHLではMurphy分類が用いられ，限局期（病期Ⅰ/Ⅱ）と進行期（病期Ⅲ/Ⅳ）を決定する［表2］．

このほか，血液・尿検査，骨髄検査（原則，両側後腸骨稜），髄液検査，画像検査を実施する．FDG（fluorodeoxyglucose）-PETは，小児での臨床的意義は確立されていないため，解釈には注意が必要である．治療強度の高い化学療法を安全に実施するため，心機能検査，腎機能検査も必要である．

表2 ▶ 小児非ホジキンリンパ腫の病期分類（Murphy分類）

限局型	病期Ⅰ	1）単一の節外性病変または単一のリンパ節領域内に局在した病変 （ただし縦隔と腹部病変は除く）
	病期Ⅱ	1）単一の節外性病変で領域リンパ節の浸潤を伴うもの 2）横隔膜の同一側にある （2a）2カ所以上のリンパ節領域の病変 （2b）2カ所の節外性病変（所属リンパ節浸潤の有無は問わない） 3）肉眼的に全摘された消化管原発の病変（通常は回盲部） （隣接する腸間膜リンパ節への浸潤の有無は問わない）
進行期	病期Ⅲ	1）横隔膜の両側にある2カ所の節外性病変 2）横隔膜の両側にある2カ所以上のリンパ節領域の病変 3）胸郭内（縦隔，胸膜，胸腺）の病変 4）腹部原発の広範囲におよぶ病変で，全摘不能であったもの 5）傍脊髄または硬膜外の病変（他の病変部位の有無は問わない）
	病期Ⅳ	1）発症時に中枢神経系または骨髄（腫瘍細胞が25%未満）に浸潤があるもの （原発巣は上記のいずれでもよい）

※1 3カ所以上の節外性病変が存在する場合は，部位にかかわらず病期Ⅲに分類する．
※2 腹部原発腫瘍を摘出しても，残存リンパ節に病理学的に腫瘍が証明された場合は病期Ⅲとする．
（Murphy SB. Semin Oncol. 1980; 7: 332-9より改変）

D 治療のポイントと予後

小児 NHL は全身性のリンパ系腫瘍で，多剤併用化学療法が有効であり，本邦では，病型と病期に応じた JPLSG の多施設共同臨床試験が実施されている．造血細胞移植は化学療法反応例に適応はなく，初期治療不応例や再発例でのみ考慮する．限局期の症例では，病型に関わらず 90%以上の治癒率が期待できる．進行期では，B-NHL で 80〜90%，LBL，ALCL で 70〜80%の治癒率が期待できる．

下記に，代表的な病型における治療と予後について示す．

1. 成熟 B 細胞性腫瘍（B-NHL: BL および DLBCL）

B-NHL の治療は，短期パルス型治療が標準的治療法として確立している．使用薬剤は，中等量シクロホスファミド（CPA）と大量メトトレキサート（MTX）が中心で，これにビンクリスチン（VCR），プレドニゾロン（PSL），ドキソルビシン（DXR）を加えた 5 剤が基本である．骨髄や CNS 浸潤例にはシタラビン（Ara-C）やエトポシド（VP-16）を加える．治療期間は 5〜7 日間を 1 コースとし，限局期例は 2 コース，進行期例は 4〜6 コース実施する．進行期例では，急激な体内腫瘍量減少に伴う腫瘍崩壊症候群を防ぐために PSL と VCR を主体とした 5〜7 日間程度の前治療を実施する．

本邦では 2014 年に JPLSG B-NHL03 治療研究の成績が公表され，4 年全生存率（OS）と無イベント生存率（EFS）は 92.7%，87.4%と良好であった[2)]．さらに近年，小児の進行期例に対して，抗 CD20 モノクローナル抗体であるリツキシマブ（RTX）を併用することより治療成績が大きく向上している．本邦における JPLSG B-NHL14 治療研究では，従来の多剤併用化学療法に RTX を併用した群で 3 年 OS，EFS が 100%，97.7%であった[3)]．海外の臨床試験と比較しても遜色のない，きわめて優れた治療成績であり，小児 B-NHL 進行期例に対する新しい標準治療として注目されている．再発・難治 B-NHL 症例については，RTX を併用した多剤併用化学療法や造血細胞移植などが報告されている．

2. リンパ芽球性リンパ腫（LBL）

小児 LBL では，ALL 類似の治療が行われ，良好な成績が得られている．治療の骨格は PSL，VCR，L-アスパラギナーゼ（L-ASP）の 3 剤を基本とし，アルキル化剤およびアントラサイクリン系薬剤を加え，4〜6 週間の寛解導入相と，早期強化相，CNS 予防相を行った後，維持相へと移行する．進行期例ではさらに再寛解導入相，後期強化相追加を考慮する．

国内外の主要な臨床試験の中では，NHL-BFM90/95 の成績が最も優れており，本邦においても BFM90/95 骨格を基盤とした JPLSG ALB-NHL03 が実施され，5 年 EFS は約 78.8%であった[4]．再発・難治 LBL に対しては，多剤併用化学療法（イホスファミド: IFM，カルボプラチン: CBDCA，エトポシド: etoposide を組み合わせた ICE 療法など），造血細胞移植のほか，ネララビン投与などが報告されている．

3. 未分化大細胞型リンパ腫（ALCL）

皮膚原発型に対しては無治療経過観察が原則であり，皮膚以外の部位に病変が出現してくるようであれば，以下に示す全身型としての治療を行う．

全身型では，B-NHL に用いられる短期パルス型治療が標準的である．薬剤は，CPA/IFM，MTX，デキサメタゾン（DEX)/PSL，Ara-C を中心とし，これに DXR や VP-16 を組み合わせる．治療コースは病期 I の完全切除例では 3 コース，それ以外では 6 コースの化学療法を行う．これまでに行われた最大規模の臨床試験は欧州の ALCL99 試験であり，日本も国際共同臨床試験として参加した．現時点では ALCL99 が推奨治療とされ，小児 ALCL の長期 EFS は約 70%である[5]．

再発・難治 ALCL 症例に対して，多剤併用化学療法やビンブラスチン単剤療法，造血細胞移植などが報告されている．近年，新しい治療法として，抗 CD30 抗体に微小管阻害薬が結合した抗体薬物複合体のブレンツキシマブ　ベドチンや ALK 阻害薬（クリゾチニブ，アレクチニブ）などの分子標的薬の有効性が報告され，治療成績の向上が期待される[6-8]．

E　患者・保護者への説明・指導のポイント

リンパ腫が考慮される場合，リンパ節生検や腫瘍生検を実施し，病理組織診断や免疫学的検索，染色体検査，遺伝子解析等による正確な病型診断が重要であることを説明する．また，種々の画像検査，骨髄検査（骨髄穿刺・骨髄生検）などにより病期を確定し，進行度に応じた適切な治療方法を選択する必要がある．治療は，病型に応じた多剤併用化学療法が基本であること，適切な治療により高い生存率が期待できる一方，治療終了後は長期フォローアップ外来等での定期的な経過観察が必要であることを説明する．

JCOPY 498-24500

◆文献

1) National Cancer Institute: Childhood Non-Hodgkin Lymphoma Treatment（PDQ®）https: //www.cancer.gov/types/lymphoma/hp/child-nhl-treatment-pdq
2) Tsurusawa M, Mori T, Kikuchi A, et al. Improved treatment results of children with B-cell non-Hodgkin lymphoma: a report from the Japanese pediatric leukemia/lymphoma study group B-NHL03 study. Pediatr Blood Cancer. 2014; 61: 1215-21.
3) Mori T, Osumi T, Kada A, et al. Rituximab with standard LMB chemotherapy in pediatric high-risk mature B-cell non-Hodgkin lymphoma: A report from the JPLSG B-NHL14 trial. Eur J Haematol. 2024; 112: 585-93.
4) Burkhardt B, Mueller S, Khanam T, et al. Current status and future directions of T-lymphoblastic lymphoma in children and adolescents. Br J Haematol. 2016; 173: 545-59.
5) Brugières L, Le Deley MC, Rosolen A, et al. Impact of the methotrexate administration dose on the need for intrathecal treatment in children and adolescents with anaplastic large-cell lymphoma: results of a randomized trial of the EICNHL Group. J Clin Oncol. 2009; 27: 897-903.
6) Horwitz S, O'Connor OA, Pro B, et al. Brentuximab vedotin with chemotherapy for CD30-positive peripheral T-cell lymphoma (ECHELON-2): a global, double-blind, randomised, phase 3 trial. Lancet. 2019; 393: 229-40.
7) Mossé YP, Voss SD, Lim MS, et al. Targeting ALK with crizotinib in pediatric anaplastic large cell lymphoma and inflammatory myofibroblastic tumor: A Children's Oncology Group Study. J Clin Oncol. 2017; 35: 3215-21.
8) Fukano R, Mori T, Sekimizu M, et al. Alectinib for relapsed or refractory anaplastic lymphoma kinase-positive anaplastic large cell lymphoma: An open-label phase II trial. Cancer Sci. 2020; 111: 4540-7.

〈關中佳奈子〉

SECTION
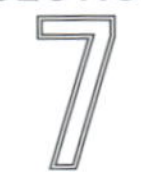

ホジキンリンパ腫

KEY POINTS

1… ホジキンリンパ腫は，無痛性リンパ節腫脹，発熱等の全身症状，縦隔腫瘤が特徴で，病理学的診断が重要である．

2… 小児ホジキンリンパ腫に対するこれまでの標準的な治療は，多剤併用化学療法と局所放射線照射の併用で，高い生存率が達成されている．

3… 一方で心合併症，不妊および二次がんなどの晩期合併症が問題となり，放射線照射および化学療法の軽減が試みられている．

A 定義

ホジキンリンパ腫（Hodgkin lymphoma: HL）は，悪性リンパ腫の一亜型で，大型で単核の Hodgkin 細胞と多核の RS 細胞からなる Hodgkin/Reed Sternberg（HRS）細胞，lymphocyte predominant（LP）細胞（popcorn 細胞）などの腫瘍細胞の増生により特徴づけられる．

B 原因と病態

悪性リンパ腫は HL と非ホジキンリンパ腫に大別される．HL は，欧米では悪性リンパ腫の約 10〜30％を占めるが，わが国での頻度は約 5％で，小児期の年間発症数は 15〜20 例程度である．年齢分布は，若年者層（20 歳代）と中年〜高齢者層にピークを有する二峰性を呈するため，小児期では年齢が高くなるにつれて頻度が高くなる．

HRS 細胞は，IgH と IgL のクロナリティから B 細胞のクローナルな増殖であることが明らかになっており，アポトーシス前の胚中心 B 細胞が由来とされる[1]．HRS 細胞は腫瘍の本体だが腫瘍組織全体の 0.1〜5％と少なく，HRS 細胞が産生するサイトカインやケモカインによってその周囲に浸潤してきた反応性炎症細胞が主として腫瘍を形成する．さらにこれらの反応性炎症細胞が産生するサイトカインやケモカインによって，JAK-STAT（Janus kinase-signal transducer and activator of transcription）シグナルや NF-κB（nuclear factor-kappa B）経路が活性化され，HRS

JCOPY 498-24500

細胞のクローナルな増殖が維持されると共に，多彩な臨床症状(発熱，皮膚瘙痒症，好酸球増加など）の原因にもなっている．また，PD-1・PD-L1/L2 シグナルによる免疫抑制も，HL でのがん微小環境維持に重要である．

HL においては，背景にさまざまな免疫不全の存在が報告されている．先天性免疫不全疾患（自己免疫性リンパ増殖症候群，高 IgE 症候群，毛細血管拡張性運動失調症など），自己免疫疾患（関節リウマチ，全身性エリテマトーデスなど），後天性免疫不全症（HIV/AIDS 患者，固形臓器移植後など）では免疫不全ではない人と比べて HL の発症リスクが高い．

HL は約半数において EB ウイルス陽性であり，ウイルス感染を契機とする遺伝子変異や異常なシグナル伝達による免疫調節異常の発症への関与が示唆される．EB ウイルス陽性 HRS 細胞は潜伏感染 2 型を示し，ウイルスタンパクとして LMP1，LMP2 が発現する．LMP1 は活性型 CD40 受容体と酷似し，下流経路の活性化により不死化，アポトーシス抑制に働く．LMP2 は BCR シグナルを模倣し，細胞増殖，分化抑制に働く．

HL 患者の近親者における発症リスクは通常より約 3～5 倍高いが，どの程度が遺伝によるもので，どの程度が共通環境要因やウイルス曝露等によるものかは不明である．

C 検査と診断のポイント

小児 HL の一般的な症状および徴候には，リンパ節腫脹，縦隔腫瘤，全身症状が有る．ほとんどの患者（約 80%）で無痛性リンパ節腫脹を示し，通常は頸部，鎖骨上窩，腋窩，鼠径部等に認められる．HL の小児の約 75%に，受診時の胸部 X 線写真で縦隔腫瘤が認められる．これらは年長児でより多く，約 30%の患者では縦隔腫瘤が胸腔内直径の 3 分の 1 を超える．このような縦隔病変は，嚥下障害，呼吸困難，起坐呼吸，咳嗽，喘鳴，上大静脈症候群などを引き起こす可能性が有る．Bulky 病変（巨大なリンパ節腫脹や腫瘤，縦隔腫瘤）は，リスク層別化で考慮される．節外病変の頻度は非ホジキンリンパ腫と比べると少ないが，肝臓，脾臓，肺，骨，骨髄等に播種し，肝脾腫や血算の異常等を認めることがある．疲労，食欲不振，体重減少などの非特異的な全身症状や皮膚瘙痒を呈する場合があり，B 症状に分類される発熱，寝汗，および体重減少は，病期分類と予後に影響する．

病理診断が非常に重要であり，リンパ節生検により HRS 細胞を検出することが必須である．また，特異的な染色体異常やキメラ遺伝子などが検出されないこと，腫瘍細胞に比して背景細胞が多いことなどから，その他の検査（染色体検査，遺伝子検査およびフローサイトメトリーなど）は他疾患除外目的の補助的検査として位置づけられる．小さな組織断片では診断困難であり，腫脹したリンパ節の切除生検が望ましい．切除困難な部位であれば針生検も許容されるが，吸引細胞診は適切な組織学的分類や他のリンパ腫の評価に必要な分子学的評価に十分な量の材料が得られず推奨されない．

WHO 分類第 5 版では，HL は古典的ホジキンリンパ腫（classical Hodgkin lymphoma: CHL）と結節性リンパ球優位型ホジキンリンパ腫（nodular lymphocyte predominant Hodgkin lymphoma: NLPHL）に分けられ，CHL はさらに結節性硬化型（nodular sclerosis），混合細胞型（mixed cellularity），リンパ球豊富型（lymphocyte-rich），リンパ球減少型（lymphocyte-depleted）CHL の 4 サブタイプに分類される．CHL では CD30 陽性の HRS 細胞の増生を認める特徴がある．NLPHL では CD30 陰性の LP 細胞の増生を認める特徴があるが，近年生物学的・臨床的に成熟 B 細胞性リンパ腫に近いとの認識もあり，nodular lymphocyte predominant B-cell lymphoma として B 細胞性リンパ腫に分類する動き（International Consensus Classification 2022）もある．

病期判断と組織生検部位決定のため，CT や MRI での検索が必要となる．PET-CT は CT よりも HL 病変の検出感度，特異度が高く，必須の検査となりつつある．骨髄穿刺は，進行期疾患（ステージⅢ，Ⅳ），B 症状，または骨髄播種が疑われる血算の異常を有する患者に推奨される．病期分類は，Ann-Arbor 病期分類の Cotswolds 修正[2]を用いる（**表 1**）．病期分類を踏まえて，治療を決定するためリスク群に分類される．低，中または高リスク群への分類は，研究グループや臨床研究毎に異なる．

D 治療のポイントと予後

1970 年代以降，MOPP（メクロレタミン，ビンクリスチン，プロカルバジン，プレドニゾン）療法，ABVD（ブレオマイシン，ドキソルビシン，ビンブラスチン，ダカルバジン）療法などの多剤併用化学療法と放射線療法を組み合わせた治療が一般的に行われ，高い生存率が得られている．本邦における過去の後方視的検討では 5 年生存率（OS）は 94.8%，5 年無イベント生存率（EFS）は 81.5% であった[3]．一方，心合併症，不妊および二次がんなどの晩期合併症が問題となり，OEPA/OPPA（ビンクリスチン，エトポシド/プロカルバジン，プレドニゾロン，ドキソル

表1▶Ann-Arbor 分類（Cotswolds 修正）

病期Ⅰ	Ⅰ	単独リンパ節領域に病変がある
	ⅠE	単独リンパ節外臓器に限局して病変がある
病期Ⅱ	Ⅱ	横隔膜の同側に2つ以上のリンパ節領域の病変がある
	ⅡE	病変リンパ節とそれに関連した単独リンパ節外臓器または部位の限局した病変（横隔膜の同側にあるその他のリンパ節領域の病変はあってもなくてもよい）
病期Ⅲ	Ⅲ	横隔膜の両側にあるリンパ節領域に病変がある
	ⅢE	および隣接するリンパ節病変と関連して限局したリンパ節外進展を伴う
	ⅢS	および脾臓病変を伴う
	ⅢE+S	リンパ節外進展および脾臓病変を伴う場合
病期Ⅳ	Ⅳ	病変がリンパ節外臓器へびまん性（多発性）に浸潤している場合（領域リンパ節の浸潤の有無は問わない）．または，リンパ節病変と，それに関連しない遠隔のリンパ節外臓器に病変がある場合

A　全身症状を伴っていない場合
B　38 度を超える発熱，夜間の多量発汗，過去 6 カ月での 10%を超える体重減少のいずれかを伴う
X　Bulky 病変（胸郭横径の 1/3 を超える縦隔腫瘍，10 cm を超えるリンパ節）
E　既知のリンパ節病変に隣接または近位の単一節外臓器への浸潤

ビシン）療法や COPDAC/COPP（シクロホスファミド，ビンクリスチン，プレドニゾロン，ダカルバジン/プロカルバジン）療法などが開発された．放射線療法は，かつてはマントル照射，逆 Y 字照射のような広範囲照射が行われたが，現在は初発時に腫瘍が存在していたリンパ節領域を照射野とする低線量放射線照射が標準治療であり，更にリスクや治療反応性に応じた放射線治療の省略が試みられている．

本邦の臨床試験（HL-14）の基礎となった治療骨格 GPOH-HD-2002[4]では，低リスク群に対して 2 コースの OEPA（男児）/OPPA（女児）＋放射線照射（寛解例では省略），中間リスクに対して 2 コースの OEPA/OPPA＋2 コースの COPDAC（男児）/COPP（女児）＋局所放射線治療，高リスクに対して 2 コースの OEPA/OPPA＋4 コースの COPDAC/COPP＋局所放射線治療を施行し，低リスク群では 5 年無病生存率 92.0%，中間リスクおよび高リスク群では，90.2%（男児）/84.7%（女児）であり，合併症リスクの高い薬剤や放射線療法を軽減しつつ，高い生存率を維持している．

CHL においては治療中間での FDG-PET 所見（中間 PET）が予後予測に有用であることが報告されている．中間 PET による効果判定に基づき，レジメンを変更する層別化治療が試みられている．本邦でも，HL-14 研究（2015 年 10 月～2020 年 3 月登録）において，初期治療の反応性を基に放射線治療の有無を決定する臨床試験が実施され，解析結果が待たれている．

また近年，新規薬剤による治療の試みが進んでいる．微小管結合阻害薬抱合抗CD30モノクローナル抗体であるブレンツキシマブ ベドチン(アドセトリス®)は，CD30が腫瘍細胞表面に発現しているHLに対して有効性が示されており，初発(ドキソルビシン，ビンブラスチン，ダカルバジンとの併用)および再発難治の小児HLへの保険適用が認められている．またPD-1阻害薬のニボルマブ(オプジーボ®)やペムブロリズマブ（キイトルーダ®）の有効性が示されており，ニボルマブは再発難治小児HLへの保険適応が認められている．

E 患者・保護者への説明・指導のポイント

HLは悪性リンパ腫の一種であり，進行度に応じた化学療法，放射線療法が必要であること，適切な治療を行えば高い生存率が期待できること，治療終了後は小児がん長期フォローアップ外来における慎重な経過観察が必要であることを説明する．

◆文献

1) Küppers R, Engert A, Hansmann ML. Hodgkin lymphoma. J Clin Invest. 2012; 122: 3439-47.
2) Lister TA, Crowther D, Sutcliffe SB, et al. Report of a committee convened to discuss the evaluation and staging of patients with Hodgkin's disease: Cotswolds meeting. J Clin Oncol 1989; 7: 1630-6.
3) Koga Y, Kumagai M, Takimoto T, et al. Retrospective analysis of 157 patients with pediatric Hodgkin lymphoma in Japan: investigation by four pediatric cancer study groups. Rinsho Ketsueki 2012; 53: 443-9.
4) Mauz-Körholz C, Hasenclever D, Dörffel W, et al. Procarbazine-free OEPA-COPDAC chemotherapy in boys and standard OPPA-COPP in girls have comparable effectiveness in pediatric Hodgkin's lymphoma: the GPOH-HD-2002 study. J Clin Oncol. 2010; 28: 3680-6.

〈關中悠仁〉

SECTION

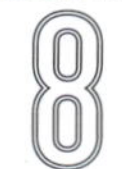

組織球症

KEY POINTS

1… 小児期に発症する組織球症の多くを占めるのが，ランゲルハンス細胞組織球症（LCH）である.

2… LCH は病型により必要とされる治療が異なるため，診断とともに全身検索を行い疾患の広がりを評価する.

3… LCH は適切に治療を実施すれば生命予後は良好であるが，機能的予後，神経学的予後を鑑みて適切に治療を行う必要がある.

4… 再発の頻度が高いのも特徴であり，適切なフォローアップが重要である.

A 定義

組織球症は，組織に異常に集簇した単球系細胞とそれに伴う炎症により臓器障害をきたす腫瘍性疾患の総称である．2016 年に国際組織球症学会（the Histiocyte Society）より提唱された組織学的所見のみならず細胞起源などを含めた新たな分類によると，組織球症は，ランゲルハンス細胞組織球症（LCH），indeterminate cell histiocytosis（ICH），Erdheim–Chester disease（ECD）などを含む L Group，若年性黄色肉芽腫（juvenile xanthogranuloma: JXG）などを含む C Group，Rosai–Dorfman Disease（RDD）などを含む R Group，Malignant Histiocytosis などを含む M Group，Hemophagocytic lymphohistiocytosis（HLH）を含む H Group に分けられるとされている[1]．本稿では紙面の制約上全てを説明する事ができないため，小児で最も頻度の高い組織球症である LCH について概説する．

B 病因と病態

LCH は病理組織学的にコーヒー豆様のくびれた核を有する腫瘍細胞により構成され，それらは免疫染色にて CD1a，CD207（Langerin）陽性となるのが特徴である．かつては好酸球性肉芽腫(eosinophilic granuloma)，Hand–Schüller–Christian 病，Letterer–Siwe 病と別々の疾患名がつけられていた病態が Histiocytosis X と呼ばれるようになり，最終的に皮膚の Langerhans 細胞と同様の Birbeck 顆粒を有する事が示されたため，LCH と名付けられた．

LCH では，腫瘤形成を認める一方で炎症性変化により組織，臓器障害をきたしうることから，かねてから腫瘍なのか炎症なのかという議論が続いてきた．2010 年に報告された分子遺伝学的解析結果により，LCH の小児では約 70%，成人例では 40%の症例に *BRAF* V600E 変異を有する事が示された[2]．その後の報告で，*BRAF* V600E 変異を有さない症例でも *MAP2K1* 変異などを認める事がわかり[3]，mitogen-activated protein kinase（MAPK）経路の異常が本疾患の本態であることが明らかになったため，LCH はがん遺伝子に活性化変異を有する腫瘍性疾患の性質をもつことが示された．また，細胞起源については，発現解析により LCH 細胞は骨髄由来の未熟樹状細胞に近いプロファイルを有している事がわかった[4]．これらの事から，現在 LCH は腫瘍と炎症の両方の特質をもつ「炎症性骨髄性腫瘍」と認識されている．さらに上記遺伝子変異がどの分化段階の樹状細胞に入るかにより LCH の発生パターンが異なる事がその後の解析で示唆されている．すなわち，より幹細胞に近い段階で変異が入れば高リスク多臓器型となり，より分化の進んだ細胞であれば低リスクな病型となると考えられている[5]．

C 検査と診断のポイント

発症部位としては，LCH は骨病変を呈する事が最も多い．骨病変は，頭蓋冠を中心として頭蓋骨に頻度が高い［図 1A, B, C］が全身の骨に発症する可能性があり，椎骨［図 1D］も比較的みられる発症部位である．その他，皮膚，脳［図 1E，F］，肺［図 1G］，胸腺［図 1H］，肝臓，リンパ節，甲状腺［図 1I］，骨髄，脾臓などにも浸潤しうるため，これらを勘案して検査計画を検討する必要がある．

中枢神経病変として LCH に特徴的なものとして，中枢性尿崩症と中枢神経変性症があげられる．尿崩症は下垂体病変に起因する場合が多いが，腫瘤を認めない場合でも経過観察中などに中枢性尿崩症単独で発症する事もあるため注意が必要である．中枢神経変性症は，典型的には LCH 発症後数年以上経過してから失調などを発症する神経変性合併症で，10 年の累積発症頻度が 4.1%とされ[6]，発症すると根治的治療方法は無く進行性であるとされ，きわめて難治な疾患である．きわめて稀に発症時から画像上の変化が既に認められることもある．

検査所見については，まず，血液検査では LCH に伴う炎症を反映して CRP，可溶性 IL2-R，フェリチンなどの上昇を認めることがある．血球減少を認める場合は，稀ながら LCH の骨髄浸潤の可能性も否定できないため，骨髄検査を追加するかど

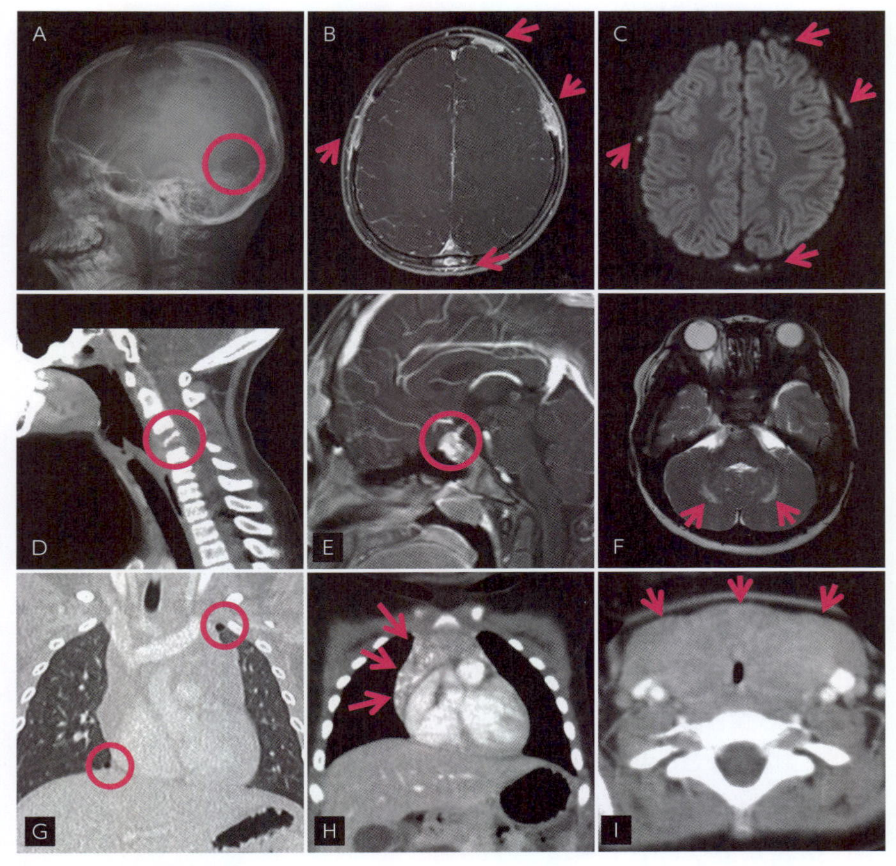

図 1 ▶ LCH の画像所見

A: 頭蓋骨病変が単純写真にて打ち抜き像を呈している．B: 頭蓋冠病変は MRI では造影所見を呈し，C: 拡散強調画像では高信号を呈する．D: 椎体病変は扁平椎を呈する事がある．E: 下垂体病変は下垂体部の腫大した造影病変として認識される．F: 中枢神経変性症は小脳歯状核部に対称性の高信号像を認める．G: LCH の肺病変は嚢胞状変化を呈する事が多い．H: 胸腺病変には石灰化を認める．I: LCH の浸潤により甲状腺の腫大を呈している．

うか検討する．次に，画像検査は疾患の広がりの評価のため複数の検査が必須となる．頭蓋内，頭蓋骨病変の同定には MRI が有効である．LCH 病変は比較的造影される事が多く，拡散強調画像で高信号像を呈する［図 1B，C］．下垂体病変は下垂体茎の腫大を認める［図 1E］が，尿崩症を呈している場合は下垂体後葉の T1 強調画像高信号像消失も同時に見られる．中枢神経変性症は，典型的には MRI にて T2 強調画像にて小脳歯状核や大脳基底核に左右対称性に高信号像を呈する［図 1F］．

頭蓋骨欠損像の評価は単純写真，CT が有効で，いわゆる骨打ち抜き所見として punched-out lesion［図 1A］や内板，外板の骨融解像を示した beveled edge と呼ばれる像が特徴的である．全身骨病変の描出は骨シンチグラフィ，単純写真などを用いるが，LCH 以外では運動などによる過負荷でも骨シンチグラフィにて陽性像を呈することがあるため，治療終了後の経過観察時の評価においては注意を要する．比較的 LCH の発症頻度の高い臓器である肺，縦隔，肝臓，リンパ節，甲状腺などの評価のため，頸部から腹部にかけての造影 CT も治療前評価として必要であり，縦隔病変は石灰化を有する事［図 1G］，肺病変は嚢胞状病変を呈する事が多い［図 1H］．FDG-PET の LCH における有用性も複数報告されているが，頭蓋内病変の評価は困難である場合も多い．

診断には生検が必須であり，前述のような病理組織像の確認が必要であるが，針生検では診断困難な例も存在するため，解放生検や複数回の生検を必要に応じて実施する．

LCH は，浸潤している臓器数により単一臓器型（Single-system: SS 型）か多臓器型（Multi-system: MS 型）に分けられる．SS 型は病変の数により単独病変型 SS-single cite:（SS-s）型と多発病変の SS-multi site（SS-m）型に区分される．また LCH が肝臓，脾臓，造血器（骨髄）に浸潤をきたしている場合予後が不良であるとされ，リスク臓器陽性〔RO（＋）〕と分類される．その他，頭蓋骨病変では側頭骨，頭蓋窩，副鼻腔などは中枢神経（CNS）リスク部位と呼ばれ，これらの部位に LCH を発症した症例では尿崩症や中枢神経変性症発症の頻度が有意に多いとされる．

D　治療のポイントと予後

疾患の広がりにより必要な治療が異なってくる．すなわち SS-s 型であれば，無治療で軽快する場合もあり，治療を要する場合でも多くが局所治療のみで治癒が得られる．すなわち頭蓋骨腫瘍であれば掻把術，皮膚病変であればステロイド外用での治療などである．SS-s 型でも疼痛が極めて強い場合や掻把術のリスクが高い場合，その他機能的予後への影響が懸念される場合においては，単発病変でも化学療法の適応になり得る．一方，SS-m 型や MS 型の症例は機能予後，生命予後の観点から化学療法の対象である．化学療法は，ステロイド，ビンクリスチン，ビンブラスチンなどのビンカアルカロイド，メソトレキセート，シタラビンなどを組み合わせたプロトコルを半年から 1 年程度行う必要がある．我が国においては SS-m 型，特に多発骨型に対しては JLSG96 プロトコル[7]，MS 型に対しては維持療法の期間を

JLSG96と比べて延長し治療成績を改善したJLSG02プロトコル[8)]が実施されることが多い.

LCHの生命予後は一般に良好で5年全生存率はMS型においても9割を超えるが，再発が多いのが特徴でSS-m型，MS型ではリスク臓器陽性例を除いても5年無再発生存率は5〜7割程度である．ただ，再発した場合でも治療抵抗性が強まることは多くなく，大半の症例が初発時と同様の薬剤，同等の強度の治療で再度鎮静化を図る事ができる．画像上再発をきたした場合でも無治療で再度消失することもあり，症状が乏しい時は少し経過を見るのも一手であろうと思われる.

昨今，*BRAF* V600E変異を標的とした分子標的治療が注目されている．LCHにおいても再発難治例を中心に本薬剤の有効性の報告がなされ[9)]，本邦においても2023年11月よりBRAF阻害薬ダブラフェニブとMEK阻害薬トラメチニブの併用療法が組織球症を含む標準的な治療が困難な*BRAF*遺伝子変異を有する進行・再発固形腫瘍に対して追加承認された．分子標的薬はLCHに対しても早期に奏効し有効性が維持されるものの中止とともに再発してくるケースが多いとされており[9)]，至適投与期間など課題は多いが，有望な治療選択肢として今後使用頻度も増えてくるものと予想される．その他，極めて稀な難治例に対しては造血細胞移植を選択されることもあり，その有効性が報告されている[10)].

E　患者・保護者への説明・指導のポイント

LCHは適切に治療を行えば生命の危険を及ぼすことは少ない事をまずは良くご理解頂く事が重要である．その上で，再発する可能性が少なからずある事や，神経，内分泌合併症の発症/悪化の恐れがあるため，治療終了後も長期にわたる経過観察が必要である事，ただ再発した場合でも同等の治療で再度鎮静化できる期待が高い事も併せてお伝えする.

◆文献

1) Emile JF, Abla O, Fraitag S, et al. Revised classification of histiocytoses and neoplasms of the macrophage-dendritic cell lineages. Blood. 2016; 127: 2672-81.
2) Badalian-Very G, Vergilio JA, Degar BA, et al. Recurrent BRAF mutations in Langerhans cell histiocytosis. Blood. 2010; 116: 1919-23.
3) Hayase T, Saito S, Shioda Y, et al. Analysis of the BRAF and MAP2K1 mutations in patients with Langerhans cell histiocytosis in Japan. Int J Hematol. 2020; 112: 560-7.
4) Allen CE, Li L, Peters TL, et al. Cell-specific gene expression in Langerhans cell histiocytosis lesions reveals a distinct profile compared with epidermal Langerhans cells. J

Immunol. 2010; 184: 4557-67.
5) Berres ML, Lim KP, Peters T, et al. BRAF-V600E expression in precursor versus differentiated dendritic cells defines clinically distinct LCH risk groups. J Exp Med. 2014; 211: 669-83.
6) Sakamoto K, Morimoto A, Shioda Y, et al. Long-term complications in uniformly treated paediatric Langerhans histiocytosis patients disclosed by 12 years of follow-up of the JLSG-96/02 studies. Br J Haematol. 2021; 192: 615-20.
7) Morimoto A, Ikushima S, Kinugawa N, et al. Improved outcome in the treatment of pediatric multifocal Langerhans cell histiocytosis: Results from the Japan Langerhans Cell Histiocytosis Study Group-96 protocol study. Cancer. 2006; 107: 613-9.
8) Morimoto A, Shioda Y, Imamura T, et al. Intensified and prolonged therapy comprising cytarabine, vincristine and prednisolone improves outcome in patients with multisystem Langerhans cell histiocytosis: results of the Japan Langerhans Cell Histiocytosis Study Group-02 Protocol Study. Int J Hematol. 2016; 104: 99-109.
9) Cournoyer E, Ferrell J, Sharp S, et al. Dabrafenib and trametinib in Langerhans cell histiocytosis and other histiocytic disorders. Haematologica. 2024; 109: 1137-48.
10) Kudo K, Maeda M, Suzuki N, et al. Nationwide retrospective review of hematopoietic stem cell transplantation in children with refractory Langerhans cell histiocytosis. Int J Hematol. 2020; 111: 137-48.

〈福岡講平〉

SECTION

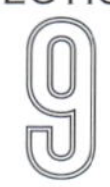

リンパ増殖性疾患

KEY POINTS

1… リンパ球が異常増殖を起こす疾患群である.

2… 宿主の免疫異常: 臓器移植, 造血細胞移植, 原発性および後天性免疫不全が原因となる.

A 移植後リンパ増殖性疾患 (post-transplant lymphoproliferative disorders: PTLD)

1. 概念

PTLD は, 固形臓器移植 (solid organ transplant: SOT) や造血細胞移植 (hematopoietic stem cell transplant: HSCT) 後の免疫抑制によりリンパ球の機能が抑制されずに発生するリンパ組織や形質細胞の増殖を認める疾患群であり, 低悪性度の非悪性増殖を呈するものから悪性リンパ腫まで多岐にわたる[1]. PTLD の症例の大部分は, エプスタイン・バーウイルス (EBV) に感染した宿主由来の B リンパ球が関与しているが, 近年は EBV 陰性 (EBV－) の症例も増えている[2]. EBV に対する血清学的状態の不一致(例: レシピエントが EBV 未感染でドナーが既感染パターン) は発症リスクである. さらに, SOT 後 (SOT-PTLD) と HSCT 後 (HSCT-PTLD) では PTLD の状態が異なる[2] [表 1].

急性および慢性の移植片に対する拒絶反応のリスクを抑えるために, SOT 後は生

表 1 ▸ SOT-PTLD と HSCT-PTLD の比較

移植の種類	発症率	PTLD 発症時期	腫瘍内 EBV の存在	PTLD の起源	予後	特定のリスク要因
SOT-PTLD	1～20% (臓器による)	二峰性	頻繁	レシピエント	様々	EBV 血清学的状態の不一致, 乳幼児または高齢のレシピエント
HSCT-PTLD	<2%	主に早期発症	ほぼ全て	ドナー	様々	EBV 血清学的状態の不一致, 重症の移植片対宿主病, 移植前脾摘出

(Dharnidharka VR, et al. Nat Rev Dis Primers. 2016; 2: 15088[2] より)

涯にわたる免疫抑制が必要である．しかし，免疫抑制薬はレシピエントTリンパ球の機能を阻害し，ウイルスクリアランスや腫瘍免疫監視の働きを低下させる．抗T細胞抗体やカルシニューリン阻害薬はPTLDの発症リスクである．PTLDの発生率は移植臓器によって異なり，最も発生率が高いのは肺移植（発生率6.5〜20%）と腸移植（11.8〜17.2%）であり，次いで心臓（3.5〜13.2%）20〜22，肝臓（2%〜5.7%）23〜25，腎臓（1.2〜6.9%）の順である[2]．

2．検査と診断のポイント

症状はリンパ球が浸潤する局在に依存する．病理組織学的検査およびEBVの証明，免疫表面抗原解析で診断を行う．近年，FDG-PETは細胞の代謝活性を画像化することにより，PTLDの診断と病期を正確に評価することを可能とした．

3．治療のポイントと予後

血液中EBV定量のモニタリングを行いつつ，予防的に介入する．

免疫抑制薬の減量，リツキシマブ，化学療法（シクロホスファミド，ドキソルビシン，ビンクリスチン，プレドニゾロンを含む治療，CHOP），EBV特異的細胞傷害性T細胞による免疫療法などが行われる．

B X連鎖リンパ増殖症候群（X-linked lymphoproliferative syndrome: XLP）

1．概念

XLPは，EBV感染に対する免疫応答異常を特徴とし，血球貪食性リンパ組織球症（hemophagocytic lymphohistiocytosis: HLH）または重度の伝染性単核球症，免疫グロブリン異常症，リンパ増殖性疾患（悪性リンパ腫）を引き起こし，主に男児に発症する[3]．XLPには，*SH2D1A*の変異により発症する*XLP1*と*XIAP*の変異により発症するXLP2のサブタイプがある．いずれのサブタイプでもHLHをきたす急性伝染性単核球症が主症状である．HLHは，長期の高熱，二系統または三系統の血球減少，肝脾腫を伴う重篤な急性疾患である．

XLP1患児では，しばしば繰り返す呼吸器感染症を伴い，免疫グロブリン異常症または低ガンマグロブリン血症により体液性免疫機能障害を引き起こす．リンパ増殖性疾患（悪性リンパ腫）や他のリンパ増殖性疾患はXLP1に特有であり，通常はEBV感染後に小児期に発症する．稀に再生不良性貧血，血管炎，リンパ性肉芽腫症を発症する．XLP2の患児は，EBV感染を認めず，HLHを発症し，HLHの再発，脾腫，および腸炎や直腸周囲膿瘍または瘻孔などの消化器疾患を発症するが，一過

JCOPY 498-24500

性の低ガンマグロブリン血症を認めることは稀で，リンパ増殖性疾患は認められないことが一般的である．

ヘテロ接合体の女児は，症状を持つことはまれであるが，変異を持つX染色体が優先的に発現している場合，HLH，炎症性腸疾患，および結節性紅斑を発症する報告が増えている[3)]．

2. 診断/検査のポイント

XLP1またはXLP2の診断は，男児では，*SH2D1A*（*XLP1*）または*XIAP*（*XLP2*）にヘミ接合性の生殖系列細胞変異を持つことを証明する．通常，フローサイトメトリーによりそれぞれSAPまたはXIAPタンパク質の発現が低下または欠如している．女児患者でも*SH2D1A*または*XIAP*にヘテロ接合性変異を持ち，X染色体不活化の偏り，*SH2D1A*または*XIAP*変異を持つ染色体の発現が優先されていることも報告されている[3)]．

3. 治療のポイント

a. 標的療法

XLP1に対する唯一の既知の治療法は，同種造血細胞移植（hematopoietic stem cell transplantation: HSCT）であり，特に症状が発現していない男児患者においてできるだけ早期に行うことが重要である．

b. 支持療法

肝機能不全/肝不全，低ガンマグロブリン血症（IVIGまたはIgG），急性EBV感染/HLH（エトポシドとステロイド，リツキシマブ），リンパ腫，結腸炎，再生不良性貧血，および血管炎の標準的治療が行われる．

4. 診察のポイント

外来診察時に，神経学的変化の有無の把握，肝脾腫，リンパ節腫脹，および神経学的変化の徴候の確認のため，理学的所見を評価する．XLP2患児では結腸炎および胆管炎の徴候と症状をモニタリングする．臨床状態に基づき，HLHの初期兆候の評価を含む肝機能の異常の有無を評価し，肝機能検査および凝固能を評価する．血算や血清炎症マーカー（フェリチン，可溶性IL2R）の評価．繰り返す呼吸器感染症を持つ患者には血清IgG値を評価する．感染の徴候がある場合やHLHが発症した場合は，EBV感染の証拠として血中のEBV-PCRをモニタリングする．

5. 遺伝カウンセリングのポイント

XLPはX連鎖遺伝形式で遺伝する．患児の兄弟姉妹に対するリスクは，母親の遺伝状態に依存し，母親が*SH2D1A*または*XIAP*変異のヘテロ接合体である場合，各妊娠における*SH2D1A*または*XIAP*変異の伝達確率は50%である．変異を遺伝した男児の兄弟は発症する．変異を遺伝した女児の兄弟はヘテロ接合体となり，通常は発症しない（まれに，X染色体不活化が偏っているためにヘテロ接合体の女児が症状を示す場合がある）．リスクのある女児親族の遺伝子検査は，変異が患者で特定されている場合に最も有用であり，家族性の変異が既知の場合，リスクのある妊娠に対する出生前検査が可能となる．

C 自己免疫性リンパ増殖症候群（autoimmune lymphoproliferative syndrome: ALPS）

1．概念

自己免疫性リンパ増殖症候群（ALPS）は，良性または悪性のリンパ増殖と自己免疫異常を特徴とする原発性免疫制御障害である[4]．古典的には，ALPSは*FAS*および他の関連遺伝子の突然変異によるものであるが，近年，他の遺伝子が同様の臨床的特徴を引き起こす可能性があることが明らかとなった．そのため，ALPSの分類や診断基準は時代とともに変化しており，複数のALPS類似疾患も報告されている．*FAS*の変異は後天性であり，また他の遺伝子の変異と合併で発症することもある[4]．ALPSの臨床的な症状はリンパ節腫脹をはじめとしたリンパ増殖，血球減少などの自己免疫異常，およびリンパ腫の発症率の増加であるため，管理は悪性腫瘍の発症をモニタリングすることを目的とする．

2．診断/検査のポイント

免疫学的検査では，通常，TCR α/β CD4−CD8−“ダブルネガティブ”T細胞（DNT，この疾患の特徴）やビタミンB_{12}，IL−10，sFASLの高いレベルなどの他のALPSバイオマーカー，およびFASによるアポトーシスの障害を示す．臨床および分子生物学的特徴が組み合わされて，ALPSのための診断基準や推定診断基準が示された[4][表2，3]．さらに近年，ALPSが外因性アポトーシス経路に関与するFASリガンド（*FASL*）およびカスパーゼ−10（*CASP10*）遺伝子，そしてFASに体細胞系変異が存在する一方で，大勢の患者が既知の原因遺伝子に変異の証拠がなくとも診断基準を満たしていることも明らかとなり，ALPSの分類が導入された[4][表4]．そこでは既知の遺伝的欠陥が特定されなかった場合にALPS−undetermined（ALPS−U）というALPS類縁疾患の概念が加わった[5]．ALPS類縁疾患にはRas−associated autoimmune lymphoproliferative disorder（RALD）があり，RAS生殖細胞系列変異によりRAS/MAPK経路が活性化し[6]，ALPS様疾患が起きることが報

表 2 ▶ 修正版 ALPS 診断基準（2009 年）

必要条件
1. 6 カ月以上持続する，非悪性かつ非感染性のリンパ節腫脹または脾腫，またはその両方
2. 正常または増加したリンパ球数において，$CD3^+$ $TCR\alpha\beta^+$ $CD4^-$ $CD8^-$ DNT 細胞の割合が全リンパ球の 1.5%以上，または $CD3^+$リンパ球の 2.5%以上

＜補助条件＞
一次基準
1. 2 回以上の異なる試験で検出されたリンパ球アポトーシスの欠陥
2. 体細胞または生殖細胞の FAS，FASLG，CASP10 の病原性変異

二次基準
1. 血漿中の sFASL（可溶性 FAS リガンド）濃度が 200 pg/mL 以上，または血漿中のインターロイキン-10 濃度が 20 pg/mL 以上，または血清または血漿中のビタミン B_{12}濃度が 1,500 ng/L 以上，または血漿中のインターロイキン-18 濃度が 500 pg/mL 以上
2. 経験豊富な血液病理学者による典型的な免疫組織学的所見
3. 自己免疫性血球減少症（溶血性貧血，血小板減少症，または好中球減少症）および免疫グロブリン G 濃度の上昇（多クローン性高 γ グロブリン血症）
4. 自己免疫を伴うまたは伴わない非悪性・非感染性のリンパ増殖症の家族歴

確定診断　必要条件の両方に加え，一次補助基準のいずれか 1 つを満たす場合
推定診断　必要条件の両方に加え，二次補助基準のいずれか 1 つを満たす場合

（Consonni F, et al. Ann Hematol. 2022; 101: 469-84[4] より改変）

表 3 ▶ ALPS の推定診断に関する臨床基準（2019 年）

欧州免疫不全症学会（ESID）レジストリによる原発性免疫不全症（PID）の臨床診断に関する定義
以下の条件のうち少なくとも 1 つを満たすこと:
1. 脾腫
2. リンパ節腫脹（3 つ以上のリンパ節，3 カ月以上持続，非感染性，非悪性）
3. 自己免疫性血球減少症（2 つ以上の血球系列）
4. リンパ腫の既往歴
5. 罹患している家族

かつ，以下の条件のうち少なくとも 1 つを満たすこと:
1. $CD3^+$ $TCR\alpha\beta^+$ $CD4^-$ $CD8^-$ T 細胞の割合が $CD3^+$ $TCR\alpha\beta^+$ T 細胞の 6%以上
2. 以下のバイオマーカーのうち少なくとも 2 つが上昇:
   ○sFASL（可溶性 FAS リガンド）が 200 pg/mL 以上
   ○ビタミン B_{12}が 1,500 ng/L 以上
   ○IL-10（インターロイキン-10）が 20 pg/mL 以上
   ○FAS 依存性アポトーシスの機能低下

（Consonni F, et al. Ann Hematol. 2022; 101: 469-84[4] より改変）

告された.

ALPS の発症機序には，TCR αβ DNT 細胞で検出される *FAS* 遺伝子の体細胞系変異のみで十分ではなく，ALPS は two-hit theory（すなわち，疾患を引き起こす体細胞系変異に続く素因性の遺伝子変異）で発症することが示唆される.

3. 治療のポイント

ALPS の最も一般的な症状は良性のリンパ増殖であり，自然に縮小する一方で，

表4 ▶ ALPSの改訂分類（2009年）

改訂された名称	遺伝子	定義
ALPS-FAS	*FAS*	患者はALPSの診断基準を満たし，FASにホモ接合型またはヘテロ接合型の生殖細胞系列変異を有する．
ALPS-sFAS	*FAS*	患者はALPSの診断基準を満たし，FASに体細胞変異を有する．
ALPS-FASL	*FASL*	患者はALPSの診断基準を満たし，FASL（FASリガンド）に生殖細胞系列変異を有する．
ALPS-CASP10	*CASP10*	患者はALPSの診断基準を満たし，CASP10（カスパーゼ10）に生殖細胞系列変異を有する．
ALPS-U	不明	患者はALPSの診断基準を満たすが，遺伝的欠陥は未判明（FAS，FASL，またはCASP10の欠陥がない）．

（Consonni F, et al. Ann Hematol. 2022; 101: 469-84[4]より改変）

悪性リンパ増殖症は追跡調査中の任意の時点で発症する可能性がある．その一方で，血球減少はALPS-FAS患者の80%以上に発生し，治療にしばしば抵抗性である．

有症状時や同時に血球減少症を認める良性リンパ増殖の場合は，リンパ増殖を抑制するため，シロリムスが用いられる．これは，ALPSにおける過剰なmTOR経路の活性化を抑制する[5]．ALPSでは多糖類に対する抗体応答が乏しく，肺炎球菌感染症のリスクが高い．したがって，最低限の多糖類に対する抗体応答を維持するために，脾臓摘出は禁忌である．無脾臓のALPS患者は，長期間の抗菌薬予防（例: ペニシリンV）を受け，定期的な抗肺炎球菌の再予防接種を4〜5年ごとに受ける．

ALPSにおける自己免疫性血球減少症は，従来は副腎皮質ステロイドと静脈内免疫グロブリン（IVIG）を用いて治療されてきた．これらの治療に対する抵抗性のため，ALPSの血球減少症にはしばしば二次治療薬が必要である．シロリムスはALPSに対するターゲット治療と見なすことができる．高い寛解率と治療後6カ月でのALPSバイオマーカーの大幅な減少により，シロリムスは第一選択である[5]．

ALPS患者はリンパ腫のリスクが増加しているため，CTおよびポジトロン放射断層撮影（PET）を用いた定期的な監視を行い，臨床的または放射線学的に悪性腫瘍が疑われる場合はリンパ節生検を検討する．従来の多剤併用化学療法と放射線療法は通常効果的である．生命を脅かす早期発症のリンパ増殖は，ALPSの臨床的な発症を示すことがあり，唯一の治療法として造血幹細胞移植（HSCT）が必要であることがある．これまでに散発的な症例が報告されており，好ましい条件下でも重度のGVHD（移植片対宿主病）を示すことが多い[5]．

◆文献

1) Gross TG, Rubinstein JD. Post-transplant lymphoproliferative disease in children, adolescents, and young adults. Hematol Oncol. 2023; 41 Suppl 1: 48-56.
2) Dharnidharka VR, Webster AC, Martinez OM, et al. Post-transplant lymphoproliferative disorders. Nat Rev Dis Primers. 2016; 2: 15088.
3) Meyer L, Hines M, Zhang K, et al, editors. X-Linked Lymphoproliferative Disease. In: GeneReviews® [Internet]. Seattle (WA): University of Washington, Seattle; 1993. 2004 [updated 2024 May 16].
4) Consonni F, Gambineri E, Favre C. ALPS, FAS, and beyond: from inborn errors of immunity to acquired immunodeficiencies. Ann Hematol. 2022; 101: 469-84.
5) Lambert MP. Presentation and diagnosis of autoimmune lymphoproliferative syndrome (ALPS). Expert Rev Clin Immunol. 2021; 17: 1163-73.
6) Sullivan KE, Lambert M. Ras-associated autoimmune lymphoproliferative disorder. Br J Haematol. 2024; 205: 819-22.

〈樋渡光輝〉

SECTION 10

一過性骨髄異常増殖症

KEY POINTS

1… ダウン症の約10%に一過性骨髄増殖性疾患が合併する.
2… TAMのblastは自然消退がみられるが，母体内で発症するため，新生児期から乳児期早期に胎児水腫や致死的な肝不全などを合併し致死的となる症候性TAMも10～20%みられる.
3… WBC>10万/μLの症例は，少量キロサイド療法が推奨されている.
4… TAMを発症した症例は，生後4年以内にその20～30%が急性巨核芽球性白血病を発症する.
5… 症候性TAM例ではコントロールしにくい炎症病態が存在し，その制御が今後重要課題である.

A 定義

ダウン症（Down syndrome: DS）の新生児は一過性骨髄増殖症（transient abnormal myelopoiesis: TAM）とよばれる芽球増加を約10%の頻度で発症し，多くは自然消退がみられるが，生後4年以内にその20～30%が急性巨核芽球性白血病[acute megakaryoblastic leukemia，AMKL，French-American-British（FAB）分類M7]を発症する[1)][図1]．TAMは母体内で発症し，胎児水腫や致死的な肝線維症，肝不全などを合併する症候性TAM（symptomatic TAM）例も10～20%にみられる．Children's Oncology Group（COG）によって行われた前方視的研究でも約17%の早期死亡があり，他の報告を総合しても約20%に早期死亡がみられ，その半数を肝不全が占めていた[2,3)]．これは治療成績が著しく改善されたAMKLより予後不良であった．

B 症状と病因

新生児期にBlastの増生を伴う白血球増多，種々の程度の貧血，血小板減少がみられることもある．Blastの増生も症例事に異なり，その多くが生後数カ月以内に自然消退する．TAMの発症機序には，赤血球系と巨核球系の転写因子である*GATA1*

JCOPY 498-24500

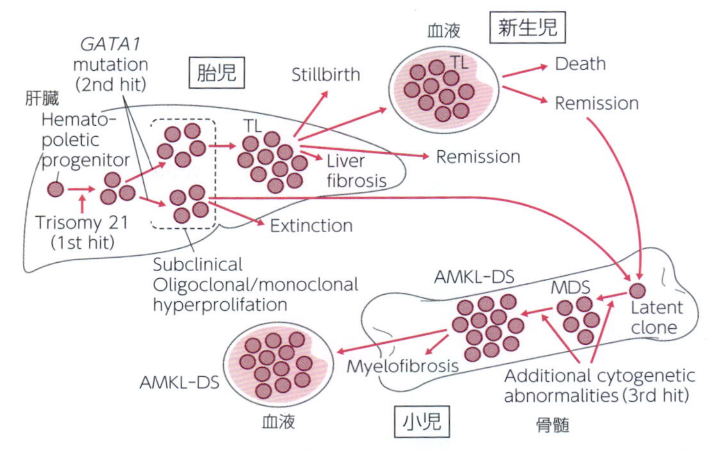

図 1 ▶ Down 症に関連した骨髄性白血病（ML-DS）の予測される白血病発症メカニズム

（嶋田　明．臨床血液．2017; 58: 983-90[4] より引用改変）

遺伝子変異がほぼ全例でみられ，この遺伝子変異の結果細胞では完全長の GATA1 タンパクが発現せず，N 末端転写活性化ドメインを欠く変異 GATA1 タンパク（GATAls）のみが発現している[1]．さらに *GATA1* 変異は母体内で発症していることが明らかとなり，*GATA1* 変異をもつ芽球は母体内では髄外造血の場である肝臓，脾臓などで増殖しており，時として肝不全をきたす[5]．

DS における 21 トリソミーの構成は TAM を合併する DS と合併しない DS では異なり，通常第 2 減数分裂時の染色体不分離による片親性ダイソミー（uniparental disomy）の DS における頻度は 30%以下と考えられているが，TAM を合併した症例ではそのほとんどが片親性ダイソミーを認めると報告されている．また部分トリソミー（partial trisomy）21 で TAM を合併した症例の検討からは，21 番染色体の特定領域上の遺伝子のみでも TAM の病態の再現は可能であった．iPS の研究でもトリソミー 21 のみで芽球の増殖は可能であった[6]．

C　診断の進め方と検査のポイント

TAM の診断については，DS の児で肝脾腫，白血球増多，血小板減少などがあれば末梢血の血液像から芽球の有無を確認すれば比較的容易である．骨髄中よりも末梢血中のほうが芽球の割合が多いため，骨髄穿刺は診断に必須ではない．芽球の表面マーカーの検索によりTAMの芽球はAMKLと同様にCD7，33，34，41，42b，61，グライコフォリンAが高率に陽性である．芽球は形態学的に細胞質が好塩基性で辺縁にブレブを有し，ペルオキシダーゼ染色は陰性である．ほとんどのTAMは21トリソミー以外の染色体異常を有さないが，まれに付加的染色体異常を伴う症例の報告があり，先天性白血病との異同が問題となる．*GATA1*遺伝子変異解析に関しては，現在進行中のJCCG TAM18臨床研究登録例であれば，弘前大学小児科に依頼可能である．

D　治療のポイント

多くの症例が無治療経過観察でBlastの自然消退がみられるが，一部の症例でBlastが消退したにも関わらず，貧血，血小板減少が遷延する症例も存在し，骨髄異形成症候群（myelodysplastic syndrome: MDS）病態と考えられている．

WBC＞10万以上の症例では，少量キロサイド（cytarabine）療法が推奨されている[3]．これはTAMのBlastはキロサイドに非常に感受性が高く，初期の観察研究では非常に低用量のキロサイドで有望な結果を示した．Berlin–Frankfurt–Münsterグループは，キロサイド（0.5～1.5 mg/kg，3～12日間）による治療を推奨している．国内でもWBC＞10万/μLの新生児をキロサイドで治療した場合，生存率に有意な改善がみられた．しかしながら現在のところ，キロサイドによる治療がAMKLへの病勢進行の可能性に有意な影響を与えるという証拠はない．

またDSは心疾患合併症や易感染性なども考量して，個別に対応が必要である．

E　症候性TAMの治療

TAMは母体内で発症し，胎児水腫や致死的な肝線維症，肝不全などを合併する重症例も10～20%にみられる．Children's Oncology Group（COG）によって行われた前方視的研究でも約17%の早期死亡がみられ，他の報告を総合しても約20%に早期死亡がみられ，その半数を肝不全が占めていた[2,3]．症候性TAM例では播種性血管内凝固症候群（DIC），呼吸不全などもみられる．胎児水腫については交換輸血，ステロイド，少量キロサイド投与などの報告がみられる．以前，胎児水腫3症例で，交換輸血後少量キロサイド療法を行い，全例生存がみられた．一方Blast消退後もDICや閉塞性黄疸，肝酵素の上昇を伴う症例は，最終的に肝不全に進行しやすく，その基本病態に遷延する炎症性サイトカイン血症が存在する．その制御が重要であるが，現在のところ決定的な治療方法がないのが現状であり，肝不全例はほぼ致死的経過をたどっているが，生体肝移植による救命例が報告された．最近我々の施設でも生体肝移植で救命できたDS-TAMの肝不全症例を経験したが，生体肝移植の適応については各症例毎に倫理委員会の審査を経る必要がある．肝不全の病態については，これまでの肝線維化，胆汁うっ滞の他に高度なFe沈着が関与しているようで，現在JCCG TAM委員会で全国の症例を調査中である[7]．

F 保護者への説明・指導のポイント

DSの約10%にTAMが合併する．TAMの多くは自然消退がみられるが，生後4年以内にその20～30%がAMKLを発症するため，定期的な血液学的フォローが必要である．また胎児水腫や致死的な肝不全などを合併する重症例も10～20%にみられるため，注意が必要である．WBC＞10万/mLの症例では，少量キロサイド療法が推奨される．

◆文献

1) 照井君典，金崎里香，土岐　力，他．ダウン症候群に伴うTAM発症の分子機構．日本産婦人科・新生児血液学会誌．2015; 25: 49-54.
2) Massey GV, Zipursky A, Chang MN, et al. A prospective study of the natural history of transient leukemia（TL）in neonates with Down syndrome（DS）Children's Oncology Group（COG）study POG-9481. Blood. 2006; 107: 4606-13.
3) Bhatnagar N, Nizery L, Tunstall O, et al. Transient Abnormal Myelopoiesis and AML in Down Syndrome: an Update. Curr Hematol Malig Rep. 2016; 11: 333-41.
4) 嶋田　明．遺伝子変異を伴う小児急性骨髄性白血病．臨床血液．2017; 58: 983-90.
5) 宮内　潤．ダウン症候群関連骨髄増殖性疾患: 自然経過と造血微小環境の役割．東京女子医科大学雑誌．2014; 84: E257-E267.
6) Saida S, Watanabe K, Sato-Otsubo A, et al. Clonal selection in xenografted TAM recapitulates the evolutionary process ofmyeloid leukemia in Down syndrome. Blood. 2013; 121: 4377-87.
7) Nagai K, Mitani T, Kato M, et al. Successful living-donor liver transplantation for neonatal hemochromatosis due to transient abnormal myelopoiesis with Down syndrome: Case report and review of the literature. Pediatr Blood Cancer. 2024; 71: e31228.

〈嶋田　明〉

SECTION 1

小児造血細胞移植総論

KEY POINTS

1… 1970年代に始まった造血細胞移植の成績は年々向上しており，造血細胞移植は標準治療となってきた.

2… 小児の造血細胞移植は成人と異なり固形腫瘍，遺伝性骨髄不全症候群，原発性免疫不全症，先天代謝異常など対象疾患が多いことが大きな特徴である.

A 造血細胞移植の歴史

1970年代頃から日本で骨髄移植が臨床導入され，1991年に日本骨髄バンク（JMDP）が設立された．さらに，1999年日本さい帯血バンクネットワークが設立され，造血細胞移植件数は大きく増加した．症例の蓄積，免疫抑制薬の開発，支持療法の向上，検査技術の進歩により移植成績は向上して，移植後長期生存例も多くなり，造血細胞移植は標準的な医療となった．移植源の選択，移植前処置の選択，免疫抑制薬の選択，移植合併症予防の選択，晩期合併症予防の選択など，多くの選択肢を疾患や患児の状態にあわせて検討する必要がある時代となった.

B 小児造血細胞移植の特徴

成人と異なる点は対象疾患の違いである．白血病や再生不良性貧血のみでなく，固形腫瘍，遺伝性骨髄不全症候群，原発性免疫不全症，先天代謝異常など多くの疾患が移植適応となる．また，小児は発達発育の面から移植後晩期合併症に対しての配慮も重要となる．原疾患が治癒しても晩期合併症によりQOLの低下がみられては真の意味で治癒とは言えない．妊孕能の温存も非常に重要となる．兄弟ドナーへの配慮や倫理面での妥当性について評価できる組織作りも大切である.

C 造血細胞移植の原理

1. 腫瘍性疾患

抗がん剤治療はある一定の投与量（最大耐用量 maximum tolerated dose: MTD）を超えると，何らかの毒性が強くなり投与量の増量は困難となる．多くの場合は骨髄抑制がこれにあたる．造血細胞移植では，骨髄抑制に対して新たな造血細胞を輸注することで MTD を超えて治療が可能となる．また，GVHD を誘導することで GVL 効果（graft-versus-leukemia effect）がみられ，免疫学的な機序で抗腫瘍効果をもたらすことができる．これは造血細胞移植でしか得られない治療効果である．

2. 非腫瘍性疾患

再生不良性貧血や遺伝性骨髄不全症候群では造血担当細胞を入れ替える目的で，原発性免疫不全症では免疫担当細胞である血液細胞を入れ替える目的で移植をする．先天代謝異常では，移植したドナー由来の造血細胞が大量の顆粒球を産生することで，原疾患で欠損していた酵素やタンパクが補充され，疾患の改善や進行を止めることができる．また，ドナー由来の単球やマクロファージは全身諸臓器へ遊走

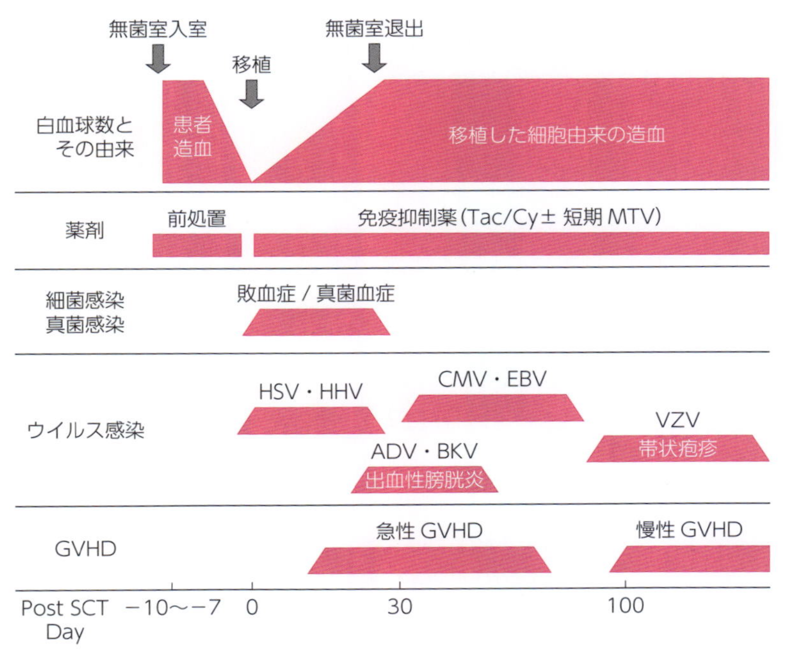

図 1 ▶ 造血細胞移植の流れ

し，皮膚の Langerhans 細胞，肝 Kupffer 細胞，中枢神経でのミクログリア細胞，アストロサイトへ分化し，局所の組織修復にかかわる．ドナー細胞が生着を維持すれば，生涯に渡って酵素産生は持続する[1)]．

D　造血細胞移植の流れ

造血細胞移植の流れを［図 1］に示す．移植前処置により患者造血はほぼゼロとなり，移植後 2〜3 週で移植細胞の造血が成立して生着となる．移植前日より免疫抑制薬を使用して，GVHD 予防が始まる．移植後早期は細菌感染と真菌感染に注意が必要であり，重篤な感染症は生命に関わる合併症となる．生着して白血球数が正常化しても，免疫能は未熟であるため，サイトメガロウイルスや EB ウイルスの再活性化，水痘・帯状疱疹ウイルス感染には常に注意が必要となる．

◆文献

1）小池隆志．再生医療の展望．小児科診療．2021; 84: 1827-31.

〈小池隆志〉

SECTION 2

小児における造血細胞移植の適応

KEY POINTS

1… 造血細胞移植の適応は小児血液専門医のみでなく，多職種で患児の移植適応を総合的に判断することが大切である.

2… 腫瘍性疾患の移植は分子標的薬，免疫チェックポイント阻害薬，免疫療法などの開発により移植適応が時代とともに変化してきている.

3… 非腫瘍性疾患の移植は生着不全や混合キメラのリスクが高く，疾患に合わせた前処置の選択や移植後キメリズム解析が重要となる.

A 造血細胞移植の適応評価

各疾患の移植適応評価のみでなく，患児の全身状態評価をして，移植に耐えることができるかを評価する．小児血液専門医のみでなく，小児循環器，呼吸器，腎臓，神経の専門医や精神科，リハビリ科，歯科・口腔外科，看護師，移植コーディネーターなどチーム医療で移植適応について検討する．成人では hematopoietic cell transplantation-comorbidity index（HCT-CI）が評価として用いられ，HCT-CI スコア高値と非再発死亡率上昇が相関する．小児では評価内容が必ずしも適切でないとされるが，小児や若年成人向けの HCT-CI の報告もみられている[1].

B 腫瘍性疾患の造血細胞移植の適応

1. 急性リンパ性白血病（ALL）

チロシンキナーゼ阻害薬（TKI），ブリナツモマブ，イノツズマブオゾガマイシン，CAR-T 療法などの開発により ALL の移植適応が変化してきている．第一寛解期での移植が推奨される症例は，寛解導入療法もしくは強化療法後に MRD 陽性の Ph-ALL，1 歳未満の KMT2A 再構成陽性 ALL の高リスク群，早期強化療法後に MRD 陽性の BCP-ALL などがあげられる．非寛解例，移植後再発例での移植は治療成績が悪く，患者状態や再発までの期間など総合的に判断して適応となる[2].

2. 急性骨髄性白血病（AML）

小児 *de-novo* AML は第一寛解期の高リスク群で移植適応となる．再発進行期や非寛解での移植成績は不良であり，移植を選択するかは症例毎に慎重に検討する[3]．FLT3阻害薬，BCL2阻害薬とアザシチジン併用療法など新規の治療薬もでてきており，これまでと異なる移植適応の検討が必要となる．ダウン症に発症したAMLの移植適応は第二寛解期，再発進行期，寛解導入不応例で考慮されるが，移植後長期生存率は不良である．

3．慢性骨髄性白血病（CML）

TKIの登場により初発の慢性期CMLに対して移植が選択されることはなくなった．TKI不応例や芽球期において移植適応となる．また，成人との違いとして長期間のTKI内服に対する耐用性の問題もある．TKI内服継続が困難であり，血縁HLA一致ドナーがいる場合は移植が検討される．

4．若年性骨髄単球性白血病（JMML）

一部の症例で病勢が緩徐で自然寛解することもあるが，基本的には全ての症例が移植適応となる．好発年齢が乳幼児と小さいこと，再発率や治療関連死亡率が高いこと，生着不全などが問題となり，安全で有効性の高い移植方法の確立が望まれる．

5．骨髄異形成症候群（MDS）

移植が治癒の期待できる唯一の治療法である．芽球増加を伴わないMDSであっても，輸血依存や好中球減少がある場合，またはmonosomy 7や複雑核型異常がある場合は移植適応となる[4]．移植前治療としてアザシチジンの有効性が期待される．

6．悪性リンパ腫

小児悪性リンパ腫の予後は良好であり，初発例は移植が第一選択となることはない．再発・難治例に対して移植が考慮される．ブレンツキシマブベドチン，クリゾチニブ，ニボルマブなどが一部の悪性リンパ腫で適応となるため，このような新規薬剤導入を含めて移植適応を検討する必要がある．

7．固形腫瘍

造血細胞救済併用超大量化学療法で抗腫瘍効果を高めることが移植の目的となる．そのため移植の種類は自家移植となる．神経芽腫を除き標準治療となる固形腫瘍はないが，再発例で自家移植が考慮される．高リスク神経芽腫では寛解導入化学療法後に自家移植を実施することが標準治療となっているが，長期予後は30〜40％と不良である．自家移植後にKIRリガンド不一致ドナーからの同種臍帯血移植を連続で施行するタンデム移植が治療成績向上に期待されている．

C 非腫瘍性疾患の造血細胞移植の適応

1. 再生不良性貧血

重症/最重症の症例でHLA一致血縁ドナーが得られる場合は，血縁者間BMTが初回治療の第一選択となる．その長期生存率は90%を超える．HLA1抗原不一致血縁者間BMTの成績も同等であり，第一選択となる．血縁ドナーが得られない場合は免疫抑制療法が第一選択となるが，効果不良である場合はHLA一致非血縁者間BMTやHLA1アレル不一致非血縁者間BMTが適応となる[5]．基本的にBMTの成績が良好であるが，適切な骨髄ドナーが得られない場合や緊急移植を要する場合には，CBTやHLA半合致血縁者間移植も選択肢となる．

2. 遺伝性骨髄不全症候群

Fanconi貧血，先天性角化不全症（DKC）での移植適応は再生不良性貧血の重症度に準じて評価をする．骨髄破壊的前処置は治療関連毒性が強くなるため，フルダラビンを含む骨髄非破壊的前処置を選択する．移植により造血不全は改善する時代となったが，疾患の特徴として悪性腫瘍の合併が問題となってきた．DKCでは線維化や血管内皮障害による肺線維症，肺動静脈瘻，門脈圧亢進症が問題となり，肺移植や肝移植が考慮される症例もある．Diamond-Blackfan貧血では，輸血依存やステロイド不応例で移植適応となる．

3. 先天代謝異常

対象疾患はムコ多糖症の一部（MPS-Ⅰ，MPS-Ⅱ，MPS-ⅣA），副腎白質ジストロフィー，異染性白質ジストロフィー，クラッベ病，I-cell病にほぼ絞られてきた．生着不全の頻度が高く，移植関連合併症による死亡もあり得るためリスクの高い治療と考えられてきたが，移植医療の進歩により治療成績は飛躍的に向上した．新生児マススクリーニングに一部の先天代謝異常も含まれるようになり，早期移植に対応可能な移植施設ネットワークの構築が必要となっている．

4. 原発性免疫不全症

免疫能の再構築を図る目的で移植適応となる．移植までの感染管理と予防が重要である．重症複合免疫不全症（SCID），CD3 delta欠損症，CD40 ligand欠損症，Wiskott-Aldrich症候群，慢性肉芽腫症，重症先天性好中球減少症，白血球接着不全症Ⅲ型，家族性血球貪食性リンパ組織球症などが移植適応となる．

◆文献

1）Brian DF, Larisa B, Brent RL, et al. Adapting the HCT-CI definitions for children, adolescents, and young adults with hematologic malignancies undergoing allogeneic hematopoietic cell transplantation. Transplant Cell Ther. 2023; 29: 123.e1-123.e10.
2）加藤元博，康　勝好．造血細胞移植ガイドライン 急性リンパ性白血病（第 4 版）．2023．p.7-11．
3）富澤大輔，湯坐有希．造血細胞移植ガイドライン 急性骨髄性白血病(第 4 版)．2022．p.4-5．
4）真部 淳，長谷川大輔．造血細胞移植ガイドライン 骨髄異形成症候群・骨髄増殖性腫瘍(小児)（第 3 版)．2018．p.3-4．
5）吉田奈央，小島勢二．造血細胞移植ガイドライン 再生不良性貧血(小児)(第 3 版)．2018．p.2-3．

〈小池隆志〉

SECTION 3

ドナー・造血細胞の選択および コーディネート

KEY POINTS

1… 移植ドナーの選定にはHLAの検査が必要であり，HLAミスマッチでの移植においてはGVH方向・HVG方向のミスマッチ，HR-MMの有無を意識したドナー選択を行う．

2… 各々の疾患別の適応はHLA一致，GVH方向のHLAミスマッチの有無，慢性GVHDの発症リスク，移植の提供までの期間などを鑑みたドナー選択，移植時期の決定を行っていく．

3… 血縁同胞間の移植は周囲の強制ではなくドナー自身の自発的意思による提供であることが非常に重要であり，HLA検査前に家族とドナーとなりうる同胞に対して移植に際しての医学的・倫理的問題が存在することを十分説明し，理解を得る努力を行う．

A HLAとは

ヒト白血球抗原（HLA）はヒトの腫瘍組織適合抗原である．HLAアレルの不適合の数が多いほど，重症GVHDは高く移植後生存率は低くなる傾向にあるため，その適合性は移植後の予後要因として非常に重要である．本邦での移植の際には移植片対宿主病（GVHD），移植後の白血病再発および生存と相関の高いA，B，C，DR（遺伝子型ではDRB1）の4種類が重要視されている．最も安定した成績が期待されるのはHLA一致の同胞ドナー，次にHLA一致の骨髄バンクドナーだが，HLA一致ドナー不在の場合はHLAミスマッチでの移植が選択肢にあがる．

HLAミスマッチ移植では移植片が宿主側に対して免疫反応を呈するgraft vursus host（GVH）方向のミスマッチと宿主側が移植片を拒絶するhost vursus graft（HVG）方向のミスマッチとの2通りがあり，GVH方向は患者のHLAをドナーが共有しない場合，HVG方向はドナーのHLAを宿主が共有していない場合が多い．造血幹細胞移植においてはGVH方向の適合性が重視される．

また，骨髄移植症例では重症急性GVHDと関連するハイリスクミスマッチ[1)]（high-risk HLA allele mis-match combinations: HR-MM）として16組のミス

表1 ▶ 小児の移植適応疾患と選択される移植ソース

	疾患名	適応の条件	選択されるソース
	再生不良性貧血	重症度分類における最重症/重症が適応	初回治療例における標準治療はHLA適合血縁骨髄 免疫抑制療法不応例はHLA適合非血縁骨髄も考慮
先天代謝異常症	ムコ多糖症Ⅰ型	重症型は診断し次第移植	HLA一致同胞が第一選択 同胞が保因者の場合は非保因者ドナーを優先 診断時に症状が進行し始めている場合が多く早期に移植を実施する必要があるためコーディネート期間の長い非血縁骨髄よりも家族内ドナーや臍帯血ドナーを選択する方が多い 【第一選択ドナー】 HLAジェノタイプ一致非保因者同胞（骨髄） HLAアリル一致臍帯血 HLAアリル一致非血縁骨髄ドナー 【代替ドナー】 HLA 1-2アリル不一致臍帯血 HLAジェノタイプ一致保因者同胞（骨髄）
	ムコ多糖症Ⅱ型	重症型では早期の移植が適応	
	その他のムコ多糖症	MPS-Ⅲ: 病初期の試験的なもので移植の効果は限定的 MPS-Ⅳ: 少数例だがQOLは非移植例や酵素補充療法（ERT）例よりも優れている MPS-Ⅵ: ERTが第一選択だが，酵素に対する抗体産生例は適応 MPS-Ⅶ: 造血細胞移植の報告は少数だが効果はあるとされる	
	異染性ロイコジストロフィー	移植時期が早いほど，移植時の症状が軽いほど移植結果は良好	
	クラッベ病	乳児型: 未発症例で生後2か月以下に移植できた症例で効果が期待される 若年型・成人型: 早期の移植が重要	
	副腎白質ジストロフィー	小児大脳型に有効 移植時のMRI所見（Loes score<9点）と神経学的重症度が最大の予後因子	

（日本造血・免疫細胞療法学会．造血細胞移植ガイドライン第2巻[2]を基に作成）

マッチが見いだされており，同じミスマッチの数であればHR-MMを有するドナーは回避することが適切である．

HLAの検査法には血清型と遺伝子型の2種類があり，本人・家族のHLA検査を行う際はHLA判別能が高解像である遺伝子型検査を行うことが多い．検査は口腔粘膜の擦過（スワブ）検体での提出が可能である．一方，遺伝子型より解像度は劣るが血液検体での提出の場合は2 mL EDTA-2Naスピッツでの提出（ヘパリン管は不可）となる．

B 小児における幹細胞ソースの選択方法

小児の移植適応となる疾患は血液悪性疾患の他に［表1］に示す疾患があげられる．移植源には骨髄（BM）・末梢血幹細胞（PBSC）・臍帯血（CB）とさまざまな選択肢があるが，各々の疾患について以下の点を鑑みつつ決定していく．

1．HLA一致数

先述のように不適合HLA座の数が高いほど，重症GVHDと死亡のリスクは高く

表1▶つづき

	疾患名	適応の条件	選択されるソース
原発性免疫不全症	X連鎖重症複合免疫不全症およびJAK3欠損症	緊急での造血細胞移植を要する	HLA一致血縁骨髄ドナー: 移植前処置が無くても免疫構築が期待できる. HLA一致血縁ドナー以外: 移植前処置を行いできるだけ多くの血球系前駆細胞が生着した方が長期的な細胞性免疫の維持が期待できる. 臍帯血ドナー: HLA完全一致が良い. 2座不一致までドナーとなりうるが, GVHD方向を避ける. 非血縁骨髄ドナー: 他のドナーが確保できない場合の選択肢.
	CD3 delta欠損症	日本では1家系のみ	移植前処置は必要だが, 感染や合併症で患者状態が移植前処置に耐えられない場合は早急に移植前処置なしでドナー細胞（HLA一致同胞あるいは臍帯血）を移植する必要あり
	Wiscott Aldrich症候群	regimen related toxicityを考慮し1歳以上4歳以下で移植	完全キメラを目指した移植 HLA一致血縁骨髄・HLA一致非血縁骨髄・臍帯血いずれも適応
	X-linked thrombo-cytopenia	出血傾向コントロール不良例は移植を急ぐ	
	慢性肉芽腫症	重症感染反復例, 炎症性腸疾患の難治例などが移植適応	臍帯血例は症例数が少ない.
	重症先天性好中球減少症	10歳未満での移植及びHLA一致ドナーの場合が予後良好	国内では骨髄移植例が多く 臍帯血移植は生着不全の頻度が高い可能性がある
	CD40 ligand欠損症	早期の診断・感染予防・造血細胞移植の時機を失しないように注意が必要. 5歳以下で移植を受けた患者の無病生存率は6歳以上で移植を受けた患者よりも高い.	
	家族性血球貪食性リンパ組織球症	血球貪食性リンパ組織球症（HLH）が寛解し次第速やかに移植	血縁骨髄または非血縁臍帯血移植
	X連鎖リンパ増殖症候群	移植のタイミングを逸しないことが重要 HLH合併症例では十分なコントロールを行った上で移植を行う.	
遺伝性骨髄不全症候群	ファンコニ貧血	やや重症は移植を考慮してもよく重症・最重症は移植が標準治療	
	Diamond-Blackfan貧血	ステロイド治療に不耐応かステロイド依存性の例	
	先天性角化不全症	重症または最重症例で適応	末梢血幹細胞移植は避けるべき 先天性骨髄不全患者に対する造血幹細胞移植の移植ソースとしては骨髄の選択が望ましい
	その他の遺伝性骨髄不全症候群 Shwachman-Diamond症候群 重症先天性好中球減少症 先天性無巨核球性血小板減少症		

なる傾向にあり，血縁・非血縁ともにドナーの選択を行う際には可能な限りHLA-A，-B，-C，-DRが一致したドナーを選択する．HLAミスマッチの移植の際にはGVH方向の適合性が重視される．

2. 慢性GVHDの発症

PBSCの利点は好中球生着が早いことだが，慢性GVHDが多いという欠点がある．遺伝性骨髄不全症候群などでは慢性GVHDによって頭頸部の扁平上皮がん合併が有意に増加する点などからPBSCの利用は避けるべきとされる．

3. コーディネートに要する時間

血縁骨髄や臍帯血の提供までの期間が1～2週間である一方で，骨髄バンクを介した移植コーディネートには3～4カ月以上の時間を要する．早期の移植が移植後の予後良好因子となる先天性代謝異常症や感染や合併症に耐応性のない原発性免疫不全症などの移植を急ぐ場合には，HLA一致同胞骨髄移植，臍帯血移植などが選択される場面もある．

C 血縁同胞ドナーに対する倫理的配慮

血縁同胞ドナーは患者側から見れば移植時期を融通でき，且つHLA一致の頻度からGVHDの頻度が少ないなど利点の多い選択肢である．一方，造血細胞採取がドナーに身体的・精神的負担を与える事，患者の利点が多い点からドナーになって当然という強制が働きやすい．未成年ドナーの場合に自己決定権が保証されない事，GVHDなどの移植関連合併症が生じた際に家族ドナーであることが必ずしもポジティブな効果ばかりではないこと，遺伝性疾患である場合ドナー自身が保因者である可能性があることなどの問題点があげられる[3]．医療者や家族の強制によるものではなく，あくまでドナー自身の自発的意思による提供であることが原則であり，HLA検査を行う前に医学的・倫理的諸問題が存在することを両親・ドナー自身に説明し，必要以上の強制力がドナーに向かないよう配慮し，可能な限りドナー自身の理解と自発的意思の確認を取る事が必要となる．ドナー本人の自己決定を尊重するため，説明を行う医療者はできるだけ患者の担当者以外の独立した第三者的立場のものであることが望ましい．

◆文献

1）田中秀則．移植医療における組織適合性と適合性検査．臨床検査．2021; 65: 1240-47.
2）日本造血・免疫細胞療法学会．造血細胞移植ガイドライン 第2巻．日本造血・免疫細胞療法学会．2018.
3）井口晶裕．同種造血幹細胞移植　未成年の血縁ドナー．小児内科．2023; 55: 829-31.

〈柴田真由子〉

SECTION

移植前治療

KEY POINTS

1… 移植前治療強度は，骨髄破壊的前処置，強度減弱前処置，骨髄非破壊的前処置に区分される．

2… 移植前治療の治療強度や治療関連毒性はさまざまなため，症例ごとに患者の状態を考慮し移植前治療を選択する必要がある．

A　定義と目的

移植前治療とは，造血細胞移植を行う際に先行して投与する大量化学療法，放射線照射などを，移植前治療もしくは移植前処置と定義されている．移植前治療は，①大量の抗がん剤や放射線照射による抗腫瘍効果と，②移植片の拒絶防止のための免疫抑制効果を目的としている．

B　移植前治療の強度について

移植前治療は，治療強度によって骨髄破壊的前処置（myeloablative conditioning: MAC），強度減弱前処置（reduced intensity conditioning: RIC），骨髄非破壊的前処置（nonmyeloablative conditioning: NMA）に分類される．MAC と RIC の境界については，いくつかの定義があるが，MAC を，①5 Gy 以上の単回照射の全身放射線照射（total body irradiation: TBI）または 8 Gy 以上の分割照射の TBI，②8 mg/kg を超える経口投与のブスルファン（busulfan: BU）または同等量以上の経静脈投与の BU のいずれかを含む前処置として定義が広く用いられている[1]．一方で Center for International Blood and Marrow Transplant Research（CIBMTR）では，RIC を，①5 Gy 以下の単回照射の TBI または 8 Gy 以下の分割照射の TBI，②9 mg/kg 未満の経口投与の BU もしくは同等量の静注投与の BU，③140 mg/m^2未満のメルファラン（melphalan: MEL），④10 mg/kg 未満のチオテパ（thiotepa: TEPA），⑤BEAM レジメン［カルムスチン＋エトポシド（etoposide: VP–16）＋シタラビン（cytarabine: Ara–C）＋MEL］と定義している[2]．小児の造血細胞移植においては，12 Gy の TBI とシクロホスファミド（cyclophosphamide: CY）や VP–

JCOPY 498-24500

16，MELの大量投与や，TBIを静注BU 12.8 mg/kg以上に代替し，上述のCYやMELと組み合わせたものをMACとすることが多い．

C　移植前治療の選択

移植前治療を選択する際には，①原疾患，②病勢（病期），③患者の年齢，④移植細胞ソースやHLA適合度，⑤併存合併症などを考慮し，総合的に判断する必要がある．説明の際には，移植後急性期および晩期合併症について説明し，妊孕性温存についての情報提供も行う必要がある．

D　移植前治療に用いる放射線，薬剤

移植前治療に用いる放射線，抗がん剤について，その特性や副作用について以下に示す．

1．全身放射線照射（total body irradiation: TBI）

優れた免疫抑制効果を持ち，中枢神経や性腺領域など抗がん剤が到達しにくい臓器に対しても抗腫瘍効果がある．また，化学療法抵抗性の腫瘍においても効果が期待できる場合がある．MACにおいては通常12 Gyの線量を6分割で投与するのが標準である．照射の際には，肺合併症のリスクを減らすために，肺遮蔽を実施し肺への照射線量を調整する必要がある．RICにおいては，生着不全のリスクを下げる目的で，2～4 Gyの低線量の照射を行うことが多く，良性疾患の移植においては，眼球，性腺，頭部などの遮蔽も検討する．

急性期合併症としては，悪心嘔吐，口腔・消化管の粘膜障害とそれに伴う下痢，唾液腺炎などがある．また，晩期合併症として間質性肺炎，白内障，肝機能障害，低身長，性腺機能障害，二次性悪性腫瘍がある．原則的には低年齢の小児に対しては移植後の晩期合併症を考慮しTBIを使用しない．

2．ブスルファン（busulfan: BU）

高用量のTBIによる有害事象を回避したい場合や，TBIの既往がある例での移植において使用される．特にBUを含むMACレジメンは，急性骨髄性白血病（acute myeloid leukemia: AML）や若年性骨髄単球性白血病（juvenile myelomonocytic leukemia: JMML）などの骨髄系腫瘍，乳児の急性リンパ性白血病（acute lymphoblastic leukemia: ALL）などで用いられる．急性期合併症としては，中等度の嘔吐リスク，けいれん，意識障害などの神経毒性があり，当院ではけいれん予防としてクロナゼパム（0.1 mg/kg/日をBU投与2日前から投与後2日まで）やレベチラセ

タム（20 mg/kg/日をBU投与4日前から投与後2日まで）を併用している．また，重篤な有害事象として肝中心静脈閉塞（veno-occlusive disease: VOD/sinusoidal obstruction disease: SOS）を起こすことがあり，当科ではVOD/SOSの発症リスクに応じて，低分子ヘパリン持続静注，ウルソデオキシコール酸内服，FFPの週2回定期投与などを組み合わせて予防を行っている．晩期合併症としては，歯牙発育や性腺機能障害があり，使用に際しては事前の説明と移植後の歯科や内分泌科受診が重要である．

3. シクロホスファミド（cyclophosphamide: CY）

MACの前処置においてTBIもしくはBUと併用される薬剤の1つである．また，再生不良性貧血やFanconi貧血の移植前治療においても，RICレジメンで用いられる．CY大量投与時の急性期合併症として，出血性膀胱炎，不整脈やうっ血性心不全などの心合併症を発症することが知られている．出血性膀胱炎の予防としては，3,000 mL/m^2程度の大量輸液とメスナの投与（CY投与量の40%量を投与前，4時間，8時間時にそれぞれ投与）を行う．心合併症の予防は困難だが，心電図モニターや投与前の心エコー検査，BNP値を参考として，高リスクと予測される例ではCYを他の薬剤で代替するのも1つの選択肢である．

また，CYの代謝産物が肝毒性を有し，VOD/SOSの発症に関与するとされている．特にCYに先行してBUを投与する場合は，BUがCYの代謝に影響するため，BU終了後24時間以上の間隔をあけて投与することが望ましい．アゾール系真菌薬はCYの代謝に影響し，肝毒性が増強するため，前処置中は併用を避ける．

4. メルファラン（melphalan: MEL）

MAC，RICいずれにおいても使用され，小児においては140〜210 mg/m^2で用いることが多い．溶解後の製剤の安定性が低く，調剤後1.5時間以内に投与を終える必要がある．MEL大量投与時の急性期合併症としては，消化管粘膜障害が高頻度で発生する．特に，口腔粘膜障害が重篤であり，MEL投与時には口腔ケア，クライオセラピー（薬剤点滴中口腔内に氷を含んでもらい，抗がん剤が口腔粘膜に達しにくくする支持療法）などを行うことが推奨される．

5. フルダラビン（fludarabine: FLU）

MAC，RICいずれにおいても使用され，免疫抑制効果が強い薬剤である．通常は，放射線照射，BUやMELと併用し，25〜30 mg/m^2を4〜6日間投与する．腎排泄のため，腎障害を有する例では，用量調節が必要となる．半減期の中央値が15時間程度と比較的長いので，投与後から48時間以上あけてから輸注を行う．

6. エトポシド（etoposide）

MACレジメンでのALLに対するTBI/VP-16/CYレジメンや，乳児ALLに対するBU/VP-16/CYにおいて使用される．また，家族性血球貪食性リンパ組織球症（familial hemophagocytic lymphohistiocytosis: FHL）において，血球貪食性リンパ組織球症（hemophagocytic lymphohistio-cytosis: HLH）を抑制する目的で使用されることもある．高用量で用いる場合は，原液のままシリンジで静注するが，ルートが破損するおそれがあるため，ポリウレタン製のカテーテル，セルロース系のフィルター，アクリル又はABS樹脂製のプラスティック器具の使用を避ける必要がある．急性期合併症として，低血圧，アレルギー反応，粘膜障害などに留意する必要がある．

7. チオテパ（thiotepa: TT）

本邦では2019年に製造販売承認が取得された．小児悪性固形腫瘍における自家造血幹細胞移植の前治療の適応を有しており，神経芽腫，髄芽腫，網膜芽細胞腫，ユーイング肉腫などへのTT/MELレジメンが認められている．皮膚から排泄されることにより，皮膚障害をきたす頻度が高いため，投与中は頻回のシャワー浴が必要となる．

8. 抗ヒト胸腺細胞免疫グロブリン（antithymocyte globulin: ATG）

移植前処置薬として投与されるATGには，患者のT細胞を制御して生着を担保する役割と，ドナーのT細胞を抑制して同種免疫反応を制御する役割が期待されている．投与量，投与タイミングのいずれも治療成績に関わる因子であり，早期に投与した場合は生着の促進に寄与するのに対して，移植日に近い時期に投与した場合はGVHD予防効果が高まると考えられている．移植前治療で使用する場合は，投与量，投与タイミングについて症例毎に検討する必要がある．ATG投与時には，アナフィラキシーや輸注関連反応などの有害事象が発症することがあるため，予防のためにアセトアミノフェン，抗ヒスタミン薬，副腎皮質ステロイド薬を併用する．

E 移植前治療の実際

1. MAC

a. TBI/VP-16/CY

小児ALL患者に対して使用．TBI先行の場合は，CYの最終投与から48時間以

Day	−5	−4	−3	−2	−1	0
VP-16 60 mg/kg	↓					
CY 60 mg/kg		↓	↓			
TBI 2 Gy×2				↓↓	↓↓	↓↓

上あけて輸注する.

VP–16 の投与量は，標準体重として 30 kg 未満であれば 60 mg/kg，30 kg を超える場合には標準体重で計算した体表面積に基づいて 1,800 mg/m^2とし，最大投与量を 3,000 mg とする.

当科では高用量の VP–16 投与時は，投与開始前および 6～8 時間経過後にメチルプレドニゾロン（mPSL）62.5 mg/m^2/dose を投与している.

b. BU/MEL

小児 AML 患者に対して使用.

Day	−6	−5	−4	−3	−2	−1	0
BU 0.8–1.2 mg/kg×4	↓	↓	↓	↓			
MEL 90 mg/m^2					↓	↓	

BU の投与は，1 回法を選択するケースもある．1 回法の場合は，添付文書に準じて 3.2～4.8 mg/kg を 1 日 1 回 3 時間で点滴静注している．当科では，2 歳未満の症例では PK study 実施し，定常状態平均血中濃度（Css，ave）の目標値を 600～900 ng/mL として投与量を決定している.

c. BU/VP–16/CY

乳児 ALL に対して使用[3].

Day	−8	−7	−6	−5	−4	−3	−2	−1	0
BU 1.0–1.2 mg/kg×4	↓	↓	↓	↓					
VP–16　60 mg/kg					↓				
CY　60 mg/kg						↓	↓		

BU は PK study を実施し，定常状態平均血中濃度（Css，ave）の目標値を 600～900 ng/mL として投与量を決定している.

VP–16 投与時は，投与開始前および 6～8 時間経過後に mPSL 62.5 mg/m^2/dose を投与している.

d. BU/FLU/MEL

JMML に対して使用[4].

Day	−11	−10	−9	−8	−7	−6	−5	−4	−3	−2	−1	0
BU 0.8–1.2 mg/kg×4	↓	↓	↓	↓								
FLU　30 mg/m^2					↓	↓	↓	↓				
MEL　90 mg/m^2									↓	↓		

JCOPY 498–24500

BU は PK study を実施し，定常状態平均血中濃度（Css，ave）の目標値を 600〜900 ng/mL として投与量を決定している．

2. RIC

a. FLU/MEL

小児不応性血球減少症や原発性免疫不全症などで使用．

Day	−7	−6	−5	−4	−3	−2	−1	0
FLU 25-30 mg/m^2	↓	↓	↓	↓	↓			
MEL 70 mg/m^2				↓	↓			

症例ごとに ATG や TBI 3 Gy の併用を検討する．

b. FLU/CY/ATG

再生不良性貧血例において使用[5]．非血縁の場合は，TBI を追加．

Day	−5	−4	−3	−2	−1	0
FLU 25 mg/m^2	↓	↓	↓	↓		
CY 750 mg/m^2	↓	↓	↓	↓		
ATG 1.25 mg/kg	↓	↓	↓	↓		
非血縁の場合，TBI 3 Gy						(↓)

当科では ATG の投与初日が，なるべく平日になるように日程をずらしている．

◆文献

1) Bacigalupo A, Ballen K, Rizzo D, et al. Defining the intensity of conditioning regimens: working definitions. Biol Blood Marrow Transplant. 2009; 15: 1628-33.
2) Giralt S, Ballen K, Rizzo D, et al. Reduced-intensity conditioning regimen workshop: defining the dose spectrum. Report of a workshop convened by the center for international blood and marrow transplant research. Biol Blood Marrow Transplant. 2009; 15: 367-9.
3) Takachi T, Watanabe T, Miyamura T, et al. Hematopoietic stem cell transplantation for infants with high-risk *KMT2A* gene-rearranged acute lymphoblastic leukemia. Blood Adv. 2021; 5, 3891-9.
4) Sakashita K, Yoshida N, Muramatsu H, et al. Allogeneic hematopoietic cell transplantation for juvenile myelomonocytic leukemia with a busulfan, fludarabine, and melphalan regimen: JPLSG JMML-11. Transplant Cell Ther. 2024; 30: 105.e1-105.e10.
5) Yabe M, Shimizu T, Morimoto T, et al. Alternative donor marrow transplantation in children with aplastic anemia using low-dose irradiation and fludarabine-based conditioning. Bone Marrow Transplant. 2011; 46: 1148-50.

〈三谷友一〉

SECTION

5 造血幹細胞採取

KEY POINTS

1… 小児の造血幹細胞採取では，ドナーの理解力に応じた説明を行い，安全面に配慮して行う．

2… 近年，自家移植での plerixafor の使用や健常ドナーでの持続型 G-CSF 製剤により末梢血幹細胞の動員が進められ，ドナーの負担軽減が期待される．

造血幹細胞移植（hematopoietic stem cell transplantation: HSCT）では，骨髄，末梢血，臍帯血中に含まれる造血幹細胞を採取して移植する．本章では骨髄採取と末梢血幹細胞採取の方法，注意点につき小児ドナーを中心に概説する．

A 骨髄採取

1. 対象

1 歳未満の乳児は骨成長が未熟で自己血貯血も困難であり，ドナーの対象とするべきではない．未就学児においても，上記理由に加え本人の理解力や倫理的な観点からも慎重に対応すべきである．学童以上は，個人差はあるものの自己血採取の協力も得られやすく，比較的安全に骨髄採取を行う条件が整いやすい[1)]．

2. 自己血貯血

1 回貯血量は循環血液量の 12%の自己血採血（10 mL/kg）が可能である（中学生以上は成人と同様で循環血液量の 10%; 8 mL/kg を目安に上限を 400 mL とする）．

自己血総貯血量は原則として「骨髄採取予定量－(10 mL/kg; ドナー体重)」とし，有効期限に留意しながら採血間隔は 1 週間に 1 回を原則とし，採取予定日の 7 日以内は採血を行わないよう調整する．

3. 骨髄採取

気管内挿管での全身麻酔下を原則とし，骨髄採取量は「10～15 mL/kg; 患者体重」を目安として，ドナー体重および患者との体重差を考慮して決定する．

抗凝固剤はヘパリンを使用し，最終濃度を 10 単位/mL 前後とする．

小児では 1 回の吸引を 3～5 mL にとどめ，採取速度は 10 mL/kg/30 分以下とする．目標細胞数は有核細胞数として患者体重あたり 3×10^8/kg，CD34 陽性細胞数として患者体重あたり 2×10^8/kg である．

B 末梢血幹細胞採取

1．対象

同種移植で健常人ドナーからの採取では，10 歳以上を目安に考慮する．自家移植で安静が保たれない乳幼児からの採取では，場合によって鎮静をはかる必要がある．

2．G-CSF 投与，plerixafor 投与

健常人ドナーから末梢血幹細胞（PBSC）を動員する場合，連日投与型 G-CSF 製剤による方法が最も一般的である．白血球 50,000/μL，血小板 100,000/μL 以下の場合は投与量を減量し，ドナーに副作用が発生した場合も状態に応じて中止もしくは減量を検討する必要があり，小児ドナーにおいては格別な注意を払って安全性を担保する．G-CSF の投与量は lenograstim 10 μg/kg/日または filgrastim/filgrastim BS 400 μg/m^2/日を 1 日 1 回皮下投与し，G-CSF 投与 4 日目または 5 日目に採取 1 回目を実施する．

自家末梢血幹細胞採取では，小児施行例の多くで化学療法後の骨髄回復期に G-CSF を上記と同量で連日投与を行い，採取を計画する．原疾患や治療の影響などで幹細胞が末梢血中に動員されにくい poor mobilizer では，2016 年に販売承認された plerixafor（0.24 mg/kg）を 1 日 1 回，末梢血幹細胞採取実施予定時刻の 9～12 時間前に皮下投与を行う（投与期間は 4 日間までを目安とする）．具体的には骨髄回復期に G-CSF 製剤の投与開始 4 日目以降で，採取予定量での CD34 陽性細胞数が 1×10^6/kg に満たない場合などに使用を検討する．

G-CSF 投与に伴う短期的有害事象として，全国集計データでは骨痛（71%），全身倦怠感（33%），頭痛（28%）などが報告されている．他症状も含めて G-CSF 投与終了 2～3 日以内で大半は消失するが，心筋梗塞や脾破裂などの死亡例の報告もあり，特に小児ドナーでは事前の説明が重要である．G-CSF 投与と白血病発症の因果関係は，現状では国内外含めて否定的と考えられている[2)]．

3．アフェレーシス

アフェレーシス前の血液検査で CD34 陽性細胞数≧20/μL を目安に施行を決定し，アフェレーシス開始は最終 G-CSF 投与後 4 時間以降が望ましい．血球分離装置を用いて PBSC を採取するために採血および返血のための血管ルートを確保する．可能な限り太い静脈ラインの確保が有利であり，両側前肘部の静脈を用いることが望ましく，有効な静脈確保が困難な場合は，橈骨動脈穿刺により血管ラインを

確保する．自家移植でルート確保が困難な場合は大腿静脈の確保を検討する．

PBSC 採取のための処理血液量は 150～250 mL/kg（上限 300 mL/kg）または循環血液量の 2～3 倍が一般的で，血液流速は動脈ラインがある場合は 40～60 mL/分程度，静脈ラインでは 15～40 mL/分を目安に採取する．「体重（kg）×1.5 mL/分」を超えないように留意し，採取時間は 3 時間以内を目安とする．

アフェレーシスに伴う副作用として全身倦怠感，四肢のしびれ（抗凝固剤として用いる ACD 液によるクエン酸中毒）があり，カルシウム液の持続注入（グルコン酸カルシウム 8.5% 5～20 mL/時）によってほとんどの場合が予防可能である．

4. 採取 PBSC の目標

同種末梢血幹細胞採取では移植後速やかな生着を得るために，わが国では一般に 2×10^6/kg（レシピエント体重）の CD34 陽性細胞数が必要とされている．Poor mobilization を予測する確実な方法はなく，採取量によっては翌日の PBSC 追加採取，または血縁ドナーでは骨髄採取が必要になる可能性について，予め十分な説明を行う．

自家末梢血幹細胞採取では，移植法や移植回数などによって必要な（目標の）CD34 陽性細胞数が異なるが，先述した plerixafor を併用することで採取量が確保されやすくなっている．

C ペグフィルグラスチム（Peg-G）による造血幹細胞の動員

持続型 G-CSF 製剤である Peg-G が，成人血縁ドナーに限定して同種末梢血幹細胞移植のための造血幹細胞の末梢血中への動員に関して 2022 年に国内販売承認となり，2024 年 5 月に成人患者において自家末梢血幹細胞採取でも販売承認となった．Peg-G 7.2 mg を皮下注射し，投与 5 日目に PBSC を採取する方法によりドナーへの採血・注射回数や通院負担が軽減し，今後小児ドナーへの導入・適応拡大が期待される．

◆**文献**

1）安井昌博，井口昌裕．日本小児血液・がん学会．健常小児ドナーからの骨髄・末梢血幹細胞採取に関するガイドライン．2022.

2）Pulsipher MA, Chitphakdithai P, Miller JP, et al. Adverse events among 2408 unrelated donors of peripheral blood stem cells: results of a prospective trial from the National Marrow Donor Program. Blood. 2009; 113: 3604-11.

〈柳　将人〉

SECTION 6

移植後早期合併症

KEY POINTS

1… 前処置や支持療法の改良により造血細胞移植の生存率は改善してきているが，移植関連死亡の原因となるような合併症がいくつも存在するため，対応に注意を要する.

2… 移植後急性期の合併症としては前処置関連毒性，生着症候群，感染症，移植片対宿主病，および血栓性微小血管症などがある.

3… 移植後はさまざまな感染症を合併するリスクがあるため，適切なモニタリングと早期治療が重要である.

A 前処置関連毒性

多くの前処置で粘膜障害が必発する．全身放射線照射やメルファランを用いた前処置では高度の粘膜障害が生じやすく，移植後のメトトレキサート（MTX）投与も粘膜障害を助長する．疼痛が強い場合にはモルヒネなどのオピオイドによる症状緩和を要する.

前処置で大量シクロホスファミド（CY）を使用した場合は出血性膀胱炎に注意が必要であり，予防のために大量輸液，ウロミテキサン投与，定期的な強制排尿などを行う．CY による心毒性は投与 2 週間以内に生じることが多く，心嚢水貯留や心電図での電位低下などに注意する.

B 生着症候群

生着前後の時期に炎症性サイトカインの過剰産生により，発熱，体液貯留傾向，皮疹，肺浸潤影，肝障害，下痢などの多彩な症状が認められることがあり，生着症候群（engraftment syndrome: ES）と呼ばれる．特に臍帯血移植の場合は移植後 day 9 前後に発熱，体重増加，皮疹などの免疫応答を生じることが報告されており，生着前免疫反応（pre–engraftment immune reaction: PIR）と呼ばれている．いずれの場合も治療はステロイド投与であり，プレドニゾロン（PSL）1 mg/kg/day 程度で開始する．奏効した場合には 1 週間前後を目安に漸減終了する．高サイトカイン血症に伴ってマクロファージが活性化され，血球貪食症候群（hemophagocytic syndrome: HPS）を引き起こすと，生着不全または遅延の原因となるため，適切なタイミングでの治療介入が必要である．

C 感染症

1. 発熱性好中球減少症

前処置後から生着までの間は骨髄抑制により様々な感染症のリスクがあり，幹細胞輸注日の前後から広域抗菌薬，抗真菌薬，アシクロビルの予防投与が行われる．抗菌薬としては，セフェピムやピペラシリン/タゾバクタムが推奨されている．生着前に発熱がみられた場合は，発熱性好中球減少症として対応し，診察，胸部X線，血液培養採取をした上で，カルバペネム系などを含めた抗菌薬の変更を検討する．

感染経路としては，粘膜障害を受ける口腔～消化管がしばしば問題となるが，その他にも中心静脈カテーテル，歯周囲，咽頭，気道，尿路，肛門周囲なども感染巣となりうる．生着前で白血球が少ない時期は発赤，腫脹，膿瘍形成などの炎症所見がはっきりしない場合が多いことに留意する．カテーテル関連感染症や皮膚・軟部組織感染症が疑われた場合は，カテーテル抜去やテイコプラニンの併用を検討する．発熱や感染症の所見が改善した場合も，原則として生着が確認できるまでは抗菌薬投与を継続する．

2. サイトメガロウイルス

移植後の免疫抑制状態での合併症として，サイトメガロウイルス（CMV）による肺炎，胃腸炎，網膜炎などがある．好発時期は移植後3～12週で，患者またはドナーがCMV抗体陽性の場合は注意が必要である．CMVの再活性化は移植例の43%と高頻度で認められるが，定期的なモニタリングと先制治療の導入により，CMV感染症として発症する頻度は4～5%にとどまっている[1,2]．移植後に白血球が1,000/μL程度まで回復した時点から，CMV抗原血症検査やCMV-DNA PCR法による再活性化のモニタリングを行い，閾値を超えた場合は抗ウイルス薬を先制的に開始する．第1選択はガンシクロビルだが，血球減少の副作用があるため，生着前で血球数が不十分な場合で腎機能に問題がない場合は第2選択のホスカルネットを用いる．

3. EBウイルス

Epstein-Barrウイルス（EBV）は初回感染後にB細胞に潜伏感染するが，造血細胞移植後の免疫抑制期間に再活性化し，移植後リンパ増殖症（post-transplant lymphoproliferative disease: PTLD）を引き起こす．症状は発熱，リンパ節腫脹などで発症し，進行すると肝炎，肺炎，腸炎，腎炎などのさまざまな臓器障害を呈する．移植後は定期的にEBV-DNA量をPCRでモニタリングし，ウイルス量の増加（10,000 copies/mLが目安）がみられた場合は先制治療としてリツキシマブの投与を検討する．

4. ヒトヘルペスウイルス6型

移植後早期のヒトヘルペスウイルス6型（HHV-6）の再活性化に伴って，HHV-6脳炎を発症することがある．好発時期は移植後2〜6週間で，臍帯血移植，HLA不一致非血縁ドナー，生着症候群，PIR，GVHD，ステロイド使用などが危険因子である．典型例では見当識障害や短期記憶障害から始まり，意識障害やけいれんへと段階的に進行する．画像所見では頭部MRIで大脳辺縁系に両側性に異常信号がみられるが，脳炎の発症から1週間以内ではMRIは異常所見を示さないことが多い．末梢血のHHV-6 DNAのPCRは感度は高いが非特異的であるため，確定診断のためには髄液のPCRが必要である．死亡や記憶障害などの後遺症を防ぐために，少なくとも高リスク症例に対しては移植後に定期的なモニタリングを行い，診断後は早期に治療を開始する．抗ウイルス薬の第1選択はホスカルネットで，腎機能障害などで投与困難な場合はガンシクロビルを用いる．

5. ウイルス性出血性膀胱炎

前述の前処置による膀胱粘膜障害のほか，アデノウイルス，JCウイルス，BKウイルスなどによるウイルス性の出血性膀胱炎も生じうる．軽症の場合は輸液などの支持療法と可能な範囲での免疫抑制薬の減量で改善するが，重症の場合は尿道カテーテル留置や膀胱還流が必要となることもある．

6. 真菌

造血細胞移植の合併症として主に問題となる病原真菌は，カンジダ属とアスペルギルス属である．移植後の侵襲性真菌感染症は死亡率が高いため，早期に治療を開始することが重要であり，早期診断にはβ-Dグルカンやアスペルギルスガラクトマンナン抗原といった真菌マーカーによるモニタリングと，胸部CTなどの画像検査が有用である．β-Dグルカンはクリプトコックス症では上昇しにくく，ムーコル症では原則陰性となる．抗菌薬不応の発熱性好中球減少症が持続する場合には，随伴症状がなくても胸部CTの実施を考慮する．移植前後から予防的にフルコナゾール（FLCZ）やミカファンギン（MCFG）などの抗真菌薬の投与がしばしば行われるが，真菌マーカーや画像検査でアスペルギルス症を示唆する所見がみられた場合にはボリコナゾール（VRCZ）が第1選択となる．VRCZ が無効で臨床経過からムーコル症を否定できない場合はリポソーマルアムホテリシン B（L-AMB）への変更を検討する．なお，VRCZ を開始する際にはタクロリムスやシクロスポリンの血中濃度の上昇が予測されるので，週に 2〜3 回は測定を行って用量を調整する．

D　急性 GVHD

移植片対宿主病（graft versus host disease: GVHD）はドナー由来の免疫細胞が宿主を異物とみなすことによって生じる病態である．急性 GVHD はドナー細胞が生着する移植後 2〜4 週頃に好発し，多くは移植後 100 日以内に発症する．標的臓器は皮膚，消化管，肝臓であり，皮疹の範囲，下痢の量，ビリルビン値により stage および grade の重症度分類がなされる．消化管 GVHD は CMV 胃腸炎や血栓性微小血管症との鑑別が困難であり，内視鏡による組織診断が推奨される．

GVHD 予防として，カルシニューリン阻害薬，MTX，抗胸腺細胞グロブリン（ATG），移植後シクロホスファミド療法（PT-CY）などが用いられる．軽症の急性 GVHD は必ずしも治療の必要はなく，原則として grade Ⅱ以上の場合に治療を開始する．一次治療は PSL またはメチルプレドニゾロン（mPSL）1〜2 mg/kg/day で開始する．2 週間程度投与して改善が得られた場合は減量を開始し，増悪する場合には二次治療以降の開始を検討する．

E　TMA/SOS

移植後は前処置，カルシニューリン阻害薬，感染症や GVHD に伴う炎症性サイトカインなどのさまざまな要因で血管内皮細胞が障害を受け，血小板血栓の形成が促進されることで血栓性微小血管症（thrombotic microangiopathy: TMA）が生じる．輸血不応の血小板減少が認められる場合や，GVHD 治療に反応しない下痢・下血がみられる場合には，TMA を念頭においてハプトグロビン低下や破砕赤血球の有無を確認する．TMA に対する確立した治療は存在せず，可能な限りでのカルシニューリン阻害薬の減量や必要な対症療法を行う．

肝類洞閉塞症候群（sinusoidal obstruction syndrome: SOS）は，有痛性肝腫大，黄疸，体液貯留を伴う体重増加を特徴とする症候群で，造血細胞移植後 3 週間以内の比較的早期に生じる重篤な合併症である．ただし，小児では遅発性 SOS の発症頻度が約 20% と成人よりも高く，2018 年に発表された小児 SOS 診断基準も発症時期に縛りを設けていない[3]．移植後の SOS 予防としては，ウルソデオキシコール酸，低分子ヘパリン，FFP などが使用される．SOS 発症後の治療としてはデフィブロチドが有効性の示された唯一の薬剤である．重症 SOS は死亡率が高いが，早期にデフィブロチドを投与することで生存率の改善が見込まれる．

◆文献

1） Takenaka K, Nishida T, Asano-Mori Y, et al. Cytomegalovirus reactivation after allogeneic hematopoietic stem cell transplantation is associated with a reduced risk of relapse in patients with acute myeloid leukemia who survived to day 100 after transplantation. Biol Blood Marrow Transplant. 2015; 21: 2008-16.
2） Marty FM, Ljungman P, Papanicolaou GA, et al. Maribavir prophylaxis for prevention of cytomegalovirus disease in recipients of allogeneic stem-cell transplants: a phase 3, double-blind, placebo-controlled, randomised trial. The Lancet infectious diseases. 2011; 11: 284-92.
3） Corbacioglu S, Carreras E, Ansari M, et al. Diagnosis and severity criteria for sinusoidal obstruction syndrome/veno-occlusive disease in pediatric patients: a new classification from the European society for blood and marrow transplantation. Bone Marrow Transplant. 2018; 53: 138-45.

〈入倉朋也〉

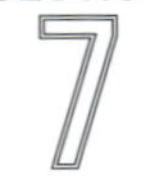

移植後晩期合併症

KEY POINTS

1… 移植後晩期合併症の原因として，慢性移植片対宿主病（GVHD）によるものと全身放射線照射（TBI）と大量化学療法などの前処置によるものに大きく２つの機序に分けられる．

2… 慢性GVHDは多彩な症状を呈し診断が難しいが，治療介入の遅れにより不可逆的な障害になる可能性があり，早期に診断し適切なタイミングで治療を行う必要がある．

3… 移植後の患者は生涯にわたり晩期合併症のスクリーニングと予防を行う必要がある．

A　慢性GVHD

1．慢性GVHDの診断

慢性GVHDは同種造血細胞移植後の30～50%の患者に発症する合併症である[1)]．慢性GVHDの診断にはNIH consensus development projectで提唱された少なくとも1つの診断的徴候が存在すること，あるいは病理検査などで裏付けられた少なくとも1つの特徴的徴候が存在することが必要である［表1］．慢性GVHDの多くは複数臓器に発症し，症状は免疫関連疾患に類似することが特徴的であり，生命予後に大きな影響をあたえる他，治療に伴う副作用もあわせて，患者の生活の質を著しく低下させる．慢性GVHDの診断は症状が多彩であり時に困難であるが，適切な時期に適切な治療が行われなければ不可逆性病変により重篤な後遺症を残すため，早期に診断，治療介入を行う必要がある．

2．慢性GVHDの治療

慢性GVHDの治療の目標は，GVHDの活動性を制御するとともに治療に伴う副作用とのバランスをとることである．慢性GVHDは限局した軽い症状の場合は局所療法（皮膚病変に対するステロイド外用，眼病変に対する人工涙液，肺病変に対する吸入療法など）のみで治療を行うが，その他の中等症以上と考えられる慢性GVHDに対しては全身免疫抑制治療が必要となる．一次療法として副腎皮質ステロイドが用いられ，通常はプレドニゾロン 1.0 mg/kg/日を最低 2 週間投与し，隔日投与へ減量していくと副作用が少ない．約 6〜8 週かけて 1.0 mg/kg の隔日投与まで緩徐に減量し，その後月に 10〜20%の緩徐な減量を行うことを目標とする．ステロイド抵抗性の慢性 GVHD に対する二次治療として明らかに優れている治療は定まっておらず，近年本邦で体外フォトフェレーシス（ECP）が適応となり，JAK 阻害薬であるルキソリチニブが小児例に適応拡大された．また，12 歳以上の症例に BTK 阻害薬であるイブルチニブと ROCK2 阻害薬であるベルモスジルが承認された．これらの治療法の選択は患者の合併症，治療薬の有害事象を鑑みて有効なものを継続するのが原則となっている．

B 各臓器別の晩期合併症とそのフォローアップ［表 2］[4,5]

1. 皮膚

慢性 GVHD を有する患者の 70%程度に扁平苔癬様病変，強皮症，多型皮膚萎縮症などの皮膚病変が存在するとされ，脱毛症，爪形成異常，発汗障害，色素脱失もよくみられ，皮膚がんのリスクも高い．定期的な自己チェックを推奨し，日光曝露を避け，皮膚保護とスキンケアを心がけるように指導する．慢性 GVHD に対してステロイド外用剤が必要となることは多い．

2. 眼

乾燥性角結膜炎や白内障があり，前者は慢性 GVHD に合併する sicca 症候群，後者は TBI やステロイドがリスク因子になる．小児では眼乾燥を訴えることが少なく問診をしっかり行うことが重要である．

3. 歯科・口腔

慢性 GVHD に関連する口腔乾燥，扁平苔癬，開口制限などがあり，小児では歯の形成障害，う歯にも注意が必要である．歯科受診による口腔評価を半年から毎年実施し，年齢，発達段階に適した口腔ケアを指導することが重要である．

4. 呼吸器

慢性 GVHD 患者では呼吸器感染症も多発するが，非感染性の呼吸器合併症の主なものとして，閉塞性細気管支炎（bronchiolitis obliterans: BO）と特発性器質化肺炎（cryptogenic organizing pneumonia: COP）があげられる．BO は慢性 GVHD と関連しており，進行が緩徐で潜行性である場合も多いが，進行性・不可逆性で時に致死的となる予後不良な肺合併症である．早期発見のために慢性 GVHD を有する患者では症状がなくても 3 カ月に 1 回は呼吸機能検査を行い早期発見に努める．

表1▶慢性GVHDの臨床徴候（2014年NIH診断基準）

臓器	診断的徴候	特徴的徴候	他の徴候	共通徴候
皮膚	多形皮膚萎縮症 扁平苔癬様皮疹 硬化性変化 斑状強皮症様変化 硬化性苔癬様変化	色素脱失 鱗屑を伴う丘疹性病変	発汗障害 魚鱗癬様変化 毛孔角化症色素異常（沈着，脱失）	紅斑 斑状丘疹 瘙痒症
爪		爪形成異常，萎縮，変形 爪床剝離，翼状片，対称性爪喪失		
頭皮，体毛		脱毛（瘢痕性，非瘢痕性） 体毛の減少，鱗屑	頭髪減少， 白髪化	
口腔	扁平苔癬様変化	口腔乾燥症，粘膜萎縮 粘液囊腫，偽膜形成，潰瘍形成		歯肉炎，口内炎 発赤，疼痛
眼球		眼球乾燥症，疼痛 乾燥性角結膜炎 融合性の点状角膜障害	眩光症 眼球周囲の色素沈着 眼瞼浮腫と発赤	
生殖器	扁平苔癬様，硬化性苔癬 女性：腟瘢痕形成・狭窄 陰核，陰唇の癒合 男性：包茎，尿管・尿道口の瘢痕形成・狭窄	びらん，潰瘍，亀裂		
消化器	食道ウェブ 上部食道の狭窄		膵外分泌能の低下	食欲不振， 嘔気，嘔吐
肝				総ビ，ALP，ALT/AST＞2xULN
肺	生検で確定したBO BOS	肺機能検査や画像によるBO	COP 拘束性肺障害	
筋，関節	筋膜炎 関節拘縮	筋炎，多発筋炎	浮腫，筋痙攣 関節痛，関節炎	

BOの治療としてステロイドの全身投与に，吸入ステロイド，マクロライド系の抗菌薬，ロイコトリエン受容体拮抗薬による補助療法を追加することで進行を防ぐ可能性が示されている．COPはステロイドによる治療への反応が良好であり，BOと比較して予後は良好である．

表 1 ▶つづき

臓器	診断的徴候	特徴的徴候	他の徴候	共通徴候
造血・免疫			血小板減少 好酸球増多，リンパ球減少 低・高ガンマグロブリン血症 自己抗体（AIHA, ITP）レイノー症状	
その他			心嚢水・胸水，腹水 末梢神経障害 心筋障害，伝導障害 ネフローゼ症候群 重症筋無力症	

診断的徴候: その所見単独で慢性 GVHD と診断できるもの
特徴的徴候: 慢性 GVHD に特徴的であるが臨床所見だけでは診断価値がなく，組織学的，画像所見などにより証明され，他疾患が否定される場合に診断できるもの
他の徴候: 慢性 GVHD と確定診断できた場合慢性 GVHD の一症状として取り上げることができるもの
共通徴候: 急性 GVHD，慢性 GVHD どちらでもみられるもの
BOS の診断項目: ①FEV1/FVC（もしくは FEV1/VC）<0.7，小児や高齢者の場合には身長と年齢から計算される予測値の 90%CI の下限を下回る
②1 秒量が予測 1 秒量の 75%未満で 2 年未満に 10%以上の減少あり
③気道感染なし
④高解像度 CT 像にて air trapping または small airway の肥厚が認められる，または機能的残気量（RV）が 120%以上
BOS の定義: ①～④を満たす場合，あるいは，既に慢性 GVHD の診断がされていれば①～③で BOS と診断

BO: bronchiolitis obliterans, BOS: bronchiolitis obliterans syndrome, COP: cryptogenic organizing pneumonia, AIHA: autoimmune hemolytic anemia, ITP: immune thrombocytopenia.
（日本造血・免疫細胞療法学会．造血細胞移植ガイドライン-GVHD，第 5 版，9，2022[2] より引用，Jagasia MH, et al. Biol Blood Marrow Transplant. 2015; 21: 389-401, e381[3] から作成）

5. 消化管

食道病変の症状である嚥下障害の原因として慢性 GVHD は重要であり，GVHD の活動性がコントロールされても粘膜下に線維化が存在すると蠕動の異常や内腔の狭小化などの症状が持続する．また，食道扁平上皮がんも慢性 GVHD を生じた部位に発生する．

6. 肝臓

慢性 GVHD，肝炎ウイルスなどのウイルス感染症，薬剤，鉄過剰症などがおもな原因となり，複数の要因が関係している．肝臓以外の臓器に GVHD を認めない場合には診断目的に肝生検を考慮し，慢性 GVHD に対しては免疫抑制療法，ウルソデオキシコール酸内服が追加される．

表 2 ▶ 移植後に推奨されるスクリーニング項目のまとめ

臓器と晩期合併症	推奨
1. 皮膚	・定期的な自己チェック. ・日光曝露を避けるように指導. ・日光に当たる場合は長袖の服を着る，SPF20 以上の日焼け止めを塗るなど十分な皮膚保護を行う. ・皮膚病変を認めた場合は早期に皮膚科へコンサルテーションを行う. ・スキンケアの基本:「清潔にする」「保湿する」「物理的・化学的刺激を避け，皮膚を保護する」
2. 眼	・外来にて移植後 6 カ月，1 年，以降年 1 回，眼に関する臨床症状の有無を確認する. ・症状がない場合にも移植後 1 年目には眼科専門医の診察を行う. ・眼症状を認める患者は速やかに眼科コンサルテーションを行うべきである.
3. 口腔	・全患者に対して，口腔歯科衛生状態の保持についての指導が重要である．喫煙や清涼飲料水の日常的摂取などの高リスク習慣の有無の確認と生活指導を行う. ・臨床的な口腔評価を 6 カ月，1 年，以降年 1 回実施すべきである. ・口腔合併症のリスクの高い患者（慢性 GVHD，TBI 後など）では，さらに頻回の評価が必要である. ・口腔 GVHD またはファンコニ貧血の二次がん高リスク患者は，より頻繁な専門医による診察を検討する. ・小児では歯の発達に対する適切な歯科評価および X 線診断評価を行う.
4. 呼吸器	・移植後 1 年目は 3 カ月ごと，その後も 1 年ごとに定期的な評価（問診，診察，呼吸機能検査）が必要. ・呼吸器症状を認めた場合や，移植前の呼吸機能検査と比較して%FEV_1が 10%以上低下する場合には，BO の発症を考慮して，呼吸機能検査や画像検査をさらに頻回にフォローアップする. ・慢性 GVHD を有する患者では症状がなくても 3 カ月に 1 回は呼吸機能検査を行う（DLCO は含めなくてもよい). ・喫煙をする患者，受動喫煙のリスクがある患者については，禁煙や環境の改善について指導する.
5. 消化管	・全身型慢性 GVHD の既往のある患者においては，生涯にわたって食道がんのスクリーニングを行うことが推奨される. ・体重減少を認める患者においては低栄養の合併がないか注意する.
6. 肝臓	・移植後 1 年間は 3～6 カ月後ごとに肝機能検査（T-Bil，ALT，ALP，γ-GTP など）を行い，2 年目以降は患者の状況に応じて年 1 回以上行う. ・HBV 陽性（キャリアおよび既往感染）あるいは HCV 陽性患者においては，感度のよい定量 PCR 法によるウイルス量のモニタリングを行う. ・移植前後に赤血球輸血を受けた患者は，移植 1 年後に血清フェリチン値を測定する.

7. 感染症

免疫回復遅延のリスク因子は，慢性 GVHD による免疫抑制薬やステロイドの長期投与，機能的無脾症である．免疫抑制が続く患者ではウイルス感染，真菌感染，ニューモシスチス肺炎，有莢膜性細菌に対する予防は継続する．移植後のワクチン再接種は不可欠であり，日本造血・免疫細胞療法学会の『造血細胞移植ガイドライ

表2 ▶つづき

臓器と晩期合併症	推奨
7. 感染症	・肺炎球菌，CMV，VZV，ニューモシスチス肺炎，呼吸器ウイルス感染症に注意が必要である． ・慢性GVHDの合併，ステロイド投与，高齢，HLA不一致などのリスク因子を有する場合は特に注意が必要である． ・発熱時や感染症を疑った時には，全身の診察，胸部X線写真および培養検査を実施し，必要であればCT検査を行う． ・予防接種については，日本造血細胞移植学会予防接種ガイドラインの推奨に準じて行う． ・不活化ワクチンは，移植後6〜12カ月を経過して慢性GVHDの増悪がなければ接種可能とされている． ・弱毒生ワクチンは移植後24カ月が経過して慢性GVHDがなく，かつ免疫抑制薬の投与を行っていない場合に接種を開始できる．
8. 心血管	・移植後1年時，以降年1回の定期的な評価が必要である． ・胸部照射歴，アミロイドーシス，心血管疾患の既往のある患者ではより頻回の検査が必要である． ・生活指導（規則的な運動，健康的な体重維持，禁煙，食事指導）が移植患者全員に必要． ・肥満，糖尿病，高血圧，高脂血症などの心血管リスクを適切に治療する．
9. 腎・泌尿器	・外来ごとに血圧を測定し，高血圧の予防・治療を行う． ・移植後は少なくとも半年後および1年後に，尿素窒素，クレアチニンおよび尿タンパクを測定する． ・CKDステージG3区分以降では，腎臓専門医にコンサルテーションする．
10. 神経・認知障害・易疲労	・全ての症例で，移植後1年目と以降少なくとも年1回，神経学的機能障害の症状や所見について評価する． ・小児患者では認知機能の発達について毎年評価する． ・成人でも，認知機能の変化は潜行性で検知しにくいため，注意を要する． ・疲労や倦怠感について，移植後6カ月，1年，以降年1回，問診と評価を行う．
11. 骨・筋肉	・同種移植後は少なくとも移植後1年でDXA法による骨密度測定を行う． ・すべての移植後患者に対して，移植後6カ月，1年，その後も1年ごとに年齢に応じた適度な運動のカウンセリングを行う． ・CaやビタミンDの補充，定期的な荷重運動，喫煙と過量飲酒の回避，小児においてはカフェイン含有飲料や炭酸飲料の回避を指導する． ・ステロイド投与中の患者に対して，移植後6カ月，1年，その後1年ごとに徒手筋力テストなどで定期的な筋力の評価を行う． ・慢性GVHD患者では，硬化性変化の有無を確認するため，関節可動域の評価を行う．また，患者には可動域の自己評価を行うよう指導する．硬化性変化が生じた場合は，早期に理学療法の導入を検討する．

ン』[2)]を参考にして行う．

8. 心・血管

心血管系合併症はアントラサイクリン系抗がん薬の累積投与量，大量化学療法（特にシクロホスファミド）とTBIに関連するものが知られており，移植例では高血圧・脂質異常症・糖尿病などのリスクも高く，心血管合併症の危険因子となる．

表2▶つづき

臓器と晩期合併症	推奨
12. 内分泌・代謝	・甲状腺機能は，移植後1年時，以降年1回の定期的な評価が必要である． ・脂質代謝異常のモニタリングとしては最低限3~6カ月毎の総コレステロール値，LDLコレステロール値，HDLコレステロール値，中性脂肪値の評価を行う． ・糖尿病・耐糖能異常のモニタリングとしては最低限3~6カ月ごとの空腹時血糖値やHbA1cの評価が必要である． ・血圧測定は外来受診のたびに行う． ・小児期には3~6カ月ごとに身長・体重測定，肥満度またはBMI算出を行い，二次性徴をTanner分類で評価する． ・二次性徴発来までは1年に1回，発来後は骨成熟完了まで1年に1~2回，骨年齢を評価する． ・IGF-1，TSH，free T4を1年に2回程度検査する． ・身長が同性，同年齢の−2SD以下，または年間の成長速度が2年以上にわたって−1.5SD以下の場合は，小児内分泌を専門とする医師に紹介する．
13. 性腺・不妊	**≪成人≫** ・同種移植後の女性患者は性器GVHDの症状や所見が無いかスクリーニングを受けるべきである．特に慢性GVHDと診断された女性は，定期的に婦人科検査を行う． ・成人患者においては，性機能に関する問診を，移植後6カ月と1年，その後も1年ごとに行う． ・不妊状況であることが多いが，性感染症を防ぐ目的でも移植後2年間は避妊が必要であることを指導する．それ以降も性感染症を防ぐ目的でも避妊に関する指導は行うべきである． **≪小児≫** ・6カ月~1年ごとに，二次性徴をTanner Stage分類で評価し，LH，FSH，テストステロン（男児10歳~），エストラジオール（女児8歳~）を測定する．男児では精巣容量も評価する． ・二次性徴発来以降は，3~6カ月ごとの観察を行う．女児で全脳照射など，視床下部下垂体への照射を行った場合は，思春期早発症のリスクが高いため，3カ月ごとに観察する． ・思春期前に移植を施行した小児については，定期的に性成熟の評価を行い，思春期早発または思春期遅発の場合は小児内分泌を専門とする医師に紹介する．

9. 腎・泌尿器

慢性腎臓病は移植後6〜12カ月に好発し，リスク因子は白金製剤やTBIの使用，急性腎障害や血栓性微小血管症の既往，慢性GVHDなどである．慢性GVHD患者ではネフローゼ症候群を発症することがある．また，移植後に出血性膀胱炎を発症した患者は膀胱機能障害を生じやすい．

10. 神経・認知障害

中枢神経合併症は感染症，脳血管障害，カルシニューリン阻害薬の副作用，放射線照射や髄腔内化学療法による白質脳症などがある．特に3歳未満の小児でTBIを

表2▶つづき

臓器と晩期合併症	推奨
14. 二次がん	・全ての患者に対して，年に1度は二次がんのリスクについての情報提供とともに，がん検診（最低限国あるいは地域でがん検診項目として定められているもの）を受けるよう指導を行う．患者には禁煙指導を実施し，間接喫煙を避けるように指導をする． ・口腔: 口腔の扁平上皮細胞がんのリスクの高い患者においては，6カ月ごとの臨床的口腔評価を推奨する． ・食道: 食道がんのリスクの高い患者においては，臨床症状に留意するとともに，上部消化管内視鏡などのスクリーニングが推奨される． ・皮膚: 患者には，日常生活上の注意点として，紫外線を避け，外出時にはSPF20以上の日焼け止めクリームの使用もしくは肌を衣服で被うことを勧める．これは皮膚がんの予防と同時に，慢性GVHD活性化の予防目的である． ・乳がん: 全身放射線照射（TBI）を受けた女性の場合は，（40歳未満の場合は）25歳もしくは移植の8年後のいずれか遅い時点から，遅くとも40歳からはマンモグラフィー検査を受けるよう指導する． ・固形がんのほか，特に移植後5〜10年以内には二次性白血病やPTLDを発症するリスクもあるため，貧血症状，出血傾向，リンパ節腫脹などの自覚症状の出現に留意するよう指導するほか，定期診察における診察，採血データなどの確認が重要である．
15. QOLとサバイバーシップ支援	・移植後のQOL低下の問題や影響因子にはさまざまなものがあるので，多角的に情報を得る． ・身体・心理・社会的側面の総合的な評価とアセスメントが必要である． ・定期的評価（半年後，1年後，以降1年ごと）に基づき，速やかに適切な介入を判断する．

（日本造血細胞移植学会ガイドライン委員会，編．移植後長期フォローアップガイドライン 第4巻．2017．132-35[5]より引用）

行った症例で認知障害のリスクが高い．慢性GVHDに伴う末梢性神経障害も知られている．

11. 骨・筋肉

骨量低下や骨壊死，慢性GVHDに伴うミオパチーや筋炎・筋膜炎がある．ステロイドや慢性GVHD，二次的な性腺障害などがリスク因子になる．

12. 内分泌・代謝

移植後最も高頻度にみられる問題であり，甲状腺機能異常，脂質代謝異常，糖尿病，高血圧，副腎不全，成長障害などを認める．移植後の甲状腺機能低下症は観察期間28年で約30%起こるとされ，移植時10歳以下，骨髄破壊的移植（TBI，大量化学療法）がリスクとの報告がある．小児の移植後の成長障害の原因としては，移植前の全脳・全脊髄照射やTBI，成長ホルモン分泌不全や甲状腺機能低下，放射線照射による骨端線への直接障害，ステロイド使用，栄養障害，性腺機能不全により思春期の第二次性徴が障害されること，などが知られている．

13. 性腺・不妊

全脳照射など，視床下部，下垂体を含む放射線照射により中枢性思春期早発症や中枢性性腺機能低下症が引き起こされ，アルキル化剤の使用，TBIによる性腺への直接傷害によって原発性性腺機能低下症が引き起こされる．骨髄破壊的な通常移植後の不妊率は高く（男性では92%，女性では99%という報告あり），挙児希望のある患者は移植前に生殖医療の専門家に紹介する．また，移植後妊娠はハイリスク妊娠と考えるべきであり，妊娠希望のある患者は専門医に紹介する．

14. 二次がん

移植後の二次がんとして，固形腫瘍（特に口腔・食道がん，皮膚がん，肉腫，乳がん）は移植後1年頃から発症し始め，時間の経過とともに発症のリスクが上昇し続けるとされている．固形腫瘍発症のリスク因子には，放射線療法，免疫抑制薬投与量とその期間，慢性GVHDがある．頭蓋照射を受けた小児では脳腫瘍も増加する．また，放射線関連の中枢神経の海綿状血管腫は一般に10年目以降に増加・増大することが多いので注意が必要である．

15. QOLとサバイバーシップ支援

移植後の患者および家族は，退院後も移植合併症による身体的問題に加え，原疾患の再発，二次腫瘍を含めた晩期合併症に対する不安の中にあり，成長発達期にある小児のQOLを大きく損なうだけでなく，その後の生活や人生の選択にも影響を及ぼす．身体的合併症の予防・早期発見や心理的サポートの継続を目的とした，多職種による退院後の長期フォローアップ体制の整備が重要である．

◆文献

1）石田也寸志．小児造血幹細胞移植後の晩期合併症とQOL．日本造血細胞移植学会雑誌．2016; 5: 51-63.
2）日本造血・免疫細胞療法学会．造血細胞移植ガイドライン—GVHD．第5版．2022．9.
3）Jagasia MH, Greinix HT, Arora M, et al. National Institutes of Health Consensus Development Project on criteria for clinical trials in chronic graft-versus-host disease: I. The 2014 Diagnosis and Staging Working Group report. Biol Blood Marrow Transplant. 2015; 21: 389-401, e381.
4）Majhail NS, Rizzo JD, Lee SJ, et al. Recommended screening and preventive practices for long-term survivors after hematopoietic cell transplantation. Bone Marrow Transplant. 2012; 47: 337-41.
5）日本造血細胞移植学会ガイドライン委員会，編．移植後長期フォローアップガイドライン第4巻．2017．132-35.

〈窪田博仁〉

Column 2 「造血細胞移植の歴史とこれから」

わが国で小児に対する造血細胞移植（hematopoietic cell transplantation: HSCT）が開始されて40年以上が経過したが，この間，さまざまな診断・治療技術が開発され，HSCTは飛躍的な進歩を遂げた．しかし，前半の約20年間は移植後早期合併症について十分解明されておらず，非血縁移植が始まった当初はGVHDの重症化にも直面し，当時は免疫抑制薬や感染症治療薬も少なく，現在であれば救命できたはずの患者を少なからず失っていた．本稿ではあえて小児HSCTの黎明期の苦い歴史についても紹介し，現在の若い医師に他山の石として頂くとともに，今後に繋げるべき点について述べる．

1980年代におけるわが国のHSCTは，小児科，血液内科ともに米国のFred-Hutchinson Cancer Research Center（FHCRC）の模倣に始まった．当時はHSCTに関する論文が少なく，FHCRCに留学した医師が現地で見学したとおりの移植管理をそれぞれの施設に導入していた．GVHDは難攻不落の合併症であり，その徴候をいち早く把握・診断し，強力な免疫抑制療法（＝大量のステロイド）を行うのが常套と信じられていた．また，不幸にして患者が亡くなった場合に，その死因がGVHDであれば，それは人知の及ばない現象であるかの如く，GVHDが免罪符とされていた印象がある．

1990年代から2000年代の初めにかけて，肝中心静脈閉塞症，血栓性微小血管障害（thrombotic microangiopathy: TMA），生着症候群などの概念が整理され，移植後早期合併症についての理解が大きく進歩した．筆者は当時，GVHDでは説明のつかない黄疸や腹水，中枢神経障害，腎障害，消化管出血，間質性肺炎とは異なる肺浸潤などの病態に気づいていたが，上記の早期合併症についての報告で，それらが徐々につまびらかになった．当時，GVHDとして長期のステロイド投与後に黄疸や消化管出血が重症化した例は，ほとんどが最終的にTMAや感染症で死亡したと考えられ，今後歴史を繰り返さない努力が必要である．

2000年以降のHSCTの進歩は数多くの医療資源の開発によって加速された．臍帯血バンクネットワークは段階的に細胞数の多い臍帯血を保存し，高精度のHLA検査は的確な臍帯血あるいは骨髄バンクドナーの選択を可能とした．前処置薬剤では2000年のフルダラビンに始まり，メルファラン，ブスルフェクス，サイモグロブリンが承認され，抗真菌薬や抗ウイルス薬の開発が進み，GVHD治療ではヒト骨髄由来間葉系幹細胞，イブルチニブ，ルキソリチニブ，移植後シクロホスファミドなどが利用できるようになり，ようやく欧米の状況に近づくことができた．臓器特異的作用を有するベドリズマブは腸管GVHDの抑制が期待できることから，GVHDとgraft-versus-leukemia効果の分離が期待される．

最後に，HSCTの次世代を担う小児科医に是非伝えておきたいのは，上記のような新規薬剤をもってしても，最初のGVHDの判断が間違っていたら何の役にも立たず，むしろ過剰な免疫抑制から致命的合併症を招くことである．移植後早期にはウイルス再活性化による皮疹，生着過程におけるサイトカイン産生の亢進が起こす血管内皮障害，毛細血管拡張などによる皮疹などさまざまな皮疹が出現する．移植患者でなければ「湿疹」と判断されるような皮疹をGVHDと安易に診断し，前処置毒性の遷延や全身状態悪化による非特異的下痢を腸管GVHDとして，それぞれ不要なステロイド投与を行っていないかを常に念頭において頂きたい．ステロイド投与期間が1カ月に及ぶと高率にTMAを誘発するため，投与開始後1週以内に僅かでも下痢の減少が認められない場合は，GVHD以外の可能性を考えて内視鏡・生検による診断を検討すべきである．ステロイド投与を最小限にとどめて完結した小児HSCT患者は，成長発達が良好で移植患者とは信じて頂けないほど元気である．

〈矢部普正〉

第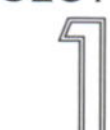章 ● 晩期合併症

SECTION 1

長期フォローアップ

KEY POINTS

1… 長期フォローアップ（LTFU）の目標は，小児がん経験者自身が晩期合併症のリスクを知り，健康管理や合併症の早期発見・早期治療への対応を可能にすることである．

2… 医療従事者は，長期フォローアップガイド等でのフォローアップレベルを参考に，患者教育や社会・心理的支援を行う．そのためには多職種の関与が必要である．

3… 健診システムの確立と，フォローアップロス回避のための成人科との連携が必要である．

A LTFU の目的

小児がんの治癒率向上に伴い，現在，本邦における小児がん経験者は成人の600〜1,000人に1人とされる．治療終了後のライフスパンが長い小児がん経験者の増加に伴い，かつて不治の病であった時代には知りえない晩期合併症が顕性化し新たな事実が蓄積されている[1)]［図1］．

LTFU の目的は，①晩期合併症を早期に発見・早期に適切に対応することによりQOL（生活の質）を維持・向上させること，②小児がん経験者が自分の病気・治療内容・晩期合併症のリスクを自覚しリスク予防の健康管理を行えるための教育，③困りごとに応じた社会資源の提供や心理学的問題への対応などの支援，④リスクが高い場合にはフォローアップロスを生じさせず，リスクが低くても健診を受けるように導くこと，でありLTFU はフォローアップレベルを参考に多職種で行うことが望ましい．

B LTFU の注意点

以下にLTFU での見落とされがちな注意点を列挙する．その他の各論詳細は長期フォローアップガイド[2)]等を，内分泌・妊孕性・心機能・二次がんは本誌の晩期合

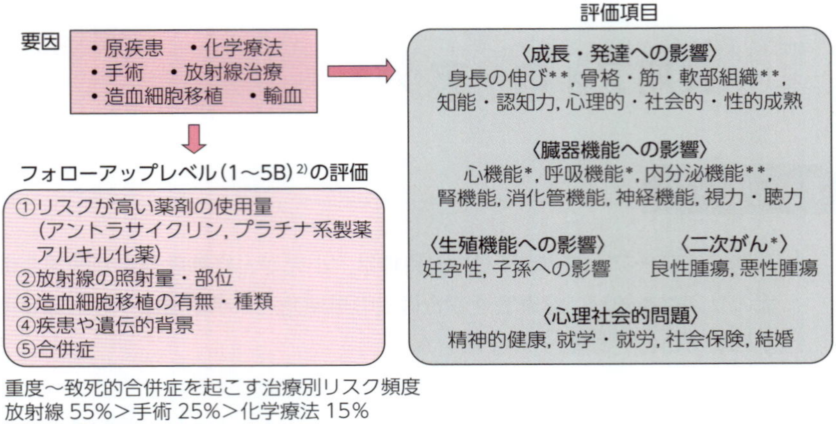

要因

・原疾患　・化学療法
・手術　・放射線治療
・造血細胞移植　・輸血

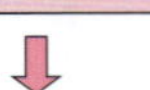

フォローアップレベル(1〜5B)[2]の評価

①リスクが高い薬剤の使用量
(アントラサイクリン, プラチナ系製薬
アルキル化薬)
②放射線の照射量・部位
③造血細胞移植の有無・種類
④疾患や遺伝的背景
⑤合併症

重度〜致死的合併症を起こす治療別リスク頻度
放射線 55%>手術 25%>化学療法 15%

評価項目

〈成長・発達への影響〉
身長の伸び**, 骨格・筋・軟部組織**,
知能・認知力, 心理的・社会的・性的成熟

〈臓器機能への影響〉
心機能*, 呼吸機能*, 内分泌機能**,
腎機能, 消化管機能, 神経機能, 視力・聴力

〈生殖機能への影響〉
妊孕性, 子孫への影響

〈二次がん*〉
良性腫瘍, 悪性腫瘍

〈心理社会的問題〉
精神的健康, 就学・就労, 社会保険, 結婚

図 1 ▸ 小児がん経験者の晩期合併症

*死亡率の高い合併症, **頻度の高い合併症

併症 2・3 を参照すること.

1) プラチナ系, 主にシスプラチンとカルボプラチンの腎障害・聴力障害: 片腎の際には特に高血圧が問題となる(アルキル化薬や照射も同様). 聴力障害の頻度は高いが, 問診上, 気にならないと回答する例が多い. 音のひずみや特定の音の聞こえ識別など具体的に聴き, 必要に応じて耳鼻科に紹介する. 軽度〜中等度の感音性難聴に対し高性能化した補聴器は有効な場合がある.
2) 腹部照射: 大腸ポリープ・大腸がんが一般成人より早期に発症しうるため, 便潜血検査や一定年齢以上での内視鏡検査を行うことを推奨する. 糖尿病リスクに対し HbA1c を測定する. 手術を併用した場合はイレウスに注意する.
3) 全脳脊髄照射の散乱線: 肺の拘束性障害や甲状腺腫瘍・機能障害が生じうる.
4) ステロイド使用の他, 頭蓋照射や全身照射例・慢性 GVHD 合併例でも眼合併症のリスクに対し未受診例では眼科受診を勧める.
5) ステロイド使用・大量 MTX・骨への照射・性腺機能障害の合併: 骨粗鬆症のリスクに対し骨密度を測定する.
6) 骨格や脳神経の発達段階にある小児では照射や片側の手術による側弯症や, 整形での切断術や脳神経手術後の合併症が長期にわたり問題となる.

今後の課題は, 健診をどう受けさせるか[3](職場健診がない場合の費用やシステムの問題), 成人科移行[4](成人科が求める自己管理能力に対する患者・保護者の教育, 成人科の医療者との連携), 多職種の確保や関与があげられる.

◆文献

1) Oeffinger KC, Mertens AC, Sklar CA, et al. Chronic health conditions in adult survivors of childhood cancer. N Engl J Med. 2006; 355: 1572-82.
2) 前田尚子．JCCG 長期フォローアップ委員会，長期フォローアップガイドライン作成ワーキンググループ．小児がん治療後の長期フォローアップガイド．東京: 合同会社クリニコ出版; 2021.
3) 福島紘子，鈴木涼子，八牧愉二，他．小児がん経験者における人間ドック受診に対する意識調査．日本小児血液・がん学会雑誌．2022; 59: 270-4.
4) 石田也寸志．小児がん経験者の長期フォローアップに関する問題点．日本小児血液・がん学会雑誌．2018; 55: 141-7.

〈後藤晶子〉

SECTION 2

認知機能

KEY POINTS

1… 認知機能障害を生じやすい小児がんは脳腫瘍と急性リンパ性白血病である.
2… 認知機能検査はウェクスラー系知能検査による年1回の測定が推奨される.
3… 知能検査が正常でも，注意・処理速度・遂行機能などの障害により学習に困難を抱える可能性がある.

A 認知機能に配慮したフォローが必要な小児がん

治療後に認知機能障害を生じやすいのは，脳腫瘍と急性リンパ性白血病（acute lymphoblastic leukemia: ALL）である．メトトレキサート（MTX）の大量静脈投与・髄腔内投与（髄注）やシタラビンの大量療法などが認知機能に影響し，また，ビンクリスチンは末梢神経障害を介して認知機能に影響し得るため，急性骨髄性白血病，非ホジキンリンパ腫，ランゲルハンス組織球症，骨肉腫なども注意が必要になる．

B 小児 ALL 経験者の認知機能障害[2)]

頭蓋照射は明らかに神経毒性を有し，より若い年齢ほどその影響は強くなる．MTXの大量静脈投与と髄注を行った場合と18 Gyの頭蓋照射とMTXの髄注を行った場合では，同程度の認知機能低下が生じるとの報告があり[3)]，非照射例における認知機能の評価も重要である．非照射例でも，［表1］に示す障害②〜⑥が認められる一方で，全検査IQ①は比較的保持されるという報告が多い．

C 小児脳腫瘍経験者の認知機能障害[4)]

腫瘍の発生部位に応じて障害が生じ，運動麻痺や視機能障害などの神経合併症は処理速度に影響を及ぼす．照射直後に問題がなくても経年的にIQが低下することがある．全脳全脊照射を行った場合（特に30 Gy以上），認知機能全般が障害されうる．シャントが必要な程度の水頭症を認める症例では知能・記憶障害が低下しやすい．急激な認知機能の低下は，原疾患の悪化・血管障害・てんかん発症の可能性

JCOPY 498-24500

表 1 ▶ 小児がん経験者において障害されやすい認知機能障害

①全検査 IQ（FSIQ）	全体的な知的能力
②注意 （attention）	注意・集中し，他を無視できる能力⇒脳腫瘍や ALL で最も障害される機能の一つ ケアレスエラー・宿題忘れ・学業成績のムラなど⇒医療者より教育者が気づきやすい
③処理速度 （processing speed）	認知的処理を流暢に実施できる能力⇒頭蓋照射でより低下することがある 筆記や作業に時間がかかり授業のペースについていけなくなることもある
④視覚-運動協応 （visual-motor integration）	視覚情報から手や身体の動きを合わせる能力 ボールを取ったり，文字を書くなどが上手くできなくなる
⑤作動記憶 （working memory）	入ってきた情報を一時的に保持しながら，同時に目的達成のために情報を処理できる能力 優先順位を決められなくなったり，突発的な出来事に対応できなくなる
⑥遂行機能 （executive function）	行動を計画，組織化，順序立て，複数を処理する能力 スケジュールを作れない，予定外のことや多数の意見があると混乱する

を考慮する．

D　フォローの方法[1)]

小児では脳機能の可塑性があり，ウェクスラー系知能検査（知能の評価にはWISC-Ⅳを用いることが多い）による年 1 回の認知機能検査が推奨されている．知能検査に問題がなくても学業に困難がみられることもあり，心理士による総合的な評価の後，日常生活における取り組みのヒントなども説明してもらう[5)]．検査の開始時期については，認知機能検査は退院前後に，心理検査は，入学・進学・就職時や日常生活で困難をきたした時が望ましい．

E　機能低下が認められた場合の対応

環境を整えることが最優先となる[5)]．教育支援に関しては，通級の活用・特別支援学級・学校への移籍・転校など，得意なことや好きなことに無理なく取り組める環境作り（座席を前に・選択肢の数を減らす・書面に残すなどの工夫）を行い，保護者に対しても支援する．小児腫瘍科医，看護師，臨床心理士，教師，スクールカウンセラー，保護者など多職種が連携し，個々人の状況に応じて対応する．認知機能障害に精通した医療者に紹介することも躊躇しない．就労支援に関しては，大学の就労支援センター，若年者ハローワーク等の活用を勧める．

F 機能低下が認められた場合の説明方法

つらい治療を乗り越えたことに対する誇りを持つこと，症状と上手く付き合うこと，得意・不得意の傾向やその対応方法を伝える．

◆文献

1）Oeffinger KC, Mertens AC, Sklar CA, et al. Chronic health conditions in adult survivors of childhood cancer. N Engl J Med. 2006; 355: 1572-82.
2）Cheung YT, Krull KR. Neurocognitive outcomes in long-term survivors of childhood acute lymphoblastic leukemia treated on contemporary treatment protocols: A systematic review. Neurosci Biobehav Rev. 2015; 53: 108-20.
3）Halsey C, Buck G, Richards S, et al. The impact of therapy for childhood acute lymphoblastic leukaemia on intelligence quotients; Results of the risk-stratified randomized central nervous system treatment trial MRC UKALL XI. J Hematol Oncol. 2011; 4: 42.
4）温井めぐみ．小児脳腫瘍における高次脳機能障害とその支援．高次脳機能研究．2021; 41: 294-300.
5）栗山貴久子．小児がん経験者の高次脳機能障害・精神心理的問題へのアプローチ．日本小児血液・がん学会雑誌．2019; 56: 398-401.

〈後藤晶子〉

SECTION

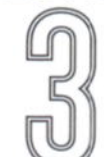

内分泌

KEY POINTS

1… 小児がんサバイバーの合併症の中で内分泌学的合併症は最も発生頻度が高く，永続的な治療が必要となる症例も多く，小児・成人の内分泌医と密な連携が重要である.

2… 性腺機能低下は，生殖機能だけでなく，小児の思春期の発来と進行，骨塩定量の低下，心血管リスクの上昇，疲労感等，心理社会的な問題等，患者の QOL に大きく影響する.

小児がん治療の進歩は著しく，多くの小児がん経験者（childhood cancer survivors: CCS）が，がんを克服後に社会で活躍されている．しかし，原疾患や治療に関連した合併症を抱えながら生活するケースも多く，内分泌学的合併症は小児がんサバイバーの合併症の中で最も発生頻度が高い．内分泌合併症は，成長や二次性徴等に大きな影響を与え，永続的な治療が必要となる症例も多く，小児・成人の内分泌医と密な連携を図りつつ，適切な対応が求められる．項末に記載したさまざまな有用なガイドラインを活用されたい（p.285 参照）.

A 成長ホルモン（growth hormone: GH）分泌不全症

GH は成長のみならず脂質代謝，骨形成，筋合成に必須なホルモンであり，分泌不全に対しては，成長が終了しても，非アルコール性脂肪性肝疾患（nonalcoholic fatty liver disease: NAFLD）のリスクも高くなる等，脂質代謝に対する影響等を考慮し，ホルモン補充療法の継続が必要なことがある.

1. 症状

小児: 成長率の低下　成人: 易疲労感，気力低下，肥満

2. 検査

IGF-1，成長曲線（身長，体重），骨年齢，成長ホルモン分泌刺激試験

3. リスク因子

治療時低年齢，全身照射（単回照射 10 Gy 以上，分割照射 12 Gy 以上）または 18 Gy 以上の頭部照射

表1▶内分泌フォローアップガイド，合併症別一覧[3)]

系	晩期合併症	原因となる治療（危険因子）化学療法	放射線治療	手術	臨床像	*フォローアップの項目	リファーの基準	通常行われる治療
1 成長ホルモン（GH）系	GH分泌不全性低身長症（GHD） 成人GH分泌不全症（成人GHD）		頭部照射 >18 Gy（小児では18 Gy以下でGHDとなる可能性がある）	視床下部・下垂体を含む手術	低身長 成長速度の低下（成長曲線の傾きが低くなる） 成人GHDでは，易疲労感・集中力低下・気力低下・肥満など． GH以外の他の下垂体前葉ホルモン分泌不全が2種以上あればGHD（とくに重症GHD）を疑う	身長・体重（年2〜4回）成長曲線作成 二次性徴（Tanner分類）（年2〜4回） 骨年齢（年1〜2回） IGF-Ⅰ（年1〜2回）TSH，FT4，ACTH，コルチゾール，LH，FSH，PRL，テストステロン（男子），エストラジオール（女子），血糖，HbA1c（年2回）	低身長（<−2 SD）または成長速度の低下 成人GHDを疑わせる症状・所見がある	GH治療

系	晩期合併症	原因となる治療（危険因子）化学療法	放射線治療	手術	臨床像	フォローアップの項目	リファーの基準	通常行われる治療
2 性腺系	中枢性（低ゴナドトロピン性）性腺機能低下症		頭部照射 >30（〜40）Gy	視床下部・下垂体を含む手術	二次性徴の欠如・遅発，ないし性成熟の停止	身長・体重（年2〜4回）成長曲線作成 二次性徴（Tanner分類）（年2〜4回） 骨年齢（年1〜2回） LH・FSH テストステロン（男） エストラジオール（女） （年1〜2回）	男子15歳，女子14歳以降で二次性徴が未発現．（危険因子がある場合は，年齢をこれより1〜2年引き下げる．）	【男性】男性ホルモン補充療法 hCG・rh-FSH療法 【女性】女性ホルモン補充療法
	原発性（高ゴナドトロピン性）性腺機能低下症	アルキル化剤 アントラサイクリン	精巣照射 >20 Gy 卵巣照射 >10 Gy（配偶子形成はより少線量で障害） 腹部・骨盤照射	性腺摘出術				
	思春期早発症		頭部照射 18 Gy<<30 Gy	視床下部を含む手術	早期の二次性徴発現		男子9歳，女子7.5歳未満で二次性徴が発現	GnRHアナログ治療*

＊高用量放射線治療後には一過性中枢性思春期早発の後に，永続性の性腺機能低下症となることがあるので，小児内分泌専門医と相談する．
（日本小児内分泌学会，編．小児がん経験者（CCS）のための内分泌フォローアップガイド．Ver. 1.2[3)]．2016．p.6-7．©JSPE.）

4．治療

成長ホルモン投与（GH）

GHが腫瘍へ影響することは完全に否定できず，治療開始時期は主治医と内分泌医が十分に相談する必要がある．一方でCCSはGH分泌不全を伴わない成長障害もよくみられる．

表 1 ▶つづき

	晩期合併症	原因となる治療（危険因子）			臨床像	フォローアップの項目	リファーの基準	通常行われる治療
		化学療法	放射線治療	手術				
4 甲状腺系	中枢性甲状腺機能低下症（TSH 分泌不全症）		頭部照射 ＞40 Gy	視床下部・下垂体を含む手術	嗄声，易疲労性，体重増加，乾燥肌，寒冷不耐症，頭髪乾燥，脱毛症，便秘，無気力，低身長，成長速度の低下（成長曲線の作成が重要），二次性徴の遅れ，月経不順，徐脈，低血圧	身長・体重（年 2～4 回） 髪と皮膚の性状 イソジンによる含嗽，抗けいれん剤内服の有無 骨年齢（年 1～2 回） 甲状腺触診と甲状腺超音波 TSH，Free T4（年 1～3 回） サイログロブリン（Tg） （甲状腺がん・結節（腫瘤）の危険因子のあるとき，年 1～2 回）	左記症状・所見に異常のある場合	L-T4（レボチロキシン）補充
	甲状腺結節（腫瘤）		頭部・局所・全身照射 ＞25 Gy		甲状腺機能低下を伴う場合は上記と同じ			甲状腺機能低下症があれば L-T4 補充
	甲状腺がん		頭部・局所・全身照射 とくに 20～30 Gy		多くは自覚症状なし			外科治療，甲状腺機能低下症があれば L-T4 補充
	原発性甲状腺機能低下症		頭部・局所・全身照射 ＞10 Gy（＞20 Gy で極めて危険）	甲状腺の部分・全摘出術 放射性ヨードや MIBG による治療	嗄声，易疲労性，体重増加，乾燥肌，寒冷不耐症，頭髪乾燥，脱毛症，便秘，無気力，低身長，成長速度の低下（成長曲線の作成が重要），二次性徴の遅れ（時に早発），月経不順，徐脈，低血圧			L-T4 補充

（日本小児内分泌学会，編．小児がん経験者（CCS）のための内分泌フォローアップガイド．Ver. 1.2．2016[3]．p.9．©JSPE）

B　甲状腺の異常

1．リスク因子

放射線（全身，頭頸部の局所，^{131}I–MIBG・ルテニウム等の内照射）

免疫チェックポイント阻害薬やチロシンキナーゼ阻害薬等．

照射量多いほど，治療時年齢が若年であればあるほど（5 歳未満）注意が必要である．

表 2 ▶ がん薬物療法および放射線治療による性腺機能低下のリスク（女性）[5,6]

リスク	代表的な治療方法	主な疾患
高リスク	アルキル化剤＋全身照射	
	アルキル化剤＋骨盤の照射	肉腫
	シクロホスファミド 7.5 g/m^2（＜20 歳）	
	プロカルバジンを含むレジメン MOPP＞3 サイクル	ホジキンリンパ腫
	テモゾロミド＋頭部の照射	脳腫瘍
	腹部の照射・骨盤の照射 ＞10 Gy（思春期後） ＞15 Gy（思春期前）	ウイルムス腫瘍，神経芽腫，肉腫，ホジキンリンパ腫
	全身照射	
	頭部の照射＞30 Gy	脳腫瘍
中間リスク	腹部の照射・骨盤の照射 5～10 Gy（思春期後） 10～15 Gy（思春期前）	ウイルムス腫瘍，神経芽腫，脊髄腫瘍，脳腫瘍，非ホジキンリンパ腫再発
低リスク	アルキル化剤以外や低レベルのアルキル化剤を含むレジメン ABVD，CHOP，COPP など	白血病，非ホジキンリンパ腫，ホジキンリンパ腫
	アントラサイクリン系薬剤＋シタラビン	急性骨髄性白血病
超低リスクまたはリスクなし	ビンクリスチン	白血病，リンパ腫
不明	チロシンキナーゼ阻害薬	慢性骨髄性白血病

＊女性ではイホスファミド総投与量についてリスク分類可能なデータがない．
＊卵巣の照射例，アルキル化剤総投与量が多い例では，がん治療後に月経が回復しても，早発閉経をきたすことがある．
（JCCG 長期フォローアップ委員会，編．小児がん治療後の長期フォローアップガイド．東京：クリニコ出版；2021[5] より）

放射線を受けていないアルキル化薬等の化学療法だけでも甲状腺機能異常や腫瘍を合併した報告もある[1]．

2．評価項目

fT4，（fT3）TSH，甲状腺超音波検査，サイログロブリン（腫瘍発生リスクの高い患者）

甲状腺を含む局所照射では＞10 Gy でも，原発性甲状腺機能低下を起こし，さらに頭蓋照射量が多い（＞30 Gy）症例は中枢性甲状腺機能低下症も考慮が必要である．腫瘍発生のリスクの高い患者は，甲状腺触診（照射後 5 年以降 1～2 年毎），超音波（照射後 5 年以降 3～5 年毎），サイログロブリン測定等の定期的な腫瘍スクリーニング検査を併せて行う．小児・成人内分泌医にフォローアップを依頼する際は長期にわたる腫瘍モニタリングの必要性を伝える．

表3▶がん薬物療法および放射線治療による性腺機能低下のリスク（男性）[5,6]

リスク	代表的な治療方法	主な疾患
高リスク	アルキル化剤＋全身照射 アルキル化剤＋骨盤または精巣の照射 シクロホスファミド 7.5 g/m^{2}以上 （4 g/m^{2}以上とするものもある） イホスファミド 60 g/m^{2}以上 プロカルバジンを含むレジメン MOPP＞3 サイクル テモゾロミド＋頭部の照射 6 Gy 以上の精巣の照射 全身照射 30 Gy 以上の頭部の照射	 肉腫，精巣腫瘍 肉腫 ホジキンリンパ腫 脳腫瘍 脳腫瘍
中間リスク	プラチナ製剤を含むレジメン BEP 2～4 サイクル シスプラチン＞400 mg/m^2 1～6 Gy の精巣の照射	精巣腫瘍 ウイルムス腫瘍，神経芽腫
低リスク	アルキル化剤以外や低レベルのアルキル化剤を含むレジメン ABVD，CHOP，COPP など 0.2～0.7 Gy の標的外の精巣の照射 アントラサイクリン系薬剤＋シタラビン	白血病，非ホジキンリンパ腫，ホジキンリンパ腫 急性骨髄性白血病
超低リスクまたはリスクなし	ビンクリスチン 標的外の精巣の照射＜0.2 Gy	白血病，リンパ腫
不明	チロシンキナーゼ阻害薬	慢性骨髄性白血病

（JCCG 長期フォローアップ委員会，編．小児がん治療後の長期フォローアップガイド．東京: クリニコ出版; 2021[5] より）

3．診察

甲状腺機能亢進症状（多汗，動悸，体重減少，眼球突出等），甲状腺機能低下症状（成長障害，易疲労感，体重増加，便秘，寒冷不耐，皮膚乾燥，うつ等）の有無，甲状腺の触診，身長・体重

4．治療

甲状腺機能低下症はレボサイロキシン（LT4）の投与，甲状腺機能亢進症は抗甲状腺剤（チアマゾール）が第一選択．

C 性腺機能障害

1．リスク因子［表2，表3］

a．原疾患

視床下部・下垂体腫瘍，性腺腫瘍（転移含む）

b. 化学療法

アルキル化剤（ブスルファン，シクロホスファミド，イホスファミド，メルファラン，チオテパ，プロカルバジン，ダカルバジン，テモゾロミド他），プラチナ製剤（シスプラチン）

シクロホスファミド7.5 g/m^2以上（＜20歳），イホスファミドは男性が60 g/m^2以上（女性は明確なものがない），MOPP＞3サイクルは高リスク．

c. 放射線

思春期前では20 Gy，思春期後では30 Gy以上の頭部の照射．

中枢性: 視床下部・下垂体に対する放射線照射は約30 Gy以上になるとゴナドトロピン分泌不全による性腺機能低下症をきたす危険性が上昇する．

原発性: 男子の原発性腺機能低下症（ホルモン分泌障害）は，精巣照射が20 Gy以上で出現するといわれている．一方，精子形成障害は，きわめて低い線量で起こることが知られており，1 Gy以下でも精子形成障害が起こり（閾値は知られていない），3 Gyを超えると永続的な無精子症となることが多い．女子の卵巣機能不全は思春期開始前には10 Gyを超えると危険因子となるが，思春期開始後では5 Gy以上で卵巣機能不全が起こりうるとされており，思春期前より思春期以降の方が放射線感受性は高い．

d. 手術

視床下部・下垂体腫瘍摘出術，精巣・卵巣摘出，後腹膜腫瘍摘出，脊髄の手術，

表4 ▶ CCSにおける性腺機能の判定基準（案）

	男子（14歳以上）		女子（13歳以上）	
障害の分類	精子形成能	ホルモン分泌能	卵子形成能	ホルモン分泌能
	乖離することあり，区別して診断する必要あり		乖離することは考えにくい	
内分泌学的基準	FSH≧10 mIU/mL	T＜3 ng/mL* さらにLH≧10 mIU/mLを伴えば原発性	FSH≧10 mIU/mL	E_2＜20 pg/mL**
理学的基準	精巣が小さい．成人では通常10 mL以下	陰毛・陰茎の発達欠如（Tanner 1度），または，停止	なし	乳房の発達欠如（Tanner 1度）

男子14歳未満，女子13歳未満では，生理的に思春期前でありうるので判定基準を示すには困難がある．
T: 血清testosterone
* 14～16歳ごろに判定する場合は，＜2 ng/mL も考慮．
**13～15歳ごろに判定する場合は，＜10 pg/mL も考慮．

（横谷 進先生作成）

脊髄近傍の腫瘍摘出.

2. 判定基準

CCS における性腺機能の判定基準案［表 4］（横谷 進先生作成）を参照.

a. 理学的所見

- 男子では 14 歳以上で，女子では 13 歳以上になっても下記のような二次性徴が認められない場合は思春期遅発を疑い，性腺機能低下症の可能性を考慮する.

男子では，陰毛・陰茎の発達欠如（Tanner 1 度），または，陰毛・陰茎の成熟の割に精巣容積が＜4 mL と小さい場合. 女子では乳房の発達欠如（Tanner 1 度）.

b. 内分泌学的基準

- 男子 14 歳以上で T＜3 ng/mL（14〜16 歳ごろに判定する場合は＜2 ng/mL で考慮）でホルモン分泌能低下，さらに LH≧10 mIU/mL を伴えば原発性. また，男子 14 歳以上で FSH≧10 mIU/mL であれば，精子形成能低下を疑う.
- 女子 13 歳以上で E_2＜20 pg/mL（13〜15 歳ごろに判定する場合は＜10 pg/mL）およびFSH≧10 mIU/mL で考慮でホルモン分泌機能低下，卵子形成能低下を疑う.

男子の性腺機能低下症には，a. 精子形成不全とホルモン分泌不全の両者を合併する場合と，b. 精子形成不全のみでホルモン分泌不全を伴わない場合がある. a と b のどちらも性腺機能低下症に含まれるが，臨床的な対応が異なるので 2 つを区別しておくべきである.

3. 検査

FSH，LH，テストステロン（testosterone: T）（男），エストラジオール（estradiol: E_2）（女），抗ミュラー管ホルモン〔anti-mullerian hormone: AMH（2024 年 6 月から一部保険適応拡大）〕，成長曲線（身長，体重，思春期のスパートの欠如），Tanner 分類による二次性徴評価，精巣容積，月経の状態確認（女）（月経周期，月経量），骨年齢，脂質，肝機能，骨塩定量

性ホルモンはどの生理周期のタイミングの採血かを考慮する. アルキル化剤等の化学療法に加えて，頭蓋照射併用例は FSH 高値を示さず，卵巣機能異常の診断が難しいことがある. AMH は，こうした制限なしに成人女性の卵巣予備能の指標として用いられ（不妊症に保険適応），小児においても有用と考えられるが，基準値は確立していない.

4. 治療

男性: テストステロンデポ製剤（筋注），hCG/rFSH 療法（中枢性に限る）

女性: 女性ホルモン（経皮・経口），カウフマン療法

女性ホルモンは成長スパートを起こし，骨密度を高める作用がある一方で，骨端線を閉鎖させる作用があり，成長期の症例は，ホルモン補充の開始時期および投与量の調整が必要で，小児内分泌医とよく相談する．また，性ホルモンは生殖のみならず，骨粗鬆症や高脂血症等とも関連しているので，定期的に脂質，骨塩定量等の確認をしながら，総合的にホルモン補充の必要性・継続性を考える必要があり，成人になり，小児内分泌医から移行する際も，思春期の性ホルモン補充の経験のある成人内分泌医や婦人科医や泌尿器医への紹介が望ましい．早期閉経のリスクも十分に説明を行う．

D 思春期早発症

女児では7歳6カ月未満で乳房発育，8歳未満で陰毛発生，10歳6カ月未満で初経が起こる場合には思春期早発症を疑う．

1．リスク因子

頭部の照射時低年齢，女子，肥満，水頭症，18 Gy以上の頭部照射．

18 Gy以上の頭部照射を受けると，女子においてGnRH分泌の抑制が解除されて，早い年齢で視床下部が活性化されて，しばしば思春期早発症をきたす．30 Gyを超えると男子でもその可能性がある．

2．治療

通常はGnRHアゴニストによる治療．

思春期早発症は，低年齢で性発達が起こることに加えて，早期の骨成熟により最終的に成人低身長をきたすことも問題であり，しかるべき時に小児内分泌医に紹介し，適切な時期に治療導入が必要である．頭部照射線量が40 Gyを超えると，GnRH分泌が障害されて，しばしば中枢性の性腺機能低下症を起こす．発症までに時間がかかるために，思春期早発症の経過中に，中枢性の性腺機能低下症に移行していくこともある[2)]．

◆参考文献

1）Torino F, Barnabei A, Paragliola R, et al. Thyroid dysfunction as an unintended side effect of anticancer drugs. Thyroid. 2013; 23: 1345–66.
2）横谷 進．小児がん経験者（CCS）における性腺機能障害．日本生殖内分泌学会雑誌．2008; 13: 52–4.

◆参考ガイドライン

3）日本小児内分泌学会，編．小児がん経験者のための内分泌フォローアップガイド．Ver. 1.2. web（http: //jspe.umin.jp/medical/files/guide161006.pdf）．2016．p.5-26.
4）日本小児内分泌学会，編．小児がん内分泌診療の手引き．東京: 診断と治療社; 2021．p.66-97.
5）JCCG 長期フォローアップ委員会，編．小児がん治療後の長期フォローアップガイド．東京: クリニコ出版．2021．p.33-41，p.86-92.
6）The International Late Effects of Childhood Cancer Guideline Harmonization Group. IGHG の診療ガイドライン．http: //www.ighg.org/
7）Children's Oncology Group（COG）の Long-term follow-up guidelines Ver. 5.0．http: //www.survivorshipguidelines.org/
Ver. 3.0 日本語訳あり
8）日本内分泌学会，編．免疫チェックポイント阻害薬による内分泌障害の診療ガイドライン．https: //www.jstage.jst.go.jp/article/endocrine/94/S.November/94_1/_pdf/-char/ja

〈野上由貴〉

SECTION

妊孕性

KEY POINTS

1… 妊孕性温存は児の年齢，治療内容，生命予後，患者の体力等を考慮して適応を判断し，患者，家族への十分な情報提供が望ましい．

小児がんは，アルキル化剤をはじめとする化学療法の使用や，骨盤・性腺が照射野となる放射線治療は不妊の原因となりうる．これらの治療を行う場合，診断から治療開始までの短い間で妊孕性低下のリスクを評価し，本人・家族に説明し，実施の有無を判断する必要があり，生殖医療を専門とする多職種と連携が欠かせない．

1. 症状

男性: 性欲減退，勃起不全，射精困難，無または乏精子症，筋肉量減少，無気力，疲労感

女性: 無月経，月経不順，更年期症状（ほてり，発汗），月経困難，性交痛，早期閉経，早発卵巣機能不全

2. リスク因子 ［p.280 表 2，p.281 表 3］

前述の性腺機能低下のリスク因子を参照

3. 検査: FSH，LH，テストステロン（testosterone: T）（男），エストロゲン（estorogen: E2）（女），抗ミュラー管ホルモン（anti-mullerian hormone: AMH），精液検査（男）

AMH の測定は卵巣予備能を評価する方法の一つとして有用であるが，値が安定するのは，成人期移行である．

4. 性腺機能障害に対する治療: 前述の性腺機能障害の治療に関する項目を参照．

5. 妊孕性温存: 妊孕性温存のフローチャートについては「小児，思春期・若年がん患者の妊孕性温存に関する診療ガイドライン 2017 年版」（日本癌治療学会）[1] を参照．

以下に性，年齢，治療内容等について概説する．

A 女性

- 思春期以降の女児の場合は，未受精卵子凍結保存が考慮される．成人においても融解後の挙児獲得は近年，成人において妊娠率は受精卵に比較し低いものの，確率した方法となってきている．
- 思春期前の女児に対する妊孕性温存法として卵巣組織凍結保存唯一の方法である．また，思春期以降でも，治療開始までに時間的猶予がない場合は，卵巣組織凍結保存の対象となる．ただし，現在は研究段階にあり，限られた施設で臨床研究として行われている．
- 女児の場合，思春期前後を問わず，骨盤内への放射線治療に対しては，照射野外への卵巣位置移動術が推奨される．
- 月経発来後女性に対する gonadotropin releasing hormone（GnRH）アゴニスト投与は，現時点では推奨されていない．

B 男性

- 思春期以降の男児の場合は，精子凍結保存が推奨される．
- 思春期前の男児では，現時点で適用しうる妊孕性温存療法はない．精巣凍結は研究段階である．
- がん薬物療法後の精子形成障害による無精子症の場合でも，顕微鏡下精巣内精子採取術（micro-dissection testicular sperm extraction: MD-TESE）により精子採取が可能なことがある．

C 問題点

- 小児がんは進行が早く，初診時にすでに遠隔転移や播種しているケースも稀ではなく，妊孕性温存のタイミングが難しく，特に卵子凍結は時間がかかる．
- 卵巣組織や精巣組織の凍結保存を行う場合はがん細胞の混入についても注意が必要．
- 小児特有の倫理的配慮としては，両親等代諾者のインフォームドコンセントに加えて，年齢に応じた適切なインフォームドアセントを行い，小児患者自身の考えで合意することが重要である．また，治療時の年齢が低い場合は，治療後外来において，本人が思春期に到達した時に妊孕性に関する情報を改めて伝える必要がある．

◆**文献**

1） 日本癌治療学会，編．小児，思春期・若年がん患者の妊孕性温存に関する診療ガイドライン．東京: 金原出版．2017．p.94-112．

〈野上由貴〉

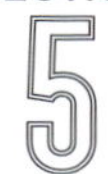

SECTION 5

心臓

KEY POINTS

1… アントラサイクリン系薬剤による心筋障害は，累積投与量（ドキソルビシン換算）と相関がある［表 1］.

2… アントラサイクリン系薬剤と胸部放射線照射の併用は心合併症のリスクを上げる.

3… 長期フォローアップでは，無症候性の心機能障害を早期発見することが重要である.

A 概念・疫学

がん治療に伴う心臓の晩期合併症は，心筋障害，冠動脈疾患，不整脈，うっ血性心不全，弁膜症，心膜炎など多岐にわたる．その重要性から近年，成人では腫瘍循環器学（Onco-Cardiology）という新しい学際分野が注目されている．小児がん経験者は健常者と比較してうっ血性心不全が 15 倍，心疾患関連死が 7 倍高いとされており，小児がん治療に伴う晩期合併症のなかでも心合併症は生命予後に関わる重大なものである.

B リスク因子

原因としてはアントラサイクリン系薬剤の投与や胸部への放射線照射である．特に小児がん経験者の半数以上に使用されるアントラサイクリン系薬剤はフリーラジ

表 1 ▶ アントラサイクリン換算表

アントラサイクリン	略語	心毒性換算
ドキソルビシン	DXR	1
ダウノルビシン	DNR	0.5
イダルビシン	IDA	5
ミトキサントロン	MIT	4*
ピラルビシン	THP	0.6

*2019 年に報告された論文では 10.5 とされている[3)]

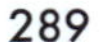

カルの産生によって心筋細胞障害を引き起こす．アントラサイクリン系薬剤をドキソルビシンに換算した累積投与量が 250 mg/m^{2}を超えると心筋症の発症リスクは 7.2 倍，300 mg/m^{2}を超えると 25 倍増加するという報告もある．累積投与量以外にも低年齢（5 歳未満）での投与歴があること，男児よりも女児の方が心機能障害のリスクが高いとされている．欧米ではアントラサイクリン系薬剤による心機能障害の予防に，フリーラジカルの産生を抑制するデクスラゾキサンという鉄のキレート薬が使用されているが，日本国内ではアントラサイクリン系抗悪性腫瘍薬の血管外漏出にのみ保険承認がなされており，心毒性予防のためには使用することができない．

一方，胸部への放射線照射は，放射線によって心筋や心膜，弁組織の線維化や硬化が起こり，放射線照射後 5 年以上の経過で放射線起因心合併症を引き起こす．一般的に胸部への照射が 30 Gy を超えると放射線起因心合併症が増加するとされてきたが，近年ではそれより低い線量被曝であっても平均心臓線量が 15 Gy 以上の場合，心疾患発症のリスクが高まることが報告されている．さらにアントラサイクリン系薬剤と胸部放射線照射の併用は心合併症のリスクを上げるため，より注意が必要である．

C フォローアップにおける注意点

長期フォローアップにおいては，無症候性の心機能障害を早期発見することが重要なため，無症状であってもリスクに応じた定期的な診察と検査が必要である．無症状であってもウエイトリフティングのような等尺運動や女性の場合，妊娠・出産によって心毒性が顕在化することがある．また一般的に，心疾患リスクを高める喫煙，高血圧，脂質異常症，糖尿病，肥満に注意することも重要である．定期検査で異常を認めた場合は，循環器医に相談することが必要になる．

◆文献

1）前田美穂，相部則博．心臓．In: JCCG 長期フォローアップ委員会長期フォローアップガイドライン作成ワーキンググループ，編．小児がん治療後の長期フォローアップガイド．東京: クリニコ出版; 2021 年．p.62-8.

2）前田美穂．心臓．In: 日本小児血液・がん学会編．小児血液・腫瘍学．改訂第 2 版．東京．診断と治療社: 2022 年．P.283-6.

3）Feijen EAM, Leisenring WM, Stratton KL, et al. Derivation of Anthracycline and Anthraquinone Equivalence Ratios to Doxorubicin for Late-Onset Cardiotoxicity. JAMA Oncol. 2019; 5: 864-71.

〈小山千草〉

SECTION

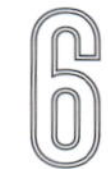

二次がん

KEY POINTS

1… 二次がんは小児がん経験者の非再発死亡原因で最も大きな割合を占める.
2… アルキル化剤やトポイソメラーゼ阻害薬に関連した造血器腫瘍，放射線治療に関連した種々の固形腫瘍や白血病がある.
3… 患者背景や治療内容ごとのリスクに応じた長期的なフォローアップが重要である.
4… 患者自身への二次がんのリスクを減らすための生活指導も重要である.

A 概念・疫学

二次がんは，初発のがん治療終了後に発生した病理組織学的に異なる腫瘍と定義される．小児がん経験者の治療後 20 年間での二次がん累積発生割合は 2〜5%で，一般集団よりも 3〜20 倍高い．二次がんは小児がん経験者の非再発死亡原因として最も大きな割合を占めており，晩期合併症のなかでも小児がん長期フォローアップの大きな課題と言える.

B リスク因子

二次がんの発症には，初発のがんに対する治療内容が最も大きく影響する．放射線治療は白血病や照射範囲内に発生する固形腫瘍の発症に関連し，がん薬物療法のうちアルキル化剤，トポイソメラーゼⅡ阻害薬，プラチナ製剤は，造血器腫瘍の発症と関連している．成人のがんに比べ小児がんで二次がんのリスクが高くなる理由としては，小児がん患者の一部で発がんリスクの高い遺伝性疾患を背景に持つ場合があること，成長期にある小児は成人よりも放射線やがん薬物療法への感受性が高いこと，治療終了後の生命予後が長いため潜伏期の長い二次がんも検出されやすいことなどが考えられる.

C 代表的な二次がん

1. 治療関連骨髄性腫瘍

がん薬物療法や放射線治療によって発症する急性骨髄性白血病（acute myeloid leukemia: AML）や骨髄異形成症候群（myelodysplastic syndromes: MDS）を併せて治療関連骨髄性腫瘍（therapy-related myeloid neoplasms: t-MN）という．薬剤ごとに分子生物学的発生機序と臨床像が異なる．アルキル化剤では5番および7番染色体の欠失の頻度が高い．治療後3〜5年でt-MDSとして発症し，一部はその後急速にt-AMLに進展する．トポイソメラーゼⅡ阻害薬では11q23（*KMT2A* 遺伝子）や21q22（*RUNX1* 遺伝子）領域を含む転座の頻度が高い．治療後0.5〜3年でt-MDSを経ずにt-AMLとして発症することが多い．t-MNは *de novo* AML/MDSと比べて予後不良である．

2. 脳腫瘍

二次性脳腫瘍は白血病や脳腫瘍の治療による頭蓋照射と関連して発症し，メトトレキサートの髄腔内投与も用量依存的に発症リスクを増大させる．膠芽腫は治療後5〜10年で発症し，進行が早く予後不良である．髄膜腫は治療後15〜20年以上経過した後に発症し，進行は緩徐で根治的な除去術が可能である．

3. 甲状腺がん

頸部や全身への放射線照射や神経芽腫に対する^{131}I-MIBG療法によって発症する．30 Gy未満の放射線照射では，線量増加とともに発症リスクは増加するが，30 Gy以上の照射では殺細胞効果のために発症リスクは低下する．治療後7〜20年で発症するが，予後良好な分化型がんがほとんどであるため，スクリーニングの意義や方法については意見が分かれる．

4. 乳がん

小児がん経験者における二次がんで最も罹患率が高く，胸部への放射線照射が大きな誘因である．治療後6〜8年以降で発症し，一般的な乳がん発症年齢よりも，若年での発症リスクが高い．放射線照射例では25歳以降，もしくは治療後8年以上経過のいずれか遅いほうの時期から，年に1回のスクリーニング検査を行うことが推奨される．

5. 消化器がん

腹部や骨盤への放射線照射は線量依存性のリスク因子で，アルキル化薬やプラチナ製剤もリスクを増加させる．結腸直腸がんが最も多く，一般的な集団よりも若年

JCOPY 498-24500

で発症する．放射線照射例では 30 歳以降，もしくは治療後 5 年以上経過のいずれか遅いほうの時期からスクリーニング検査を行うことが推奨される．

D フォローアップにおける留意点

患者背景や治療内容ごとのリスクに応じた適切なスクリーニング検査に加えて，患者自身への二次がんのリスクを減らすための指導も重要である．がんの発症を促すような行動は避けるために，喫煙や過度の飲酒は避けること，規則正しい生活や食生活に加えて適度な運動をすることが大切である．また，一般的な成人がん検診は積極的に受けることや，ヒトパピローマウイルス（human papilloma virus: HPV）ワクチンによる子宮頸がんの予防も重要である．

◆文献

1）藤　浩，石田也寸志，盛田大介．二次がん．In: JCCG 長期フォローアップ委員会長期フォローアップガイドライン作成ワーキンググループ，編．小児がん治療後の長期フォローアップガイド．東京: クリニコ出版; 2021．p.99-115.
2）石田也寸志．二次がん．In: 日本小児血液・がん学会，編．小児血液・腫瘍学．改訂第 2 版．東京．診断と治療社: 2022．p.301-5.

〈小山千草〉

SECTION 1

痛みのアセスメントと治療

KEY POINTS

1… 痛みの存在に気づくこと.
2… 痛みを客観的に評価すること.
3… 鎮痛薬の効果判定を行うこと.

A 痛みとは

痛みとは，常に主観的なものであり，身体的，精神的，社会的，スピリチュアルな痛みを合わせたトータルペインを理解することが重要である.

さらに成長発達の過程にある小児において，痛みを訴えること，表出することができずに，見逃されてしまうこともあり，常に子どもたちが痛みを抱えていないか評価することが重要である．また，保護者の意見も重要な判断材料になることもあるので，耳を傾けることが大切である.

B 痛みのアセスメント

痛みの治療を開始するには，痛みの評価を行うことが重要である.

痛みの評価を行い，痛みに対して治療介入し，その前後で痛みの程度がどのように変化をしたのかを比較評価し，治療を継続するか変更するかの指標となるため，痛みの評価は客観的に行うべきである．言語的コミュニケーションが困難な，新生児，年少児，意識障害のある児などでは，痛みの有無について積極的に検討することが大切である.

痛みの評価については，さまざまなツールがある．自己申告で痛みの程度を10段階評価する（Numeric Rating Scale: NRS），自己申告で痛みの程度を長さで評価する（Visual Analogue Scale: VAS），顔の表情で評価する（Faces Pain Scale: FPS）などがある．また，コミュニケーションが取れない児の痛みの評価では，（Pediatric Pain Profile: PPP）［表 1］を用いて評価する[1]．医療チームで統一した評価方法を用いて客観的に評価することで，主治医制からチーム制に変わってきた，我々医療ス

表1▶Pediatric Pain Profile: PPP

1	機嫌が良い（逆採点）	11	目を見開いておびえたような様子
2	社交的で愛想が良い（逆採点）	12	歯を食いしばる/口をゆがめる
3	引きこもる/落ち込んでいる	13	落ち着かない/不穏な状態である
4	泣いたり，うめいたりしている	14	筋緊張亢進/筋痙縮がある
5	なだめるのが難しい	15	下肢を内に曲げる/胸へ引き上げる
6	自分を噛む/頭を打ちつける	16	特定の場所を触る/こする
7	食べたがらない/食事を与えづらい	17	身体を動かそうとすると抵抗する
8	睡眠障害がある	18	触ると身を引く/たじろぐ
9	顔をしかめる	19	身体をねじる/のけぞる/頭を振る/反張する
10	眉を寄せる/心配げに見える	20	不随意運動/定型的な動きの反復/飛上る様な動き/けいれん

20項目（各項目3点満点　0: 全くない，1: 少し，2: だいたい，3: 大いに）
60点満点で14点がカットオフ値

タッフの現状に即した，絶え間のない持続可能な医療を提供することが可能となる．

C 痛みの治療

痛みを伴う処置や，治療の合併症に伴う痛み，疾患による痛みなど，取り除ける痛みは可能な限り評価し，鎮痛に努めるべきである．積極的な鎮痛により，侵襲的な処置が繰り返し必要な場合でも子どもたちの協力が得やすくなったり，同じような治療を繰り返し行えるよう同意が得られやすくなったりすることはよく経験する．

また，予測できる痛みについては，予め伝えておくと子どもたちも安心できたり，良好な信頼関係を築くことができたりするので重要なことである．

予測できる痛みについては，極力鎮痛するべきである．意思疎通が取れる子どもであれば，鎮痛剤使用の希望があるか必ず意思を確認するべきである．

処置には痛みがつきものだとか，ある程度の痛みが必要だとか，痛みをわからせないといけないなど，施設によっては耳にすることがあるが，非人道的であると考える．

D 予測できる痛みについて

予定された，採血や末梢静脈路確保などでは，局所麻酔薬のエムラパッチ® やエムラクリーム® などを使用し除痛に努めるべきである．どちらの剤形を選択するかは，効能は一緒だが，コスト面の問題があるので各施設で使用可能な剤形を選択して構わない.

侵襲的な骨髄穿刺，腰椎穿刺や，中心静脈カテーテル挿入などは前述のエムラパッチ®，エムラクリーム®，キシロカイン®などの局所麻酔薬や，ドルミカム®やケタラール®などの静脈麻酔薬を併用し除痛に努めるべきである.

E　病勢の進行や，化学療法に伴う痛みについて

施設ごとに使用できる薬剤が異なるため，その施設においてどの薬剤が使用可能かを予め把握しておくことが重要である.［表 2］に代表的な薬剤と使用方法を記載した[2].

内服が可能な子どもであれば，カロナール®，ブルフェン®，ロキソニン®などの経口鎮痛薬を頓用もしくは定期内服で開始する.

全身状態の悪化，粘膜障害や消化器症状により内服が困難な子どもであれば，静注薬を選択する．アセリオ®，ロピオン®，モルヒネ塩酸塩®などを用いる．アセリオ®やロピオン®は頓用から開始し，疼痛コントロールが困難であれば定時投与に変更する．それでもコントロール困難な場合は，オピオイドの投与を開始する．オピオイドは病棟金庫管理が必要な薬剤であり，静注製剤の場合，頓用や定時投与は医療スタッフの負担が増えてしまうため，少量持続投与で開始し，疼痛時フラッシュ（早送り）投与で対応することが一般的である．疼痛時フラッシュ量は，1 回 1 時間分とし，15～30 分の間隔を空けるように指示を出す．フラッシュ時は呼吸抑制に注意が必要である．投与量の調整は，前日のフラッシュの回数や総投与量を確認してからオピオイドの量を調整する．回数が多く増量が必要な場合は，前日の1.5 倍までを上限とすることが一般的である．2～3 倍に急激に増量すると，呼吸抑制や嘔気などの副作用が出現しやすくなるため注意が必要である．オピオイド使用時は，副作用予防として制吐薬や緩下薬の処方も忘れてはならない．オピオイドの投与期間が長期化すると予測されるときは，（patient controlled analgesia: PCA）ポンプの導入も積極的に行われるべきである.

オピオイドの増量をしても疼痛コントロールが不良の場合，副作用が強く出てしまい投与継続が困難な場合は，オピオイドローテーションを検討する．具体的には，現行のオピオイド投与量を 2/3 に減量し，新規オピオイドを換算量の 1/3 量で開始する．翌日は現行オピオイドを 1/3，新規オピオイドを 2/3 とし，翌々日には新規オピオイドへの切り替えを完了する.

骨転移による痛みや，腫瘍増大に伴う痛みの際には，ステロイドの投与や放射線

表 2 ▶ 各製剤の投与量

一般名	1 回投与量	投与間隔	注意事項
プロピトカイン リドカイン			
クリーム	1 g　1 時間前に塗布		添付文書確認
貼付	1 枚　1 時間前に貼付		添付文書確認
ミダゾラム			
静注	0.1～0.3 mg/kg	15～30 分	酸素準備，呼吸心電図モニター装着
ケタミン			
静注	1 mg/kg	15～30 分	同上
アセトアミノフェン			
内服	10～15 mg/kg	6 時間以上	60 mg/kg/day を超えない
坐薬	同上	同上	同上
点滴静注	同上，15 分かけて	同上	同上，2 歳未満は 7.5 mg/kg/回に減量
イブプロフェン			
内服	4～10 mg/kg	6～8 時間以上	
フルルビプロフェンアキセチル			
点滴静注	1 mg/kg　生食に溶解して 30 分かけて投与	8 時間以上	
ペンタゾシン			
点滴静注	0.5 mg/kg　生食に溶解して 30 分かけて投与	8 時間以上	モルヒネとの併用は避ける
モルヒネ			
持続点滴静注	10 μg/kg/h	早送り間隔は 15～30 分以上	早送りは 1 時間分

科と協議し放射線照射も検討するべきである．化学療法を行うことで軽快することがあるので，検討が必要である．さまざまな鎮痛薬を使用してもコントロール困難な際は，鎮静薬を使用することを検討するが，意思疎通が取れなくなることが多いため，保護者への説明は必要である．

◆文献

1）多田羅竜平．子供たちの笑顔を支える小児緩和ケア．京都: 金芳堂; 2016.
2）英国小児医学・保健学会．子どもの痛み その予防とコントロール．東京: 秀明舎; 2000.

〈秋山康介〉

SECTION

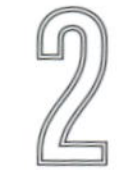

終末期の症状とその対応

KEY POINTS

1… 緩和ケアについて予め学ぶこと.
2… 個別対応が必要.
3… 医療チームで情報共有をすることが必要.
4… 患者・家族とコミュニケーションを取ること.

終末期の症状は多岐にわたり，倦怠感，疼痛，呼吸困難，食思不振，嘔気・嘔吐，便秘，下痢，発熱などがあげられる．これら一つ一つに対して，評価し介入することで，児の生活の質（Quality of Life: QOL）の向上につながるよう，努めるべきである．評価，介入に関しては医師，看護師だけではなく院内学級の教師，保育士，薬剤師，栄養士，医療事務やソーシャルワーカーなども含めた医療チームで検討すべきである．終末期医療の中心は子どもと保護者であることを忘れてはならない．保護者への今後の見通しを含めた病状説明や，保護者の意向も確認するべきである．終末期の子どもを診ることは，医療者にとって辛いことではあるが，保護者はさらに精神的，体力的，社会的な負担など，想像を絶するものと思われる．保護者の精神的なケア，休憩や宿泊ができるような環境面のケアなども重要である．

終末期の子どもに対しては，本人の意思や考え，希望に耳を傾け，可能な限り対応できるように医療チームでサポートすることが重要だ．

「家に帰りたい」「できるだけ家族と一緒に過ごしたい」などの希望があれば，どのようにしたら希望通りにできるかを検討するべきである．

呼吸障害があり，酸素投与が必要であれば在宅酸素療法を導入すること．消化器症状があり，点滴が必要であれば自宅でも点滴ができるように，保護者へ器材の指導をしたり，地域連携を介して在宅医や訪問看護ステーションの選定を行ったりすることも必要である．これらには，相当な時間を要すことがあるため早期に介入を検討するべきであり，日ごろから地域連携やソーシャルワーカーとは連携をとっていくことが重要である．疼痛コントロールが必要であれば，前述のPCAポンプの使用を検討する．児への指導や保護者への指導も早期から検討するべきである．

このように，痛みのアセスメントとその治療や終末期の対応については，さまざまな選択肢があり，経験の浅い医療者たちは，方針の決定について悩むことが多いと思われる．そこで，厚生労働省の緩和ケア研修会や小児血液・がん学会の緩和ケア研修会などは，知識を深めることができたり，ロールプレイングで思考力を養うことができたりするため受講することをお勧めする．

また，近年徐々に増えてきている，こどもホスピスの利用や，Make A Wish のような非営利団体の利用なども検討して頂きたい．ちなみに，これらの施設には寄付をすることができ，税制優遇の対象となる．詳しくは，各団体のホームページを参照されたい．

〈秋山康介〉

SECTION 3

在宅医療

KEY POINTS

1… 小児血液疾患における在宅医療の役割は終末期緩和ケアであるが，特有の障壁が存在する．

2… 輸血実施，日和見感染など専門的な対応が必要なことも多い．

3… 在宅チームと病院チームが密な情報共有と連携を行うことで，子どもと家族が家で過ごしたいという希望を叶えることができる．

小児血液疾患における在宅医療の役割は主に造血器腫瘍における終末期のサポートである．近年小児がんの予後は著しく改善しているが，がんは未だに小児期の主要な死亡原因である．以前は治癒困難例の多くは病院で療養し亡くなっていたが，近年小児がん終末期の在宅移行例は増加している．人口統計資料集によると小児がん患者の死亡場所における自宅の割合は 2006 年 2.2%から 2020 年 31.6%まで増加している．一方で，造血器腫瘍の在宅移行は特有の障壁が存在することから，在宅移行が困難な場合が多い．本稿では多くの小児がん在宅移行に対応している在宅医療機関の立場から造血器腫瘍症例の在宅医療について概説する[1-3]．

A 東京都内における小児がん在宅医療の現状

著者の所属する医療法人財団はるたか会は都内に 2 つの診療所（上野，世田谷）を有し，都内の小児疾患を有する小児および移行期成人に対して在宅医療を提供している．2020 年 4 月から 2024 年 5 月までに当院に初診で紹介された小児がん患者の疾患分類と看取り場所を［表 1］に示す．全紹介患者 77 例のうち在宅看取りは 57 例（82%）であったが，造血器腫瘍 6 例中在宅看取りは 5 例（83%）であり，少数ながらも他のがん種と遜色ない在宅看取りの割合であった．

B 造血器腫瘍における在宅医療の課題

小児造血器腫瘍に対する在宅医療を行う上ではさまざまな障壁が考えられる．［図 1］に当院で経験した急性骨髄性白血病の 5 歳女児の経過図を示す．

表 1 ▶ あおぞら診療所（東京エリア）の小児がん患者診療実績（2020 年 4 月～2024 年 5 月）

症例数（例）		77	
年齢中央値（歳）（範囲）		9	（0～23）
性別（例）（比率）	男	28	36%
	女	49	64%
疾患（例）（比率）	脳腫瘍	39	50%
	固形腫瘍	32	42%
	造血器腫瘍	6	8%
看取り例 69 例の看取り場所（例）（比率）	病院	12	17%
	自宅	57	83%
訪問開始から看取りまでの期間中央値（日数）（範囲）		87	（1～810）

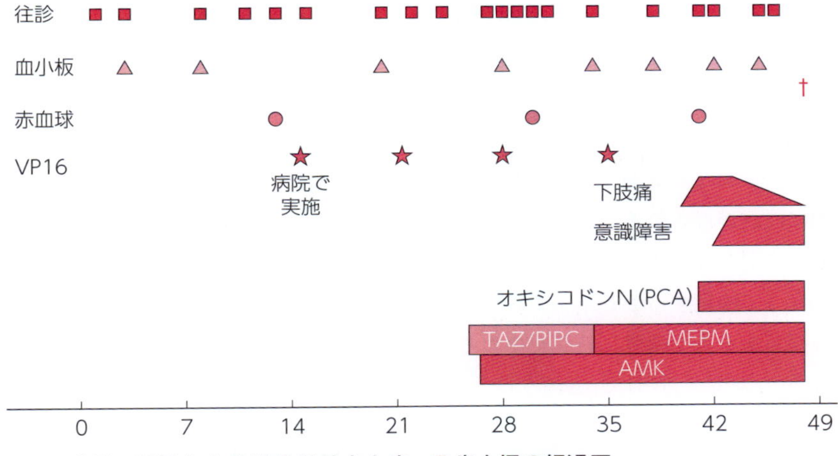

図 1 ▶ 当院で経験した急性骨髄性白血病，5 歳女児の経過図

1．強度の高い緩和ケア・家族ケア

進行の速い小児がんの中でも造血器腫瘍はさらに進行が速いことが知られている．緩和ケアを行う上で最も重要な症状コントロールを行うために，在宅であっても高い強度で，迅速かつタイムリーに適切な治療を提供することが求められる．具体的には疼痛に対しては速やかに適したオピオイド投与を選択する必要がある．また，けいれんやせん妄などの意識障害に対しても積極的な介入を行う．

在宅移行前に病院で治療を受けている期間が長い場合が多いため，医療者がそばにいない環境で子どもの観察・ケアをする家族の肉体的・精神的負担は大きい．訪問看護を中心とした地域資源との密な連携により医療面のみならず精神面においても家族をサポートすることが重要である．我々は連日の積極的な電話フォローを行い，必要時に往診を行うことで，家族に伴走するようにしている．家族の不安が強い場合には往診以外にZOOMなどを用いたWEB面談を行って家族に状況説明や意思決定支援を行う．またきょうだいが同居している場合には，ともに病気の子どもを見守るきょうだい自身の支援を行うことが，チームとしての家族のケア力向上につながる．

2. 在宅輸血

小児造血器腫瘍の終末期では腫瘍の骨髄浸潤による造血障害および化学療法や造血細胞移植後の影響による骨髄抑制を有し，在宅移行前に病院で定期的に輸血を受けていることが多く，それを在宅でも継続できるかが在宅移行の意思決定のキーポイントになることも多い．ただし，輸血は一種の移植療法であり，終末期における輸血適応は真に患者の症状緩和につながるかを中心に慎重に吟味されるべきであり，病院と同様の基準で漫然と在宅輸血を行うことは避けるべきである．在宅における輸血療法は製剤の保管，搬送，実施時のアレルギー対応，輸血中止後の製剤破棄，コスト面など課題も多いことから，地域の状況，サポート体制などについて総合的に検討がなされるべきである．患者家族に対して在宅での輸血実施のリスクを十分に説明し理解を得た上で，輸血適応および実施場所について病院主治医含めて話し合って決定することが望ましい．特に赤血球輸血についてはクロスマッチを行う必要がある点で準備に時間を要する点が煩雑であり，当院では病院に依頼することも多い．

3. 感染対策

輸血需要と同様の理由で，高度の白血球減少・好中球減少をきたしていることが多い．在宅においても想定されるフォーカスおよび菌種に応じた広域抗菌薬および抗真菌薬投与が速やかに行われることが望ましい．在宅での薬剤静脈投与は主に訪問看護に依頼するが，頻回訪問が難しい場合もあるため，1日1〜2回の投与が許容される薬剤を選択することが多い．我々はグラム陰性桿菌対策としてはAMK，グラム陽性球菌対策としてはTEICを積極的に選択している．真菌対策は内服が可能な場合はVRCZ内服を行っていることが多いが，困難な場合にはMCFGの点滴投与を行う場合がある．感染症状出現後に速やかに対応し，継続するために，薬剤および投与に必要な医療物品を手配し，準備する仕組みを構築する必要がある．

4. 化学療法

小児造血器腫瘍では終末期においても化学療法に腫瘍病勢抑制の役割を果たすことが多いため，在宅移行直前まで，あるいは在宅移行後も強度を調整した化学療法が継続されることが少なくない．VCRのような骨髄抑制をきたしにくい薬剤が選択されることが多いが，VP-16やAra-Cが使用されることもある．原則として化学療法は専門医療機関で行われるべきであるが，当院では病院で実施していた薬剤の継続であり，化学療法が児のQOL維持にメリットが大きいと判断される場合に限って化学療法を継続することがある．ただし，在宅での化学療法は薬剤準備時，投与時の介護者や医療者の被曝の問題など課題も多く，広く推奨されるものではない．

小児造血器腫瘍における終末期在宅医療の課題について概説した．上述のように他のがん腫に比べて在宅医療の障壁となる課題が多い．ただ時間の限られた子どもと家族の在宅療養希望を叶えるために，在宅チームと病院チームが密な情報共有と連携を行ったうえで，適切な役割分担を行えば，症例によっては最後まで家で過ごすことができると考えられる．

◆文献

1）厚生労働科学研究データベース．19EA1014「小児がん患者に対する在宅医療の実態とあり方に関する研究」
https: //mhlw-grants.niph.go.jp/project/146486
2）厚生労働科学研究データベース．21EA1003「小児がんの子どもに対する充実した在宅医療体制整備のための研究」
https: //mhlw-grants.niph.go.jp/project/162149
3）厚生労働科学研究データベース．23EA1022「小児がん患者在宅移行の円滑化促進と在宅療養における課題とニーズ把握のための研究」
https: //mhlw-grants.niph.go.jp/project/168139

〈大隅朋生〉

SECTION 1

原発性免疫不全症

KEY POINTS

1… 原発性免疫不全症（先天性免疫異常症）は免疫細胞の分化や機能の異常により，易感染性・自己免疫・自己炎症・アレルギー・骨髄不全・悪性腫瘍などの症状をきたす疾患である．

2… 単一遺伝子疾患であり，現在までに500に近い原因遺伝子が報告されている．

3… 早期診断と適切な治療介入によって重症感染症を防ぐことが重要であり，そのために，「先天性免疫異常症を疑う10の徴候」は有用である．

4… 治療内容はその病態や重症度によって異なるが，保存的治療としては，①感染源に対する抗微生物薬による予防と治療，②抗体産生不全症に対する免疫グロブリン補充療法，③免疫調節障害による免疫の過剰反応に対する免疫抑制療法などがあげられる．根治的治療は造血細胞移植と遺伝子治療である．

5… 診断の確定には遺伝子検査が必要であるが，適切な遺伝カウンセリングを実施する必要がある．

A 定義

原発性免疫不全症（primary immune deficiency: PID）は，自然免疫系や獲得免疫系の中で重要な役割を果たす免疫細胞の分化や機能の異常によって免疫の機能不全をきたす疾患群である．免疫の機能不全による主な表現型は易感染性であるが，現在では自己免疫，自己炎症，アレルギー，骨髄不全，悪性腫瘍など，免疫の異常応答や免疫寛容の破綻による表現型も注目されるようになった．このような背景から，近年では，国際免疫学会連合（International Union of Immunological Societies: IUIS）が同疾患群をPIDに代わって，先天性免疫異常症（inborn errors of immunity: IEI）と呼称するようになった．本稿でも，以降，IEIという単語を用いる．

B 病因と病態

IEIの多くは単一遺伝子疾患であり，近年の次世代シーケンス技術の進歩により，その責任遺伝子の同定が飛躍的に進み，各疾患の病態理解も深まってきている．2022年の時点で，IUIS分類には485種類ものIEI責任遺伝子が収載されており[1,2]，個々の疾患の病因と病態を解説するには紙面の都合上困難である．したがって，本稿では2022年版のIUIS IEI分類に従って[1,2]，10のカテゴリーに分けて簡潔に解説する．

1. 複合免疫不全症

1）$T^{-}B^{+}$SCID（severe combined immunodeficiency）

2）$T^{-}B^{-}$SCID

3）CID（combined immunodeficiency）

1）の代表的な疾患としてX染色体上の*IL2RG*遺伝子変異による共通γ鎖欠損によるX連鎖SCID，2）の代表的な疾患としては20番染色体上の*ADA*遺伝子異常によるADA欠損症（常染色体潜性遺伝）があげられる．3）には多数の疾患が分類されており，以前は高IgM症候群に分類されていたCD40L欠損症や分類不能型免疫不全症（common variable immunodeficiency: CVID）に分類されていたICOS欠損症も含まれている．

2. 症候性の特徴を有する複合免疫不全症

1）先天性血小板減少を呈する免疫不全症

2）1.の複合免疫不全症に掲載されるもの以外でDNA修復異常症

3）先天異常を伴う胸腺欠損症

4）骨異形成を伴う免疫不全症

5）高IgE症候群

6）ビタミンB_{12}および葉酸代謝異常症

7）無汗性外胚葉形成異常を伴う免疫不全症

8）カルシウムチャネル異常症

9）その他の異常症

数多くの疾患が分類されており，そのほとんどは低年齢のうちから何らかの症状を呈する複合免疫不全症である．1）のWiskott–Aldrich症候群（WAS），2）の毛細血管拡張性運動失調症，3）のDiGeorge症候群，5）の高IgE症候群，7）のNEMO異常症などが代表的な疾患である．

3. 抗体産生不全症

1）全免疫グロブリンアイソタイプの著減: B 細胞欠損あるいは著減，無ガンマグロブリン血症を伴うもの

2）少なくとも 2 種類の免疫グロブリンアイソタイプの著減: B 細胞数正常〜減少および CVID の表現型

3）IgG，IgA の著減: IgM 正常〜増加および正常 B 細胞数: 高 IgM 症候群

4）アイソタイプ，軽鎖の欠損あるいは機能不全: 正常 B 細胞数

1）の代表的な疾患である X 連鎖無ガンマグロブリン血症（X-linked agammaglobulinemia: XLA）の原因遺伝子は *BTK* であり，この分子は骨髄における前駆 B 細胞分化，特にプレ B 細胞で重要な役割を担っている．2）に含まれる CVID では自己免疫疾患や腫瘍を伴うことがあり，高年齢の患者ほど頻度が高くなる．3）の高 IgM 症候群は免疫グロブリンクラススイッチ再構成障害による IgG/A/E の低下を伴うが，IgM は正常〜高値を示す疾患で原因遺伝子として *AID* や *UNG* 等が知られる．

4. 免疫調節障害

1）家族性血球貪食性リンパ組織球症（familial hemophagocytic lymphohistiocytosis: FHL）syndrome

2）色素脱失を伴う FHL syndrome

3）調節性 T 細胞の欠損

4）リンパ増殖を伴うまたは伴わない自己免疫疾患

5）腸炎を伴う免疫調節障害

6）自己免疫性リンパ増殖症候群（ALPS，Canale-Smith syndrome）

7）EBV に対する易感染性およびリンパ増殖性疾患

免疫調節や細胞死の異常などを誘因とする免疫の過剰反応による症状が主体のさまざまな疾患が含まれる．幼小児期の炎症性腸疾患では，IEI を念頭に置くことが重要となっている．

5. 食細胞の数または機能の先天的欠損

1）先天性好中球減少症

2）遊走能異常

3）活性酸素産生の異常

4）その他の非リンパ球系異常

重症先天性好中球減少症（severe congenital neutropenia: SCN）は 1）に，慢性

肉芽腫症（chronic granulomatous disease: CGD）は 3）に分類される．抗酸菌への易感染性や高頻度にみられる骨髄系悪性腫瘍が特徴的な GATA2 異常症は 4）に分類されている．

6. 自然免疫異常症

1）抗酸菌への易感染性を示すメンデル型遺伝性疾患
2）疣贅状表皮発育異常症
3）重症ウイルス感染症への易感染性
4）単純ヘルペス脳炎
5）侵襲性真菌感染症
6）皮膚粘膜カンジダ症
7）TLR シグナル経路の異常による細菌への易感染性
8）その他の非血液系組織の異常による遺伝性免疫疾患
9）その他の白血球に関連する免疫異常症

特定の微生物に易感染性を示す IEI が分類されている．重症または反復性ウイルス感染症患者では，IEI を疑う必要がある．

7. 自己炎症性疾患

1）タイプ I インターフェロノパチー
2）インフラマソーム病
3）インフラマソームに関連しない自己炎症性疾患

多数の疾患が分類されており，TNF 受容体関連周期性症候群，家族性地中海熱，高 IgD 症候群，クリオピリン関連周期熱症候群などが含まれる．

8. 補体欠損症

補体系は自然免疫系の一つで，補体は以下のように，①補体系活性化に関わる分子（古典経路，レクチン経路，第二経路，終末補体経路），②補体制御因子，③補体レセプター，という大きく 3 つに分類される．①の特に第二経路，終末補体経路の分子欠損症では髄膜炎菌や淋菌等の *Neisseria* 属に対して易感染性を示す．②に属する分子欠損症では過剰な補体活性化をきたし，遺伝性血管性浮腫や非典型溶血性尿毒症症候群等がみられる．

9. 骨髄不全症

Fanconi 貧血，先天性角化不全症，Shwachman–Diamond 症候群などの骨髄不全を主な表現型とする疾患が分類される．

10. IEI を模倣する疾患

1）体細胞変異関連

2）自己抗体関連

造血細胞系の体細胞変異，サイトカインや補体系への自己抗体によってIEIと類似の表現型を呈する非遺伝性疾患が分類され，本来はIEIとは言えない疾患群である．

C 検査と診断のポイント

IEIにおいて，特に重度の易感染性を呈する疾患では乳幼児期の重症感染症が致命的となり得るため，早期診断と適切な治療介入によって重症感染症を防ぐことは重要である．そのためには，まずはIEIを疑う必要があり，易感染性を示唆する感染症の症状が主に記載されたJeffery Modell財団による「IEIを疑う10の徴候」は有用である［表1］[3]．

易感染性以外では，免疫学的な異常を示唆する非典型的な臨床症状・経過がみられる場合にはIEIを鑑別診断に入れる必要がある．また，膠原病を含む自己免疫疾患，重症アレルギー，悪性腫瘍等特に若年発症の免疫異常に関連する家族歴がある場合にもIEIを疑うべきである．

希少疾患であるIEIの診断に至るためには，上述の内容を念頭に置いた現病歴，家族歴および既往歴の聴取に加えて，慎重かつ丁寧な身体所見の取得が重要である．身長，体重，口腔内所見（歯肉炎，アフタ性潰瘍，齲歯，扁桃肥大・欠失，カンジダ症等），表在リンパ節腫大・肝脾腫の有無，顔貌や骨格系を含む形態異常の有無，皮膚所見（アトピー，白皮症，皮疹等），神経学的異常や発達遅滞など診断につ

表1 ▶ IEIを疑う10の徴候（小児版）

1．	乳児で呼吸器・消化器感染症を繰り返し，体重増加不良や発育不良がみられる
2．	1年に2回以上肺炎にかかる
3．	気管支拡張症を発症する
4．	2回以上，髄膜炎，骨髄炎，蜂窩織炎，敗血症や，皮下膿瘍，臓器内膿瘍などの深部感染症にかかる
5．	抗菌薬を服用しても2カ月以上感染症が治癒しない
6．	重症副鼻腔炎を繰り返す
7．	1年に4回以上，中耳炎にかかる
8．	1歳以降に，持続性の鵞口瘡，皮膚真菌症，重度・広範な疣贅（いぼ）がみられる
9．	BCGによる重症副反応（骨髄炎など），単純ヘルペスウイルスによる脳炎，髄膜炎菌による髄膜炎，EBウイルスによる重症血球貪食症候群に罹患したことがある
10．	家族が乳幼児期に感染症で死亡するなど，原発性免疫不全症候群を疑う家族歴がある

（Quinn J, et al. Allergy Asthma Clin Immunol. 2022; 18: 19[3]）

表 2 ▶ IEI の診断のための検査手順

段階	検査
1	・病歴（現病歴，既往歴，家族歴），身長，体重，身体所見 ・血算，白血球分画 ・IgG/A/M/E 測定 ・補体価測定（CD50，C3，C4）
2	・リンパ球表面抗原解析（CD3，CD4，CD8，CD19，CD16，CD56） ・IgG サブクラス測定 ・特異抗体産生能（麻疹，風疹，水痘，百日咳，肺炎球菌，B 型肝炎，EBV，血液型ウラ試験など）
3	・リンパ球幼若化試験（PHA，ConA などによる刺激）: T 細胞 ・活性酸素産生能: 好中球，マクロファージ ・NK 細胞活性: NK 細胞 ・遺伝子パネル検査: この時点である程度の鑑別診断がなされている場合
4	・詳細なリンパ球サブセット解析 ・TREC/KREC 測定 ・原因遺伝子がコードするタンパク発現の FACS または Western blot 解析 ・詳細な好中球機能解析 ・網羅的遺伝子解析

ながる特徴的な臨床所見は多い．

IEI の診断に必要な検査も Jeffery Modell 財団によって 4 段階に分けて示されている[3]．第 1 段階では血算，白血球分画，IgG/A/M/E，補体価の測定を行う．第 2 段階ではリンパ球表面抗原解析，IgG サブクラス測定，特異抗体産生の確認などを行い，ここまでの多くは保険適用がある検査である．第 3 段階以降では保険適用外の検査を含むため，IEI の専門家に相談または紹介すべきである．第 4 段階には IEI の診断を確定するための網羅的遺伝子解析が含まれるが，既知の変異以外の解釈や追加の機能解析の必要性について専門家に相談する必要がある．以上の検査手順を，本邦の医療現場に即した形で改変して［表 2］に示した．なお，医師からの IEI の専門家への症例相談は，日本免疫不全・自己炎症学会（Japanese Society for Immunodeficiency and Autoinflammatory Diseases: JSIAD）を通じて行うことができる．

D　治療のポイントと予後

1．治療について

IEI の治療内容はその病態や重症度によって異なるが，ここでは以下のように保存的治療と根治的治療の 2 つに分けて大枠のみ示す．

a. 保存的治療

i）抗菌薬，抗真菌薬，抗ウイルス薬による予防と治療

重篤な感染症に罹患しやすい高リスク患者（SCID，慢性肉芽腫症，WAS，無脾症等）では，ニューモシスチス感染や細菌感染予防としてスルファメトキサゾール・トリメトプリム（ST合剤）が用いられる．急性感染症に対しては，適切な培養検査後に，可能性の高い起因菌を標的とした抗菌薬や抗真菌薬を迅速に投与する必要がある．一般的には自然に軽快するウイルス感染症でも，易感染性患者では重度の持続性疾患を引き起こしうるため，抗ウイルス薬（インフルエンザに対するオセルタミビル・ペラミビル・ザナミビル; 単純ヘルペスや水痘帯状疱疹感染症に対するアシクロビル; RSウイルスまたはパラインフルエンザ3型感染症に対するリバビリン等）の使用を検討すべきである．

ii）免疫グロブリン補充療法

抗体産生不全症などに対して効果的な補充療法であり，静脈注射および皮下注射製剤が使用可能である．個人差があるので状況に応じて用量の調節が必要であるが，IgGのトラフ濃度を700 mg/dL以上に保つべきである．

iii）免疫抑制療法

免疫調節障害による免疫の過剰反応に対して，ステロイド，カルシニューリン阻害薬（シクロスポリン，タクロリムス），抗サイトカイン製剤（抗TNFα抗体等）などの免疫抑制薬が有効な病態がある．

b. 根治的治療

i）造血細胞移植

造血細胞移植は致死的なIEI，つまり，T細胞・好中球・マクロファージ・樹状細胞の重度の分化異常や機能異常をきたす病態に対して行う根治的な治療である．具体的には，SCID，CD40L欠損症，WAS，CGD，FHL，XLP，SCNなどの重症IEIが対象となる．HLA適合同胞ドナーが得られない場合，同種臍帯血移植や両親からのHLA半合致移植が必要となるが，拒絶や移植片対宿主病（graft versus host disease: GVHD）などの移植関連合併症が問題となる．SCID以外のIEIに対する骨髄非破壊的前処置では，残存する患者T細胞による拒絶や混合キメラによる移植後の自己免疫疾患の合併などが問題となる．一方，これらを防止するための骨髄破壊的前処置では，潜伏する感染症の増悪や晩期合併症のリスクを増大させるため，ときに非常に難しい治療選択が求められる．

ii）遺伝子治療

IEIに対する遺伝子治療では，患者自身の細胞を使用するため，ドナーの必要がなく，移植後のGVHDなどは生じない．前処置を行う場合でも強度の強い前処置は不要であることから，移植関連合併症の頻度はきわめて低く，大いに期待される治療方法である．

遺伝子治療の理想は，変異を持つ疾患原因遺伝子をゲノム編集技術を用いて正常な遺伝子に置き換えること（gene correction/replacement）であるが，未だ実験レベルにとどまり，臨床応用には至っていないのが現状である．現在，主に行われている遺伝子治療は，変異を持つ遺伝子はそのままに，正常な遺伝子を新たに染色体内に付加する方法（gene addition）である．現在のIEIに対する遺伝子治療では，その治療効果を長期にわたって維持するために分裂後の細胞にも導入遺伝子が存在する必要があり，患者由来のCD34陽性細胞に染色体挿入型のウイルスベクターを用いて遺伝子を導入し，その後に細胞を患者に戻している．しかし，IEIに対する遺伝子治療後に，遺伝子導入細胞の消失，ウイルスベクターによるがん原遺伝子の活性化に伴う白血病や骨髄異形成症候群の発症が報告された[4]．これらの問題に対して，現在はさまざまな改良を加えることによって，IEIに対する遺伝子治療の有効性と安全性のさらなる改善が模索されている．

2. 予後について

予後は，IEIの病態や重症度によって異なる．

SCID患者は移植により免疫機能を回復させない限り，乳児期に死亡するが，生後早期に移植を行うことができれば，90%以上の患者を救命できる．一方で，生後3.5カ月を超えた例や感染症合併例への移植では生存率が低下する．現在，全国に広まりつつあるSCIDの新生児マススクリーニングであるT-cell receptor excision circle（TREC）測定は，予後改善に極めて重要である．

XLAや補体欠損症の患者では，早期に診断されて適切な治療を受け，かつ慢性疾患（気管支拡張症や呼吸器感染症等）を合併していなければ，多くの患者の予後は良好である．

その他の免疫不全症の患者の予後は様々であるが，いずれの病態に対しても集中的かつ頻繁な治療を要することが多く，長期的にも慎重なフォローアップが必要である．

E 患者・保護者への説明・指導のポイント

IEIが疑われる場合，詳細なリンパ球サブセット解析，原因分子のタンパク発現解析および網羅的遺伝子解析等による確定診断の重要性を説明する．遺伝カウンセリングは遺伝子異常が判明した場合のみではなく，遺伝子検査を実施する前に実施すべきであり，①遺伝とは何か，②遺伝子検査を行う理由と目的，③考えられる疾患，④血縁者への影響とその対応，⑤検査結果が出た後の対応，などについて事前に説明すべきである．遺伝子検査を実施した場合には，⑥検査結果，⑦疾患の遺伝形式，⑧診断結果に基づく疾患に関する医学的情報，⑨治療・予後・血縁問題・以後の生活で注意すべきポイント等について慎重かつ丁寧な説明を実施する．

◆文献

1）Tangye SG, Al-Herz W, Bousfiha A, et al. Human Inborn Errors of Immunity: 2022 Update on the Classification from the International Union of Immunological Societies Expert Committee. J Clin Immunol. 2022; 42: 1473-507.
2）Bousfiha A, Moundir A, Tangye SG, et al. The 2022 Update of IUIS Phenotypical Classification for Human Inborn Errors of Immunity. J Clin Immunol. 2022; 42: 1508-20.
3）Quinn J, Modell V, Orange JS, et al. Growth in diagnosis and treatment of primary immunodeficiency within the global Jeffrey Modell Centers Network. Allergy Asthma Clin Immunol. 2022; 18: 19.
4）Hacein-Bey-Abina S, Hauer J, Lim A, et al. Efficacy of gene therapy for X-linked severe combined immunodeficiency. N Engl J Med. 2010; 363: 355-64.

〈大嶋宏一〉

SECTION 2

続発性免疫不全症

KEY POINTS

1… 続発性免疫不全症とは，他の要因によって二次的に免疫系の機能が障害されて生じる免疫不全症である．

2… 原疾患は多岐にわたり，免疫不全に至る機序も原疾患によりさまざまである．

3… 原疾患に対する治療が基本となるが，環境調整や抗微生物薬の予防投与，免疫グロブリンの補充などの感染予防策も適宜行う必要がある．

A 定義

免疫不全症とは生体防御機構が破綻した状態のことであり，種々の微生物による反復感染と感染症の長期化すなわち易感染性を特徴とする．続発性免疫不全症とは，他の要因によって生体システムのバランスが乱された結果，二次的に免疫系の機能が障害されて生じる免疫不全症である[1)]．

B 病因と病態

続発性免疫不全症の原因としては，種々の慢性疾患や感染症，免疫系に関与しない染色体・遺伝子異常，悪性腫瘍，医原性などがあげられる［表 1］が，複数の要因が重なっている場合もある．また早産児や新生児，高齢者は未熟性や老化により免疫能が低下していることが多い[2,3)]．最も著名な原因としてはヒト免疫不全ウイルス（human immunodeficiency virus: HIV）への感染があげられるが，世界的に最も多い原因は低栄養であるとされている．免疫不全に至る機序は原疾患によりさまざまであり，皮膚や粘膜バリアの破綻，食細胞の貪食能や殺菌能の低下，抗体の喪失や産生不全，T 細胞の機能不全などが複雑に絡み合い免疫不全をきたす．

続発性免疫不全症の代表である HIV 感染では，HIV が主に CV4 陽性 T 細胞に感染・破壊されることにより細胞性および液性免疫不全が進行する．急性期，無症候期を経た後，CD4 陽性 T 細胞の減少が進行し日和見感染症や悪性腫瘍を発症した状態である後天性免疫不全症候群（acquired immunodeficiency syndrome: AIDS）に

表1 ▶ 続発性免疫不全の原因

慢性疾患	糖尿病 低栄養 尿毒症 タンパク漏出性胃腸症 亜鉛欠乏症
染色体・遺伝子異常	21 trisomy Turner 症候群 嚢胞性線維症
感染症	HIV 麻疹 結核
悪性腫瘍	血液腫瘍 固形腫瘍
医原性	ステロイド 免疫抑制薬 抗腫瘍薬 放射線治療 造血幹細胞移植 脾摘後
年齢	早産児 新生児 高齢者
その他	熱傷

HIV: Human immunodeficiency virus

至る.

C 検査と診断のポイント

免疫不全症を疑う徴候としては，感染症が反復する・重症化する・難治性である・持続する・日和見感染症であるなどがあげられる．続発性免疫不全症の原因と思われるような病態が，実は原発性免疫不全症によって引き起こされたものである可能性もあるため注意が必要である（例: 低栄養）．感染症の種類から免疫システムのどこに異常があるのかをある程度類推することが可能である．

免疫不全症が疑われた場合，血算や白血球分画，リンパ球サブセット，免疫グロブリン（IgG，A，M，E）の測定などの検査を行う．またタンパクの喪失が原因と考えられる場合は血清総タンパクやアルブミンの検査を行う．続発性免疫不全症の原因の中には日常診療でよく遭遇する疾患や薬剤も含まれているため，免疫不全症を疑った場合は原発性のみならず続発性免疫不全症の可能性を常に念頭に置いて診療を行うことが重要である．

HIV感染の診断には通常スクリーニング検査と確認検査の2段階が行われるが，感染初期の数週間（window period）は偽陰性となり得るので注意が必要である．また抗レトロウイルス療法（anti-retroviral therapy: ART）開始や治療反応の指標としてCD4陽性T細胞数や血中HIV RNA量の検査が重要である．

D 治療のポイントと予後

続発性免疫不全症の治療の基本は，原疾患に対する治療である．HIVに対しては抗HIV薬によるARTが行われる．また感染曝露予防などの環境調整や抗微生物薬の予防投与，免疫グロブリンの補充などの感染予防策も適宜行う．予後は原疾患によりさまざまである．HIVの予後はARTにより劇的に改善したが，HIVの一部は寿命の長い細胞（メモリーT細胞）にも感染するため，ウイルスの侵入・複製の機序を阻害する現存の抗HIV薬のみでは体内からウイルスを駆逐することは事実上困難である．

E 患者・保護者への説明・指導のポイント

病歴や所見から免疫不全症が疑われた場合，原因精査のため複数回の血液検査などが必要となることや，原発性免疫不全症が疑われる場合には遺伝子解析による診断を要する可能性があることを説明する．症状や所見，基礎疾患の存在から続発性免疫不全症と考えられた場合は，まずは原疾患に対する治療が第一であること，それ以外に種々の感染予防策を要する可能性があることを説明する．

◆文献

1）金兼弘和．どのような時に免疫不全症を疑うか？　小児感染免疫．2006; 18: 41-6.
2）Tuano KS, Seth N, Chinen J. Secondary immunodeficiencies: An overview. Ann Allergy Asthma Immunol. 2021; 127: 617-26.
3）Chinen J, Shearer WT. Secondary immunodeficiencies, including HIV infection. J Allergy Clin Immunol. 2008; 121: S388-92; quiz S417.

〈石川貴大〉

SECTION 1

血小板の異常

KEY POINTS

1… 小児における血小板異常では，常に先天性血小板減少症・異常症を除外できるか留意する．

2… 先天性血小板減少症・異常症ではそれぞれの臨床的特徴に留意した長期のフォローアップが必要である．

3… 免疫性血小板減少症では，骨髄不全症や悪性腫瘍などを病歴や臨床症状，他の検査所見などから否定する．持続性/慢性 ITP においては血小板数や出血重症度に加え，治療介入が HRQoL の向上につながるかという視点が重要である．

血小板異常には，量的異常と質的異常がある．前者では血小板減少症と血小板増加症であり血小板減少症が大半を占める．血小板数の基準値は算定法により多少の違いがあるが，一般検査での血小板数の基準値は 15～40 万/μL である．新生児期早期は低い傾向を示すが，生後 1 週以降は成人値とほぼ同等となる．質的異常は血小板の機能異常症である．小児においては，量的・質的異常のいずれにおいても先天性疾患を念頭におきつつ鑑別をすすめる必要がある．血小板減少症，血小板増加症，血小板機能異常症の順で以下に概説する．

A 血小板減少症

全年齢層を通じて，血小板数 10 万/μL 以下を血小板減少症とする．先天性と後天性に分けられ，その病態は大きく血小板の産生障害か破壊・消費亢進にわけて鑑別をすすめる．

1. 先天性血小板減少症

特徴的な血小板サイズや形態異常を認めることが多いため，除外のためには，末梢血塗抹標本を確認し，家族歴を含めた病歴の聴取，血小板減少以外の臨床症状についても確認を行うことが重要である．通常血小板サイズは，巨大（8 μm 以上，赤血球大以上），大型（4 μm 以上，正常の 2 倍程度以上），小型（正常サイズ以下）と判定される．血小板数の減少や，巨大血小板が存在すると平均血小板容積（mean platelet volume: MPV）は正確に計測にされない場合があり，血小板サイズの評価には末梢血塗抹標本の顕微鏡的観察が必須である．大型血小板はITPでもしばしば観察されるが，先天性巨大血小板症では一様にみられることが多い．先天性血小板減少症の疾患群は遺伝形式と原因遺伝子によって分類可能であるが，臨床上は血小板サイズによる疾患分類が提唱されている［表1］[1]．

2018年より国立成育医療研究センターに中央事務局をおいたレジストリー（https: //www.ncchd.go.jp/hospital/about/section/cancer/shindan.html）が構築されており，先天性血小板減少症が疑われる場合には，さらなる検索を検討することが望ましい．ウェブサイトの方法に従い，疾患登録と検体送付を行う．

a．小型血小板減少症

先天性小型血小板減少症，易感染性，難治性湿疹を3主徴とするWiskott-Aldrich症候群（WAS）と血小板減少のみを呈する軽症型であるX連鎖血小板減少症（X-linked thrombocytopenia: XLP）が鑑別となる．

WASに対する根治的治療は造血細胞移植である．長期予後の改善のためには，合併症頻度の低い幼少期に造血細胞移植を行うことが重要と報告されている[2]．

b．大型・巨大血小板減少症

MYH9 異常症，Bernard-Soulier症候群（Bernald-Soulier syndrome: BSS）（後述），2B型von Willebrand病（Type-2B von Willebrand disease: Type 2B vWD）（別項参照）が重要である．

MYH9 異常症では通常血小板減少に対しての治療は不要であるが，腎炎・難聴・白内障のAlport症状の合併の出現について，長期に渡りフォローアップが必要である．また変異部位によって合併症頻度も異なるため遺伝子検査の有用性は高い．

2．後天性血小板減少症

a．血小板産生障害

巨核球低形成によるもの（再生不良性貧血，白血病や腫瘍細胞の骨髄浸潤，放射線・抗がん剤により骨髄抑制など），無効造血によるもの（MDS，巨赤芽球性貧血，発作性夜間ヘモグロビン尿症など）に分けられる．血小板だけでなく他系統の血球減少を伴う場合には，骨髄穿刺・生検の実施を考慮し，巨核球の減少の有無，他系統も含めた細胞形態異常の有無を評価する必要があり，小児血液専門医へのコンサルトも考慮する．

表 1 ▸ 血小板サイズによる先天性血小板減少症の分類

疾患名	遺伝形式	遺伝子名	臨床的特徴
小型血小板性（Small platelets）			
Wiskott-Aldrich 症候群（Wiskott-Aldrich syndrome: WAS）	X，AR	*WAS*，*WIPF1*，*ARPC1B*	免疫不全，湿疹，血小板減少
X 連鎖血小板減少症（X-linked thrombocytopenia: XLT）	X	*WAS*	血小板減少のみ
正常大血小板性（Normal-sized platelets）			
先天性無巨核球性血小板減少症（Congenital amegakaryocytic thrombocytopenia: CAMT）	AR	*MPL*	巨核球著減，骨髄不全へ移行
橈骨尺骨癒合を伴う血小板減少症（Congenital thrombocytopenia with radio-ulnar synostosis: RUSAT）	AD	*HOXA11*，*MECOM*	橈骨尺骨癒合，骨髄不全へ移行
橈骨欠損を伴う血小板減少症（Thrombocytopenia with absent radii: TAR）	AR	*RBM8A*	橈骨欠損，年齢と共に血小板数正常化
骨髄悪性腫瘍傾向を伴った家族性血小板減少症（Familial platelet disorder with propensity to myeloid malignancy: FPD-AML）	AD	*RUNX1*	AML/MDS へ移行
ETV6 関連常染色体優性遺伝性血小板減少症（ETV6-related thrombocytopenia, Autosomal dominant thrombocytopenia, thrombocytopenia 5: THC5）	AD	*ETV6*	血液悪性腫瘍へ移行
SRC 関連常染色体優性遺伝性血小板減少症（SRC-related thrombocytopenia）	AD	*SRC*	骨髄線維症を合併
常染色体優性遺伝性血小板減少症（Autosomal dominant thrombocytopenia, thrombocytopenia 2: THC2）	AD	*ANKRD26*	GPⅠa と α 顆粒減少，AML/MDS へ移行
チトクローム c 異常症（Cytochrome c mutation）	AD	*CYCS*	巨核球アポトーシス亢進
大型あるいは巨大血小板性（Large or giant platelets）			
MYH9 異常症（MYH9 disorders）			
May-Hegglin 異常	AD	*MYH9*	明瞭な白血球封入体
Sebastian 症候群			不明瞭な白血球封入体
Fechtner 症候群			Alport 症状を合併
Epstein 症候群			Alport 症状を合併，白血球封入体不明瞭
Bernard-Soulier 症候群（Bernald-Soulier syndrome）	AR，AD	*GP1BA*，*GP1BB GP9*	リストセチン凝集欠如，血小板 GPⅠb/Ⅸ発現欠損
DiGeorge/口蓋心顔面症候群（DiGeorge/Velocardiofacial syndrome）	AD	*22q11.2 del*（*GP1BB*）	隣接遺伝子症候群，心・顔面奇形
GPⅡb/Ⅲa 異常症（GPⅡb/Ⅲa mutations）	AD	*ITGA2B*，*ITGB3*	GPⅡb/Ⅲa 受容体の恒常的活性化
α-actinin-1 異常症（ACTN1 mutations）	AD	*ACTN1*	血小板数低下は軽度
2B 型 von Willebrand 病（Type 2B von Willebrand disease）	AD	*vWF*	リストセチン凝集亢進
X 連鎖大型血小板減少症（X-linked macrothrombocytopenia）	X	*GATA1*	赤血球造血異常を合併

表1▶つづき

疾患名	遺伝形式	遺伝子名	臨床的特徴
Paris-Trousseau/Jacobsen 症候群（Paris-trousseau/Jacobsen syndrome）	AD	*11q23 del* (*FLI1*)	隣接遺伝子症候群，巨大α顆粒，精神遅滞・神経症状，心奇形
Gray platelet 症候群（Gray platelet syndrome）	AR	*NBEAL2*	低染色性（灰色）血小板
β_1 tubulin 異常症（TUBB1 mutations）	AD	*TUBB1*	微小管形成異常
脳室周囲異所性灰白質（Periventricular heterotopia）	X	*FLNA*	脳形成異常，精神遅滞・神経症状
CDC42 異常症（Takenouchi-Kosaki disease）	AD	*CDC42*	精神発達遅滞，免疫不全

注）X: X 連鎖，AD: 常染色体優性，AR: 常染色体劣性
（笹原洋二，ほか．日本小児血液・がん学会雑誌．2021; 58: 253-62[1]より）

b. 血小板破壊・消費亢進

免疫性血小板減少症（immune thrombocytopenia: ITP）は小児の最も頻度の高い血小板減少症といえる．新規診断（診断～3カ月以内），持続性（診断後3カ月～12カ月），慢性（>診断後12カ月）に分類される[3]．ITPの典型的な例では診断を目的とした骨髄の評価は必須ではないが，他疾患の除外のために必要に応じて実施する．ITPは新規診断例では一般小児科医が診療にあたる例も多く，「小児免疫性血小板減少症診療ガイドライン2022」[3]を参考にされたい．血小板数のみでの画一的な介入ではなく，出血症状の重症度，本人の活動度，疾患への理解度，医療機関へのアクセス条件，HRQoLなど多面的に評価し治療選択を検討することが求められる．

①ファーストライン治療

小児ITPに対するファーストライン治療は副腎皮質ステロイド（corticosteroid: CS）と大量ガンマグロブリン投与（IVIG）である．2019年ASHガイドライン[4]ではIVIGと比べ7日以内の短期CS療法が推奨されている．本邦では，短期CSとIVIG療法の推奨度に差はつけていない．CSは経口プレドニゾロン2 mg/kg/dayを5～7日間用いる．血小板数が3～5万/μL以上となれば速やかに減量し最長14日までとする．IVIGの投与量は0.8～1 g/kg/dayで投与を推奨する．ただし現時点で本邦の保険では0.2 g～0.4 g/kg/dayを5日間までの静脈注射が承認用量である．無治療経過観察を選択する場合は，出血時に備えて24時間医療機関に連絡できる体制が必須である．

②セカンドライン治療

セカンドライン治療はファーストライン治療に反応不良で，粘膜出血を認める，またはHRQoLの低下した患者に対して投与を検討する．トロンボエチン受容体作動薬（TPO-RA），リツキシマブ，および脾臓摘出があげられる．本邦で使用可能な

TPO-RAは，経口薬剤であるエルトロンボパグ，皮下注射剤であるロミプロスチムの2剤があり，リツキシマブとともに2024年4月に小児ITPに保険適用となった．

B 血小板増加症

血小板増加症の定義は通常血小板数45万/μL以上とされる．

血小板増加症はさまざまな疾患や病態で認められるが，反応性（二次性）によるものと腫瘍性（一次性）によるものとに大別される．小児では一次性の骨髄増殖性疾患はまれで，炎症などに伴う二次性血小板増多症がほとんどである．

二次性であっても，ときに100万/μLを超えるような上昇を示す場合もあるが，血小板数をのぞき形態や機能に異常は認めない．二次性の原因のうち感染症，非感染性の炎症性疾患，悪性腫瘍などで炎症細胞あるいは腫瘍細胞からのIL-1α，IL-6やTNF-αなどのサイトカイン増加が関与していると考えられている．出血や骨髄抑制後からの回復期，川崎病の回復期や脾臓摘出後などにはしばしば著明な血小板増加を認める．

一方，一次性のものは表現型に違いはあるが，すべて多能性幹細胞由来の骨髄増殖性疾患である．本態性血小板血症（essential thrombocythemia: ET），真性多血症（polycythemia vera: PV），慢性骨髄性白血病（chronic myeloid leukemia: CML）などではしばしば血小板増多を伴い，特にETにおいては血小板増加は必発である．

血小板増加がみられた場合には，病歴，身体所見，血液検査などによりまず反応性血小板増多症の鑑別をすすめる．病歴では血小板増加の持続期間もポイントとなる．血液検査では血小板数以外に白血球数や貧血の有無，血球形態にも注意を払い，必要に応じて骨髄所見の確認，遺伝子変異解析（*JAK2*，*CALR*，*MPL*など）を実施する必要がある．

C 血小板機能異常症

血小板の粘着・凝集・放出機構にはたらく血小板受容体，リガンド，信号伝達分子，酵素の異常による血小板止血機構の異常が病態となる．血小板は正常から軽度の低下にとどまり，出血時間が延長，凝固時間（PT，APTT）は正常であることが本症を疑うポイントとなる．

症状発現の時期や予防接種後や抜歯時の出血トラブルの既往，家族歴，抗血小板薬などの服薬歴も聴取する．先天性血小板機能異常症は大きく［表2］[5]のように分類される．血小板の粘着・放出（活性化）・凝集反応といった止血機構の異常ごとに

表 2 ▶先天性血小板機能異常症

疾患	遺伝形式	遺伝子	特徴
血小板粘着異常			
Bernard-Soulier 症候群	AR	*GP1BA*, *GP1BB*, *GP9*	GP I b/IX欠損，巨大血小板性血小板減少症，出血時間延長，リストセチン凝集欠如
血小板凝集異常			
血小板無力症	AR	*ITGA2B*, *ITGB3*	GP II b/III a 欠損，出血時間延長，血餅退縮欠如，ADP・コラーゲン凝集欠如
放出異常			
顆粒異常			
α顆粒欠損症（α-SPD）			
Gray platelet 症候群	AR	*NBEAL2*	α顆粒欠損による低染色性血小板，骨髄線維症
濃染顆粒欠損症（d-SPD）			
Hermansky-Pudlak 症候群	AR	*HPS1-HPS9*	白皮症，網内系細胞でのセロイド様封入体
Chediak-Higashi 症候群	AR	*LYST*	白皮症，易感染性，巨大リソソーム顆粒
放出機構異常			
フォスフォリパーゼ A2 異常症	AR	*PLA2G4A*	ADP・コラーゲン凝集欠如
シクロオキシゲナーゼ欠損症	AR	*PTGS1*	アラキドン酸凝集欠如
トロンボキサン A2 合成酵素異常症	AR	*TBXAS1*	アラキドン酸凝集欠如
プロコアグラント活性異常症			
Scott 症候群	AD	*ANO6*	血小板膜上へのフォスファチジルセリン発現低下

X: X 連鎖性，AD: 常染色体優性，AR: 常染色体劣性
（國島伸治．血栓止血誌．2018; 29: 617-9[5]より）

整理すると理解しやすい．

1．病因・病態

a．血小板粘着異常

●Bernard-Soulier 症候群

vWF 受容体である GP I b/IXの先天的欠如を認めるため，血小板粘着が障害され，出血傾向をきたす．巨大血小板性血小板減少症，出血時間延長，リストセチン凝集欠如を特徴とする．一方で ADP・コラーゲン・エピネフリンなどの凝集は認める．確定診断には血小板 GP I b/IX発現解析を行う．

日本人特有の創始者変異は九州沖縄地方に多く認められる．

b．血小板凝集異常

●血小板無力症

血小板機能異常症のうち，最もが発生頻度が高い．血小板無力症はフィブリノゲ

ン受容体であるGPⅡb/Ⅲaの量的異常（欠如・減少）ないし質的異常（機能異常）が認められ，常染色体潜性遺伝形式を示す疾患である．量的異常ではGPⅡb/Ⅲaの発現量が5%以降に著減しているタイプⅠと正常の10～20%存在するタイプⅡに分類される．

出血時間の延長が著明となり，血小板凝集能検査では，リストセチンを除く，ADP，コラーゲン，エピネフリン，トロンビンなどのアゴニストで凝集が欠如する．フローサイトメーターによる血小板膜表面のGPⅡb/Ⅲa発現解析により確定診断と病型分類を行う．

c. 放出異常

血小板にはα顆粒，濃染顆粒，リソソーム，ペルオキシソームの4種類の顆粒がある．放出異常症は，顆粒内容物が欠如/減少するstorage pool病（SPD）と放出機構異常症があり，軽度～中等度の出血傾向を呈する．

2. 治療

確定診断が得られたあとには疾患の説明を十分に行い，出血時の対応などについて共有しておくことが必要である．日常の出血予防としては抗線溶薬が投与される．出血症状が著しい場合や，手術などの外科的処置を行う際には血小板輸血が必要となるが，頻回の輸血により同種抗体が産生される可能性については常に念頭におき，輸血不応が認められた際には検索をすすめつつ，遺伝子組み換え活性型凝固第Ⅶ因子の投与を検討する．

◆文献

1）笹原洋二，國島伸治，石黒　精．先天性血小板減少症・異常症の診療ガイド．日本小児血液・がん学会雑誌．2021; 58: 253-62.

2）Shekhovtsova Z, Bonfim C, Ruggeri A, et al. Eurocord, Cord Blood Committee of Cellular Therapy and Immunobiology Working Party of the EBMT, Federal University of Parana, Duke University Medical Center and Inborn Errors Working Party of the EBMT. A risk factor analysis of outcomes after unrelated cord blood transplantation for children with Wiskott-Aldrich syndrome. Haematologica. 2017; 102: 1112-9.

3）日本小児血液・がん学会．小児免疫性血小板減少症診療ガイドライン2022年版．東京: 診断と治療社; 2022.

4）Neunert C, Terrell DR, Arnold DM, et al. American Society of Hematology 2019 guidelines for immune thrombocytopenia. Blood Adv. 2019; 3: 3829-66.

5）國島伸治．先天性血小板機能異常症．血栓止血誌．2018; 29: 617-9.

〈森麻希子〉

JCOPY 498-24500

SECTION

2 先天性凝固異常

KEY POINTS

1… 近年，定期補充療法の拡大やバイスペシフィック抗体などの新規薬剤の登場により，年間出血（ABR）ゼロを達成する患者が大幅に増加し，血友病医療はパラダイムシフトを迎えている．

2… von Willebrand 病（VWD）は，凝固第Ⅷ因子（FⅧ）活性も二次的に低下するため，血友病 A との鑑別が重要である．

3… その他の先天性凝固異常症は，多様な因子欠損や機能異常によって起こり，臨床的に異なる症状を示す．

A 定義

- 血友病 A および血友病 B は，それぞれ FⅧと第Ⅸ因子（FⅨ）の遺伝子異常に基づく量的・質的異常により，主に関節内や筋肉内の深部出血を繰り返し起こす先天性凝固障害症である．
- VWD は，von Willebrand 因子（VWF）の量的・質的異常によって引き起こされる遺伝性出血性疾患である．
- その他の先天性凝固異常症として，フィブリノゲン欠乏/異常症，プロトロンビン低下/異常症，第Ⅴ因子，第Ⅶ因子，第Ⅹ因子，第Ⅺ因子，第Ⅻ因子，第ⅩⅢ因子欠乏/異常症，第Ⅴ・Ⅷ因子複合欠乏症がある．

B 病因と病態

1．血友病[1,2)]

血友病は X 染色体潜性遺伝を示し，男性が患者として発症し，ヘテロ接合体の女性は保因者となる．しかし，近年，女性も発症することがわかっており男女の区別なく活性値 40％未満を血友病と定義することが国際血栓止血学会（ISTH）では推奨されている．出生数は 1 万人に 1 人(男児出生 5,000 人に 1 人)程度と稀である．血友病 A の原因となる *FⅧ*遺伝子は，X 染色体長腕末端部の Xq28 に位置する．この遺伝子の異常には，点変異，逆位，欠失，スプライシング異常などが含まれる．

表1▶各種先天性凝固欠乏/異常症の特徴と本邦で推奨される製剤

欠乏因子	発症頻度	止血レベル	血漿中半減期	血液データ
フィブリノゲン	1：100万(AR)，不明（AD)	50 mg/dL	2～4日	PT，APTT，トロンビン時間はすべて著明に延長，血小板粘着能やADP惹起血小板凝集も障害
プロトロンビン	1：200万	20～30%	3～4日	ホモ接合体や複合ヘテロ接合体例では，PT，APTTが著しく延長
第Ⅴ因子	1：100万	15～20%	36時間	PT，APTTともに延長，ヘパプラスチンテストは正常
第Ⅶ因子	1：10～50万	15～20%	4～6時間	PT延長を示すが，APTTは基準範囲以内
第Ⅹ因子	1：100万	15～20%	40～60時間	PT，APTTともに延長
第Ⅺ因子	1：100万(AR)，1：3万（AD)	15～20%	40～70時間	APTTが著明に延長，PTは基準範囲内
第ⅩⅢ因子	1：200万	2～5%	11～14日	PT，APTTは正常

AR: 常染色体潜性遺伝，AD: 常染色体顕性遺伝
（森下英理子．臨床に直結する血栓止血学　改訂2版．稀な先天性凝固因子欠乏/異常症．東京: 中外医学社; 2013

イントロン22の逆位は最も特徴的な異常であり，重症患者の約40%で認められる．一方，血友病Bの原因となる*FIX*遺伝子はXq27.1に位置しており，その遺伝子異常の90%以上が点変異である．

2. VWD[3)]

Type 2NとType 3は常染色体潜性遺伝，その他は常染色体顕性遺伝を示し，男女共に発症する．VWFは約80%が血管内皮細胞から，約20%が巨核球から産生され，VWF遺伝子は12番染色体短腕に位置している．

Type 1: 最も一般的な型で，VWFの量的異常．

Type 2: VWFの質的異常．

- Type 2A: 高分子マルチマーの形成障害
- Type 2B: 血小板GP1bに対する親和性亢進による高分子マルチマーの消費性低下

主な臨床症状	検査値と臨床症状の関係	推奨する製剤
新生児期の臍出血，成長すると鼻出血，口腔内出血，過多月経，関節内出血．重篤な出血として頭蓋内出血をきたし，致死的となる場合もある．	強い	乾燥ヒトフィブリノゲン製剤，FFP
乳幼児期から皮下出血，筋肉内出血，関節内出血，頭蓋内出血，尿路出血など，手術後の止血困難．	強い	プロトロンビンを含む血漿由来第Ⅸ因子複合体製剤
ホモ接合体では，頭蓋内出血などの重症例もあるが，多くは血友病に比べて出血症状は軽く，無症候の場合もある．皮膚粘膜出血，血腫および過多月経が最も一般的な症状．	弱い	FFP
一般的に出血症状は血友病より軽いが，FⅦ活性が 1%以下を呈するホモ接合体や複合ヘテロ接合体例では重篤な出血傾向を生じることがある．	弱い	遺伝子組換え活性型FⅦ製剤，血漿由来第Ⅸ因子複合体製剤
鼻出血，歯肉出血，過多月経，外傷や術後の過剰出血が多いが，関節出血，頭蓋内出血などの重篤な出血をきたす場合もある．	強い	第Ⅸ因子複合体製剤
血友病 C とも称されたが，出血症状は血友病に比べ軽い．出血症状は，口腔内出血あるいは外傷や外科的処置後の出血がほとんどで，関節・筋肉内出血は稀である．	極めて弱い	FFP
特徴的な出血症状は臍出血と頭蓋内出血である．その他の出血症状としては，皮下出血や血腫などがしばしば認められ，一時的に止血できても翌日に再出血する遅延性出血も特徴的である．	強い	遺伝子組換え第ⅩⅢ製剤，血漿由来第ⅩⅢ因子複合体製剤

p.186 表 1 改変）

- Type 2M: GP1b への結合またはコラーゲンへの結合の低下
- Type 2N: FⅧへの結合部位の異常による FⅧ活性の低下

Type 3: VWF の完全欠損

3. その他の先天性凝固異常症[4)]

主に常染色体潜性遺伝形式をとる(フィブリノゲン異常症は常染色体顕性遺伝)．ホモ接合体の発症頻度は 50～200 万に 1 人できわめて稀である．活性・抗原量ともに低下する欠乏症と，抗原量は正常であるが活性が低下する異常症に分類される [表 1]．

C 検査と診断のポイント

1. 血友病[1,2)]

幼少期から反復する特徴的な出血症状と，家族歴が重要である．ただし，家族歴のない孤発例が1/3程度存在する．活性化部分トロンボプラスチン時間（activated partial thromboplastin: APTT）が延長するが，プロトロンビン時間（prothrombin time: PT）は正常である．通常は凝固一段法を用いてFⅧ活性またはFⅨ活性を測定する．それぞれの活性が単独で40％未満に欠乏・低下している場合に，血友病と診断される（重症: 1％未満，中等症: 1〜5％未満，軽症: 5〜40％未満）．新生児のFⅧ活性は成人値とほぼ同じであるが，FⅨ活性は生理的に30〜50％と低値である．そのため，血友病Bの診断は生後6カ月以降に行う必要がある．

2. VWD[3)]

診断のアルゴリズムを［図1］（von Willebrand病の診療ガイドライン2021年版および2021年版 修正2022年2月を参照）[4)]に示す．全血球数，PT，APTT，フィブリノゲンを測定する．APTT単独延長もしくは延長がなくても出血症状が明確であれば，VWF抗原量（VWF: Ag），VWFリストセチンコファクター活性（VWF: RCo），FⅧ活性を測定する．VWFレベル（VWF活性またはVWF抗原量）が30％未満の場合をVWDと診断する．VWFはさまざまな要因により容易に変動するため，診断には測定を少なくとも2〜3回実施する．国外のガイドラインでは30〜50％かつ出血傾向もしくは家族歴でVWDと診断することもあり，VWF活性が30〜50％の人をlow VWFとしてフォローするべきとも言われている．

3. その他の先天性凝固異常症[5)]

各凝固因子の定量や凝固機能検査，血小板凝集能の評価によって診断される．遺伝子解析研究も進んでいるが，現時点ではまだ通常診療で行うことができない［表1］．

D 治療のポイントと予後

1. 血友病[1,2)]

詳細な治療方法は，日本血栓止血学会より発行されている「インヒビターのない血友病患者に対する止血治療ガイドライン2013年改訂版」，「インヒビター保有先天性血友病患者に対する止血治療ガイドライン2013年改訂版」[6)]および「血友病患者に対する止血治療ガイドライン: 2019年補遺版」を参照．

a. 出血時治療（オンデマンド療法）

凝固因子製剤（以下，製剤）の必要輸注量を下記の式から計算する．

FⅧの必要輸注量（単位）＝体重（kg）×目標ピーク因子レベル（％）×0.5

FⅨの必要輸注量（単位）＝体重（kg）×目標ピーク因子レベル（％）×X＊

＊血漿由来製剤の場合は1，遺伝子組換え第Ⅸ因子製剤の場合には1〜1.4.

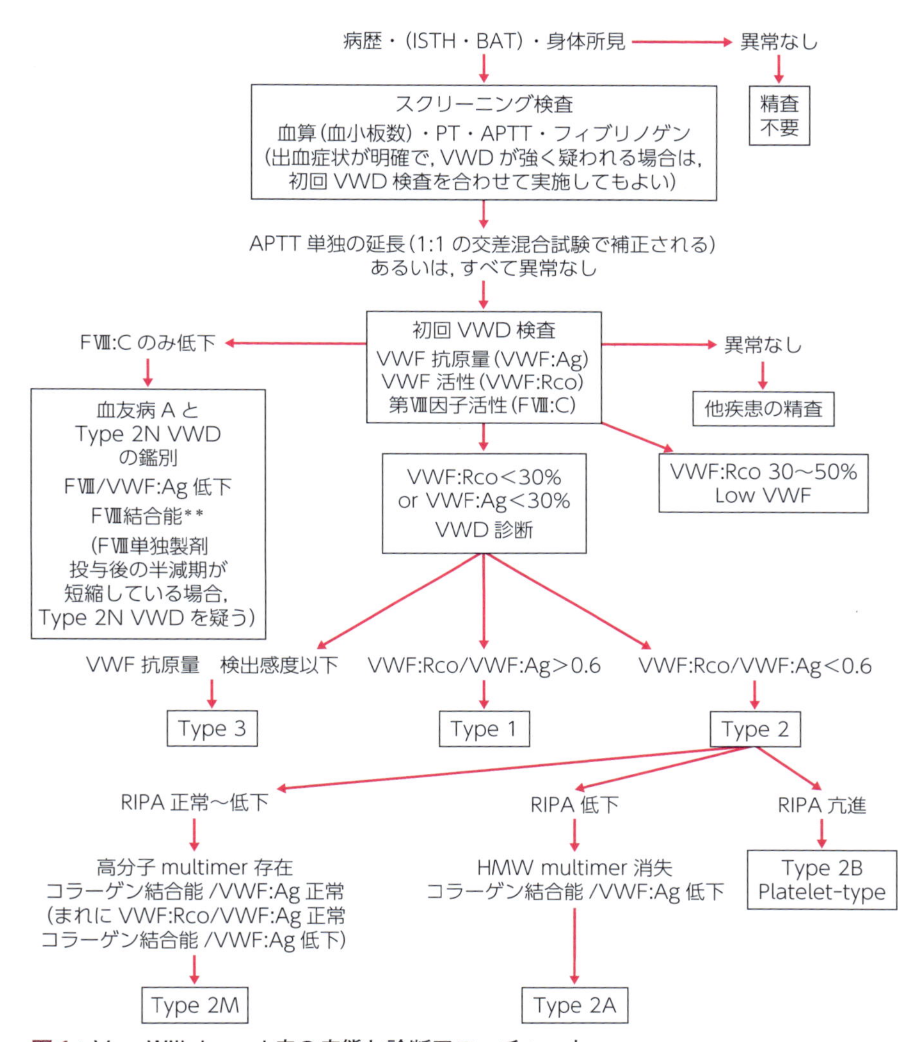

図 1 ▶ Von Willebrand 病の病態と診断フローチャート

(von Willebrand 病の診療ガイドライン作成委員会．von-Willebrand 病の診療ガイドライン 2021 年版および 2021 年版 修正 2022 年 2 月: https: //www.jsth.org/wordpress/guideline/[4] より一部改変)

表2▶急性出血時の補充療法

出血部位	目標ピーク因子レベル	追加輸注の仕方	備考
1）関節内出血 軽度 重度	 20～40% 40～80%	原則初回のみ（B，Ⅲ）． ピーク因子レベルを40%以上にするよう12～24時間毎に出血症状消失まで（B，Ⅲ）．	急性期は局所の安静保持を心がける．外傷性の関節内出血もこの投与法に準じて行う．なお，急性期に関節穿刺を行う場合には「各種処置・小手術」の項に従って補充療法を行う．
2）筋肉内出血（腸腰筋以外）	関節内出血に準ずる（C，Ⅳ）．		急性期は局所の安静保持を心掛ける．
3）腸腰筋出血	80%以上	以後トラフ因子レベルを30%以上に保つように出血症状消失まで（C，Ⅳ）．	原則入院治療として安静を保つ（B，Ⅲ）．関節手術に準じて持続輸注を選択してもよい（C，Ⅳ）．
4）口腔内出血 舌や舌小体，口唇小体，口蓋裂傷	20～40% 40～60%	原則1回のみ．止血困難であれば，ピーク因子レベルを20%以上にするよう12～24時間おきに出血症状消失まで（C，Ⅳ）． ピーク因子レベルを40%以上にするよう12～24時間おきに3～7日間（C，Ⅳ）．	トラネキサム酸1回15～25 mg/kgを1日3～4回内服か1回10 mg/kgを1日3～4回の静注を併用してもよい（C，Ⅳ）．なお，舌や舌小体，口唇小体，口蓋裂傷では流動食などの柔らかい食事を心掛け，入院加療を考慮する（C，Ⅳ）．
5）消化管出血*	80%以上	トラフ因子レベルを40%以上に保つように12～24時間おきに．止血しても3～7日間継続（C，Ⅳ）．	消化管壁内出血に対してもこの方法に準じる．関節手術に準じて持続輸注を選択してもよい（C，Ⅳ）．入院にて行い，原因の検索を行う．
6）閉塞のおそれのある気道出血*	消化管出血に準じて行う（C，Ⅳ）．		入院にて行う（C，Ⅳ）．
7）皮下出血 ※大きな血腫や頸部，顔面	原則不要 20～40%	 症状に応じて12～24時間おきに1～3日間（C，Ⅳ）．	気道圧迫の恐れがある場合は気道出血の補充療法に準じ，入院加療を考慮する．
8）鼻出血 ※止血困難時	原則不要 20～40%	 症状に応じて12～24時間おきに1～3日間（C，Ⅳ）．	局所処置とトラネキサム酸1回15～25 mg/kgを1日3～4回内服か1回10 mg/kgを1日3～4回の静注を優先する（C，Ⅳ）．
9）肉眼的血尿 ※止血困難時	原則不要 40～60%	 症状に応じて12～24時間おきに1～3日間（C，Ⅳ）．	安静臥床と多めの水分摂取（あるいは補液）を行い，原因検索を行う．トラネキサム酸の使用は禁忌（C，Ⅳ）．
10）頭蓋内出血*	100%以上	トラフ因子レベルを50%以上保つように少なくとも7日間続ける（C，Ⅳ）．	入院治療とする．持続輸注が望ましい（C，Ⅳ）．
11）乳幼児の頭部打撲	50～100%	速やかに1回輸注し，必要に応じてCTスキャンを行う（C，Ⅳ）．	CTスキャン検査で頭蓋内出血が否定された場合でも2日間は注意深く観察を行う（C，Ⅳ）． 乳幼児の頭蓋内出血の初期は典型的な症状を呈することが少ないので注意を要する．
12）骨折*	100%以上	トラフ因子レベルを50%以上保つように少なくとも7日間続ける（C，Ⅳ）．	関節手術に準じて持続輸注を選択してもよい（C，Ⅳ）．上下肢の骨折では血腫によるコンパートメント症候群の発症に留意する．
13）外傷：ごく軽微な切創 ※それ以外*	口腔内出血，皮下出血，鼻出血の補充療法に準じる． 骨折の補充療法に準じる（C，Ⅳ）		軽微な外傷以外は入院治療とする（C，Ⅳ）．
14）コンパートメント症候群*	関節内出血（重度）に準じて行う．		整形外科紹介が必要（C，Ⅳ）

*専門医のいる施設，または専門医に相談の上で対応できる施設への入院が望ましい
（日本血栓止血学会．インヒビターのない血友病患者に対する止血治療ガイドライン2013年改訂版参照）

急性出血時の目標ピーク因子: [表2] を参照

b. 定期補充療法

初回関節内出血後または2歳未満から開始する一次定期補充療法とそれ以外の二次定期補充療法がある．近年，一次定期補充療法は早期化している．

c. インヒビター保有症例の治療

出血時には遺伝子組換え活性型第Ⅶ因子製剤，活性型プロトロンビン複合体製剤，乾燥濃縮ヒト血液凝固第X因子加活性化第Ⅶ因子によるバイパス治療が行われる．インヒビター値が5 BU/mL未満の場合には高用量の凝固因子製剤を用いた中和療法が行われることもある．また，インヒビターを消失させる治療として製剤を反復投与する免疫寛容導入療法を行うこともある．

d. エミシズマブ

エミシズマブは，活性型第Ⅸ因子と第X因子を架橋することにより．活性型第Ⅷ因子の補因子機能を代用する．インヒビター保有血友病A症例にも使用できる．乳児期におけるエミシズマブの有効性も報告されている（HAVEN7）.

e. コンシズマブ（抗TFPIモノクローナル抗体）

TFPI（組織因子経路インヒビター）はTFPIに特異的に結合することでその抗凝固作用を阻害し，活性型血液凝固第X因子の増加及びトロンビン生成能を回復させることで出血傾向の抑制効果を示す．現在，インヒビター保有の血友病AおよびBに保険適用がある．

予後: 一次定期補充療法が関節内出血回数の著減と関節症発症を阻止する有効性が証明され，従来のABR目標を超え，さらなるQOL（生活の質）向上が期待される．一方，従来の定期補充療法では関節症発症予防には不十分であることが判明し[7]，本人の自覚症状がなくても，無症候性に関節症が進行していく可能性も指摘されている．

2. VWD[3]

治療は低下したVWFおよびFⅧを補正することであり，貯蔵部位の血管内皮細胞からのVWFの放出をもたらすDDAVP投与と，VWF濃縮製剤による補充療法がある．

- DDAVPはtype 1と2Aに対して保険適用がある．type 2Aと2Mでは症例によっては効果がない場合があり，type 3には無効である．type 2Bには禁忌である．
- VWF濃縮製剤: これまでヒト血漿由来VWF含有第Ⅷ因子製剤（pdVWF/FⅧ製剤）のみが使用可能であったが，2020年6月から遺伝子組換えVWF製剤（rVWF製剤）が使用できるようになった（18歳以上の患者に保険適応あり）.

- 鼻出血，歯肉出血などの粘膜出血の際および抜歯時には抗線溶薬（トラネキサム酸）の併用が有効である.

予後: FⅧ活性はある程度保たれる症例が多く，血友病に比べ関節内出血や筋肉内出血などの深部出血は少ない.

3. その他の先天性凝固異常症[4)]

症状や凝固因子の異常に応じた治療が行われ，予後は患者の状態によって異なる［表1］. 第XII因子欠乏/異常症では，APTT が著明に延長するが，臨床的には出血傾向を示さない.

E 患者・保護者への説明・指導のポイント

1. 血友病

乳幼児期後半から幼児期に出血が増えてくるため，関節内出血が出現した場合は，定期補充療法を考慮する. 保育園，幼稚園，学校における出血時の対応を説明する. 小学校高学年になってきたら，自己注射も可能になるため指導を始めていく. 口腔衛生も重要であり，血友病の患者は出血リスクを恐れて歯磨きが不十分であることが多く，適切な指導が必要である. 血友病関節症について説明し，定期的な関節評価の重要性を理解してもらう.

2. VWD

外科的処置や周産期の際の出血リスクについて理解を促し，必要な場合は止血管理が必要であることを説明する.

3. その他の先天性凝固異常症

患者や保護者に病態や治療の理解を促し，日常生活での注意点について指導する. 血漿由来血液凝固因子製剤の使用には，感染症や抗体産生などのリスクがあることを説明する.

◆**文献**

1）長江千愛. 小児疾患診療のための病態生理　3. 改訂第6版. 血液・腫瘍性疾患血友病. 小児内科. 2022; 54: 867-71.
2）野上恵嗣. 血友病医療の進歩. 日本小児科学会雑誌. 2023; 127: 1365-74.
3）山下敦己. 新たに作成された von Willebrand 病の診療ガイドラインから見た今後の診療展望. 日本小児血液・がん学会雑誌. 2023; 60: 292-6.
4）von Willebrand 病の診療ガイドライン作成委員会. von-Willebrand 病の診療ガイドライン 2021年版および2021年版 修正2022年2月: https: //www.jsth.org/wordpress/guideline/.
5）森下英理子. 臨床に直結する血栓止血学. 改訂2版. 東京: 中外医学社; 2018. p.185-92.

6) 日本血栓止血学会. インヒビターのない血友病患者に対する止血治療ガイドライン2013年改訂版. 2013.
7) Warren BB, Thornhill D, Stein J, et al. Young adult outcomes of childhood prophylaxis for severe hemophilia A: results of the Joint Outcome Continuation Study. Blood Adv. 2020; 4: 2451-9.

〈松野良介〉

SECTION

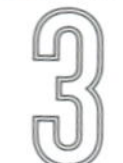

後天性凝固異常

A 後天性ビタミンK依存性凝固因子欠乏症

KEY POINTS

1… 本症を疑う場合は，検査結果を待たずにビタミンK製剤を静脈内投与する．

2… 新生児・乳児ビタミンK欠乏性出血症の予防はビタミンK製剤の3カ月法が推奨される．

1. 定義

ビタミンKは脂溶性ビタミンであり，胆汁酸と膵液の作用により小腸上部で吸収され，酸化還元を繰り返しながら再利用される．凝固因子では第Ⅱ，Ⅶ，Ⅸ，Ⅹ因子がビタミンK依存性タンパクであり，肝臓で産生される．生理活性を有する還元型ビタミンKが補因子となり，ビタミンK依存性タンパク前駆体（PIVKA）のグルタミン酸残基がγカルボキシグルタミン酸残基に変換され，カルシウムイオンと結合可能な状態となり凝固作用を発現する[1)]．ビタミンKが欠乏するとPIVKAのままとなり凝固反応が遅延し出血傾向をきたす．

2. 病因と病態

主として新生児・乳児ビタミンK欠乏性出血症（VKDB），薬剤，吸収障害，肝疾患があげられる．

新生児・乳児VKDBは発症時期により臨床像に違いがあり，日本では，出生後7日までに発症する新生児VKDBと，それ以降の乳児期に発症する乳児VKDBに分類される．乳児VKDBはさらに，母乳栄養以外に誘因のない特発性と，肝胆道疾患や慢性下痢，抗菌薬などの母乳栄養の他にも誘因がみられる二次性からなる．新生児VKDBは皮膚と消化管出血の頻度が高いのに対し，乳児VKDBでは8割以上に頭蓋内出血がみられ死亡や後遺障害にもつながる．ビタミンK欠乏に陥る原因として，胎盤移行性が悪い，腸内細菌叢が完成していない，母乳中の含量が少ない，吸収能が低い，還元型ビタミンKに変換する上で必要なエポキシド還元酵素活性が低い，などがあげられる[2)]．

薬剤は，ワルファリンをはじめ，ビタミンK代謝サイクルを阻害する特定の側鎖を持つ抗菌薬や，カルバマゼピン，フェニトイン，フェノバルビタールなどの抗てんかん薬，リファンピシンやイソニアジドなどの抗結核薬が知られている[1]．その他，脂溶性ビタミンの吸収障害をきたす疾患や，肝障害を呈する胆道閉鎖症，囊胞性線維症，α_1アンチトリプシン欠損症などに合併する．

3．検査と解釈

プロトロンビン時間（PT），活性化部分トロンボプラスチン時間（APTT）の延長，ヘパプラスチンテスト（HPT）の低下がみられる．第Ⅶ，Ⅸ，Ⅹ，Ⅱ因子の順に半減期が短いため第Ⅶ因子を反映しPTが敏感に変動するが，APTTも延長している場合は重症である．ビタミンK製剤の非経口投与後2～4時間でこれらの数値は改善するため治療的診断として有用である．ビタミンK欠乏状態を示すPIVKA-Ⅱは増加するが，半減期が長く治療開始後数日は異常値を示す[1]．

4．治療のポイントと予後

a．治療

本症を疑った場合には，検査結果を待たずにビタミンK製剤（ケイツーN静注）0.5～1 mg/kg（新生児0.5～1 mg，成人10～20 mg）を静脈注射する．静脈確保困難例では筋肉注射は避け皮下注射する．重症例には新鮮凍結血漿を併用する．第Ⅸ因子複合体濃縮製剤（PPSB-HT静注用）やプロトロンビン複合体製剤（ケイセントラ）も有効だが，本症では保険適応外である．

b．新生児・乳児VKDBの予防

2011年以前は，出生後，生後1週または産科退院時，1カ月健診時にビタミンK_2製剤（ケイツーシロップ）2 mgを内服する3回法が一般的であったが，発症を防ぐことは困難であった[2]．そこで「新生児・乳児ビタミンK欠乏性出血症に対するビタミンK製剤投与の改訂ガイドライン（修正版）」が2011年に発行され，2021年には多数の関連学会が連名で発症予防に関する提言を行った[3]．ここでは生後3カ月まで毎週1回投与する3カ月法の推奨と肝胆道系疾患の早期発見の重要性を強調している．早産児や合併症をもつ新生児にはビタミンK製剤0.3～1 mgを静脈注射する．

5．患者・保護者への説明，指導のポイント

新生児・乳児VKDBは発症すると生命予後および神経学的予後が不良であるが，ビタミンK製剤の定期内服で予防可能であり，また肝胆道疾患の早期発見・介入のため母子手帳の便色カードを活用するよう指導する．

B 播種性血管内凝固

KEY POINTS

1… 播種性血管内凝固（DIC）は凝固と線溶のバランスにより，臓器障害や出血症状を呈する．

2… 基礎疾患の治療が第一であり，凝固・線溶マーカーで適宜病態を評価しながら治療介入を検討する．

1. 定義

播種性血管内凝固（disseminated intravascular coagulation: DIC）は，基礎疾患の存在下に全身性かつ持続性の著しい凝固活性化をきたし，細小血管内に微小血栓が多発する重篤な病態である．微小血栓による虚血性臓器障害や，血小板や凝固因子の消費と線溶能の亢進による出血傾向を呈する．

2. 病因と病態

DIC の基礎疾患は感染症，悪性腫瘍，組織損傷，血管関連疾患など多岐にわたり，発生機序も原疾患により異なるが，サイトカインや組織因子，血管内皮細胞が関与する．共通して著しい凝固活性化状態となるが，線溶能の程度により，線溶抑制型，線溶亢進型，線溶均衡型に病型分類される．線溶抑制型は重症感染症が代表であり，線溶抑制因子であるプラスミノゲンアクチベータインヒビター（PAI）が著増するために強い線溶抑制状態となり，微小血栓が溶解されにくく臓器障害が主症状となる．一方線溶亢進型は，PAI は上昇せず凝固能以上に線溶能が著しく活性化され，出血症状が高度となる急性前骨髄性白血病（acute promyelocytic leukemia: APL）が有名である．線溶均衡型は凝固・線溶のバランスがとれており比較的無症状で経過する固形がんなどでみられる[4]．

3. 検査と解釈

診断基準には，最近まで旧厚生省 DIC 診断基準[5]，日本救急医学会急性期 DIC 診断基準[6]，国際血栓止血学会 overt DIC 診断基準[7]が頻用されてきたが，早期 DIC の診断感度が悪い，血小板が低下する造血器腫瘍や肝疾患に適用できない，などの欠点があり，改善したのが「日本血栓止血学会 DIC 診断基準 2017 年版」である．基礎疾患を造血障害型，感染症型，基本型の 3 つに分別し，凝固活性化を反映する

JCOPY 498-24500

分子マーカーを項目に組込んでいる［図 1］．加えてDICの病型分類，病態評価を行う上で有用なマーカーに関しても記載されており，一読されたい[8)]．新生児では，凝固・線溶活性は成人と大きく異なり，採血量にも限界があるため「新生児DIC診断・治療指針2016年版」[9)]を使用する［図 2］．

なお，検査の解釈には注意を要する．例えばFDPやD-dimerは大量胸腹水や大血腫でも上昇し，トロンビン-アンチトロンビン複合体は採血困難例でartifactが出やすい．また線溶亢進型DICの診断にはプラスミン-α2プラスミンインヒビター複合体，PAI-1を測定すべきである．

4．治療のポイントと予後

基礎疾患の治療が最重要であると同時に，治療は抗凝固療法，補充療法，抗線溶療法に大別される．抗凝固療法はDICの本態である著しい凝固活性化を阻止するために，ヘパリン類，アンチトロンビン（AT）製剤，遺伝子組換えトロンボモジュリン製剤（rTM），合成プロテアーゼ阻害薬（SPI）を使用する．ヘパリン類はAT活性の低下時には十分な効果が期待できないため，AT製剤を併用する．rTMは抗凝固作用に加え抗炎症作用を併せ持つという特徴がある．SPIは出血によりヘパリン類が使用困難な場合や線溶亢進型に有用で，メシル酸ガベキサートとメシル酸ナファモスタットがあり，後者の方が線溶抑制作用は強い．状況に応じて濃厚血小板，新鮮凍結血漿の補充療法を行う．抗線溶療法は全身性の血栓症を引き起こす可能性があり原則禁忌であるが，高度の線溶活性による出血が著しい特殊な病態では，抗凝固療法との併用で効果を発揮することがある．APLに対する全トランス型レチノイン酸投与時のトラネキサム酸の併用が禁忌であるように，使用には細心の注意を払う必要がある[4)]．

予後は基礎疾患と重症度によるが，臨床症状が出現するときわめて不良となるため，早期に診断し治療を開始した上で，経時的に評価し病態を把握することが肝要である．

5．患者・保護者への説明，指導のポイント

DICは急速に進行し，全身治療を要する例が多い．また経過中に病態が変化するため，保護者の心情，理解に配慮しながら都度説明することが求められる．

A

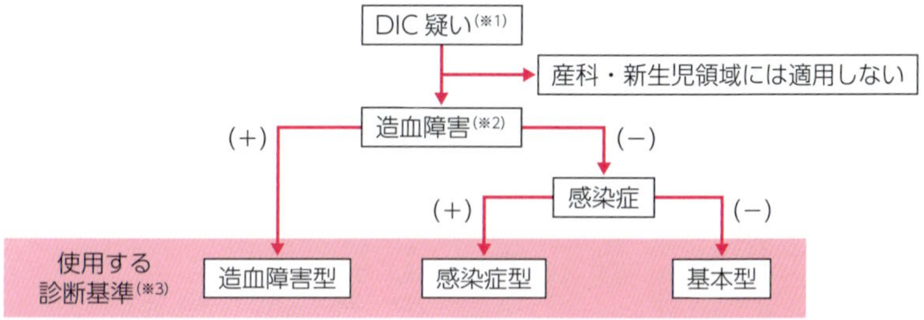

DIC 疑い(※1)
産科・新生児領域には適用しない
造血障害(※2)
(+) → 造血障害型
(−) → 感染症
感染症 (+) → 感染症型
感染症 (−) → 基本型
使用する診断基準(※3): 造血障害型 / 感染症型 / 基本型

B

項目		基本型	造血障害型	感染症型
一般止血検査	血小板数 (×10^4/μL)	12< 0点 8< ≦12 1点 5< ≦8 2点 ≦5 3点 24時間以内に30%以上の減少(※1) +1点		12< 0点 8< ≦12 1点 5< ≦8 2点 ≦5 3点 24時間以内に30%以上の減少(※1) +1点
	FDP (μg/mL)(※2)	<10 0点 10≦ <20 1点 20≦ <40 2点 40≦ 3点	<10 0点 10≦ <20 1点 20≦ <40 2点 40≦ 3点	<10 0点 10≦ <20 1点 20≦ <40 2点 40≦ 3点
	フィブリノゲン (mg/dL)	150< 0点 100< ≦150 1点 ≦100 2点	150< 0点 100< ≦150 1点 ≦100 2点	
	プロトロンビン時間比(※3)	<1.25 0点 1.25≦ <1.67 1点 1.67≦ 2点	<1.25 0点 1.25≦ <1.67 1点 1.67≦ 2点	<1.25 0点 1.25≦ <1.67 1点 1.67≦ 2点
分子マーカー	アンチトロンビン (%)	70< 0点 ≦70 1点	70< 0点 ≦70 1点	70< 0点 ≦70 1点
	TAT, SF または F1+2(※4)	基準範囲上限の2倍未満 0点 基準範囲上限の2倍以上 1点	基準範囲上限の2倍未満 0点 基準範囲上限の2倍以上 1点	基準範囲上限の2倍未満 0点 基準範囲上限の2倍以上 1点
肝不全(※5)		なし 0点 あり −3点	なし 0点 あり −3点	なし 0点 あり −3点
DIC 診断(※6)		6点以上	4点以上	5点以上

図1▶DIC 診断

A: DIC 診断基準適用のアルゴリズム

※1: DIC の基礎疾患を有する場合，説明のつかない血小板減少・フィブリノゲン低下・FDP 上昇などの検査値異常がある場合，静脈血栓塞栓症などの血栓性疾患がある場合など．

※2: 骨髄抑制・骨髄不全・末梢循環における血小板破壊や凝集など，DIC 以外にも血小板数低下の原因が存在すると判断される場合に（+）と判断．寛解状態の造血器腫瘍は（−）と判断する．

※3: 基礎病態を特定できない（または複数ある）あるいは「造血障害」「感染症」のいずれにも相当しない場合は「基本型」を使用する．例えば，固形がんに感染症を合併し基礎病態が特定できない場合には「基本型」を用いる．

B: DIC 診断基準

※1: 血小板数＞5万/μL では経時的低下条件を満たせば加点する（血小板数≦5万/μL では加点しない）．血小板数の最高スコアは3点までとする．

※2: FDP を測定していない施設（D-ダイマーのみ測定の施設）では，D-ダイマー基準値上限2倍以上への上昇があれば1点を加える．ただし，FDP も測定して結果到着後に再評価することを原則とする．
FDP または D-ダイマーが正常であれば，上限基準を満たした場合であっても DIC の可能性は低いと考えられる．

※3: ISI が 1.0 に近ければ，INR でも良い（ただし DIC の診断に PT-INR の使用が推奨されるというエビデンスはない）．プロトロンビン時間比の上昇が，ビタミン K 欠乏症によると考えられる場合には，上記基準を満たした場合であっても DIC とは限らない．

※4: 採血困難例やルート採血などでは偽高値で上昇することがあるため，FDP や D-ダイマーの上昇度に比較して，トロンビン-アンチトロンビン複合体（TAT）や可溶性フィブリン（SF）が著増している場合は再検する．即日の結果が間に合わない場合でも確認する．
手術直後は DIC の有無とは関係なく，TAT，SF，FDP，D-ダイマーの上昇，AT の低下など DIC 類似のマーカー変動がみられるため，慎重に判断する．

※5: ウイルス性，自己免疫性，薬物性，循環障害などが原因となり「正常肝ないし肝機能が正常と考えられる肝に肝障害が生じ，初発症状出現から8週以内に，高度の肝機能障害に基づいてプロトロンビン時間活性が40%以下ないしは INR 値1.5以上を示すもの」（急性肝不全）および慢性肝不全「肝硬変の Child-Pugh 分類 B または C（7点以上）」が相当する．

※6: DIC が強く疑われるが本診断基準を満たさない症例であっても，医師の判断による抗凝固療法を妨げるものではないが，繰り返しての評価を必要とする．

A

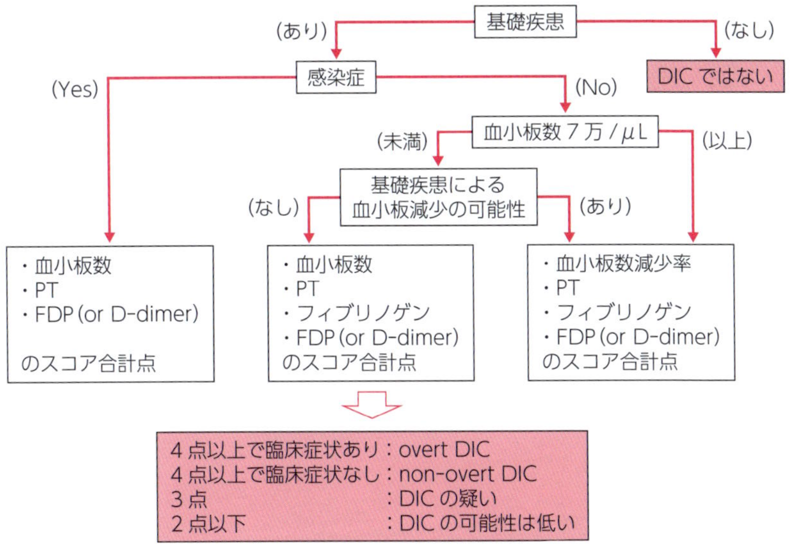

基礎疾患
(あり) → 感染症
(なし) → DIC ではない

感染症
(Yes) → ・血小板数 ・PT ・FDP (or D-dimer) のスコア合計点
(No) → 血小板数 7 万 / μL

血小板数 7 万 / μL
(未満) → 基礎疾患による血小板減少の可能性
(以上) → ・血小板数減少率 ・PT ・フィブリノゲン ・FDP (or D-dimer) のスコア合計点

基礎疾患による血小板減少の可能性
(なし) → ・血小板数 ・PT ・フィブリノゲン ・FDP (or D-dimer) のスコア合計点
(あり) → ・血小板数減少率 ・PT ・フィブリノゲン ・FDP (or D-dimer) のスコア合計点

⇩

4 点以上で臨床症状あり：overt DIC
4 点以上で臨床症状なし：non-overt DIC
3 点　　　　　　　　　：DIC の疑い
2 点以下　　　　　　　：DIC の可能性は低い

B

項目		出生体重	
		1,500g 以上	1,500g 未満
血小板数 (×10⁴/μL) (※1)	7≦ かつ 24 時間以内に 50% 以上減少 5≦　<7 <5	1 点 1 点 2 点	1 点 1 点 2 点
フィブリノゲン (mg/dL) (※2)	50≦　<100 <50	1 点 2 点	— 1 点
凝固能 (PT-INR)	1.6≦　<1.8 1.8≦	1 点 2 点	— 1 点
線溶能 (FDP or D-dimer) (※3)	<基準値の 2.5 倍 基準値の 2.5 倍≦　<10 倍 基準値の 10 倍≦	−1 点 1 点 2 点	−1 点 2 点 3 点

図 2▶新生児 DIC 診断

(新生児 DIC 診断・治療指針 2016 年版[9]一部改変)

A: 新生児 DIC 診断のアルゴリズム

補足: non-overt DIC は従来の laboratory DIC に相当する．スコア合計点が 3 点の DIC 疑いは，抗凝固療法開始の目安とする．2 点以下は DIC の可能性が低いが，引き続き注意して観察する．

B: DIC 診断基準

※1: 基礎疾患が骨髄抑制疾患など血小板減少を伴う疾患の場合には加点しない．

※2: 基礎疾患が感染症の場合には加点しない．感染症の診断は小児・新生児 SIRS 基準[9]などによる．

※3: TAT，可溶性フィブリンモノマー（FM），可溶性フィブリンモノマー複合物（SFMC）は，トロンビン形成の分子マーカーとして，凝固亢進の早期診断に有用な指標である．しかし，採血手技の影響を極めて受けやすいことから，血小板数や D-ダイマーなど他の凝固学的検査結果とあわせて評価する．血管内留置カテーテルからの採血など採血時の組織因子の混入を否定できる検体では，TAT，FM，SFMC の 1 つ以上が異常高値の場合は，1 点のみを加算する．なお，採血方法によらず，これらの測定値が基準値以内の時は DIC である可能性は低い．

◆文献

1) 白幡　聡．ビタミンK欠乏症の臨床．血栓止血誌．2007; 18: 584-87.
2) 白幡　聡，伊藤　進，高橋幸博，他．新生児・乳児ビタミンK欠乏性出血症に対するビタミンK製剤投与の改訂ガイドライン（修正版）．日小児会誌．2011; 115: 705-12.
3) 日本小児科学会，日本産科婦人科学会，日本周産期・新生児医学会，他: 新生児と乳児のビタミンK欠乏性出血症発症予防に関する提言．2021．（http: //www.jpeds.or.jp/modules/guidelines/index.php?content_id=134）
4) Asakura H. Classifying types of disseminated intravascular coagulation: clinical and animal models. J Intensive Care. 2014; 2: 20.
5) Kobayashi N, Maekawa T, Takada M, et al. Criteria for diagnosis of DIC based on the analysis of clinical and laboratory findings in 345 DIC patients collected by the Research Committee on DIC in Japan. Bibl Haematol. 1983; 49: 265-75.
6) 丸藤　哲，射場敏明，江口　豊，他．急性期DIC診断基準　多施設共同前向き試験結果報告．日救急医会誌．2005; 16: 188-202.
7) Taylor FB Jr, Toh CH, Hoots WK, et al. Towards definition, clinical and laboratory criteria, and a scoring system for disseminated intravascular coagulation. Thromb Haemost. 2001; 86: 1327-30.
8) 朝倉英策，髙橋芳右，内山俊正，他．日本血栓止血学会DIC診断基準2017年版．血栓止血会誌．2017; 28: 369-91.
9) 日本産婦人科・新生児血液学会．新生児DIC診断・治療指針作成ワーキンググループ．新生児DIC診断・治療指針2016年版．日産婦新生児血会誌．2016; 25: 3-34.

〈渡壁麻依〉

SECTION

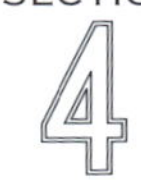

血栓症

KEY POINTS

1… 本邦の小児の静脈血栓症ではプロテインC（protein C: PC）欠乏症，プロテインS（protein S: PS）欠乏症，アンチトロンビン（antithrombin: AT）欠乏症，抗リン脂質抗体症候群（antiphospholipid syndrome: APS）を考慮する．

2… PC欠乏症，PS欠乏症，AT欠乏症のホモ接合体では新生児期から電撃性紫斑病がみられる．

3… 溶血性貧血と血小板減少では血栓性微小血管症（thrombotic microangiopathy: TMA）を疑う．

4… ヘパリン使用時の血小板低下ではヘパリン起因性血小板減少症（heparin-induced thrombnocytopenia: HIT）を考慮する．

A 遺伝性血栓症

1. 定義

先天的な凝固阻止因子の欠乏による血栓症である．日本人ではPC欠乏症，PS欠乏症，AT欠乏症が多く，割合はおよそPC欠乏症65%，PS欠乏症20%，AT欠乏症15%と推定されている．いずれも常染色体顕性遺伝（優性遺伝）であり，家族歴が重要である．

2. 病因と病態

PCはトロンボモジュリンとトロンビンによって活性化される．活性化PCはPSを補酵素に凝固第Ⅴa および第Ⅷa 因子を失活し，PAI-1を不活化し抗凝固作用を示す．PSは活性化PCの補酵素であるほか，単独でも第Ⅴa および第Ⅹa 因子を不活化する．ATはトロンビン，第Ⅸa 因子，第Ⅹa 因子，第Ⅺa 因子，第Ⅻa 因子などを阻害する．これらの凝固阻止因子が欠乏することにより過凝固となり，血栓症の原因となる．

3. 検査と診断のポイント

遺伝子検査が保険適応になっているが，未解明の遺伝性素因が存在する．スクリーニングとして遺伝子検査を用いることは推奨されない.

a. PC欠乏症

ヘテロ接合体の場合, PC活性値が約50%以下に低下する. 活性値が抗原量と合致するPC低下症（タイプⅠ）と, 抗原量は正常であるが活性値が約50%以下に低下するPC分子異常症（タイプⅡ）があり, 静脈系の血栓症の原因となる. ホモ接合体と複合ヘテロ接合体ではPC活性と抗原が共に約5%以下に著減しており, 新生児期より電撃性紫斑病を起こす. 新生児期ではPC/PS活性比0.35未満がスクリーニングに用いられる.

b. PS欠乏症

診断には活性・総抗原量・遊離型PS抗原量を測定する必要がある. 全てがほぼ並行して約50%以下となるタイプⅠ, 総抗原量と遊離抗原量は正常であるが活性が約50%以下のタイプⅡ, 総抗原量は正常であるが遊離抗原量と活性が約50%以下のタイプⅢに分類される. 基本的にはヘテロ接合体で, 思春期の深部静脈血栓症の原因となる. ホモ接合体および複合ヘテロ接合体の場合は新生児期の脳梗塞・出血・電撃性紫斑病を起こす.

c. AT欠乏症

先天的にAT活性が約50%以下に低下している. 活性値と抗原量が合致するAT低下症（タイプⅠ）と抗原量は正常であるが活性が約50%以下のAT分子異常症（タイプⅡ）がある. 下肢深部静脈血栓症, 血栓性静脈炎やこれに伴う肺血栓症を若年期から反復する. 動脈血栓は稀である.

4. 治療のポイントと予後

PC欠乏症では急性期にFFPや活性化PC製剤を補充する. 体重6 kg以上の重症PC欠乏症では肝移植を検討する[1]. AT欠乏症では外傷, 手術, 妊娠分娩などの血栓症のリスクが高い時期にAT製剤の補充を検討する. PSの濃縮因子製剤は存在しない. 血栓症の急性期は血栓溶解療法や血栓除去術および抗凝固療法を行う. 未分画ヘパリン, 低分子ヘパリン, ワルファリン, 直接作用型経口抗凝固薬（direct oral anticoagulant: DOAC）が保険適応となっている. ヘパリンおよびワルファリンは骨代謝に影響があるため長期投与では注意する. ワルファリンを開始する際はワルファリンジレンマに注意して少量から漸増する. 本邦ではPT-INR 1.5〜2.5が推奨されており, 電撃性紫斑病では経験的にPT-INR 2.5〜4.5とされている. DOAC（現在小児適応はリバーロキサバンのみ）はモニタリング不要と考えられているがEINSTEIN-Jr試験では最長で1年間の投与であり, 長期投与における有効性および安全性は不明である[2]．小児期の長期的な予防目的の抗凝固療法のエビデンスは確立していない．血栓症のリスク，抗凝固療法による出血などのリスクを考慮し，基礎疾患や患者背景を元に検討する．

5. 患者・保護者への説明・指導のポイント

小児慢性特定疾病の対象疾病である．常染色体顕性遺伝（優性遺伝）であるため，遺伝カウンセリングを行う必要がある．抗凝固療法中にコンタクトスポーツは推奨されない．未発症であっても，肥満や長期臥床など血栓のリスクは避けるよう説明する．また，成人期に妊娠・分娩，手術などの際に問題となりえるため本人への告知も重要である．

B 後天性血栓性疾患

1. 定義

TMAは細血管障害性溶血性貧血，消費性血小板減少，微小血管内血小板血栓による臓器障害を3主徴とする疾患群である．APSは抗リン脂質抗体を介して動静脈血栓症や習慣性流死産などを発症する自己免疫疾患である．HITはヘパリンの稀な合併症である．

2. 病因と病態

ADAMTS13に対する自己抗体によってADAMTS13活性が著減するTMAを後天性血小板減少性紫斑病（TTP），志賀毒素産生大腸菌（STEC）感染によるTMAを溶血性尿毒症症候群（HUS）とする．以前はこれ以外のTMAを非典型溶血性尿毒症症候群（aHUS）としていたが，現在は補体の異常活性化による補体介在性TMA（狭義のaHUS）と自己免疫疾患，造血幹細胞移植，悪性腫瘍，薬剤などが原因となる二次性TMA，その他のTMAにさらに分類されている．APSは抗リン脂質抗体を介して動静脈血栓を発症する自己免疫性疾患である．小児APSでは続発性が多い．HITはヘパリンの直接作用により血小板が減少する1型と，血小板第4因子とヘパリンが形成した複合体に対してHIT抗体が産生され血栓形成と血小板減少をきたす2型がある．

3. 検査と診断のポイント

a. 後天性TTP

原因不明の血小板減少と溶血性貧血を認めた場合にADAMTS13活性を測定し，10%未満に低下している症例をTTPと診断する．抗ADAMTS13抗体が陽性であれば後天性TTPと診断する[3]．

b. STEC-HUS

小児のTMAの多くを占める．下痢出現の4〜10日後に発症することが多い．生肉，生野菜，井戸水の摂取歴を確認する．溶血性貧血，血小板減少，急性腎障害の3主徴で診断し，志賀毒素や腸管出血性大腸菌の検出は必須ではない．予後不良な脳症を起こしうるほか，大規模食中毒にともない多発することがある．

c. 補体介在性TMA

家族歴の確認が重要である．遺伝子診断も保険適応となっているが，既知の病的バリアントが見つからない症例も約半数存在する．C3低値かつC4正常であれば疑われるが，このパターンは半数程度でありC3が正常であっても否定できない．確定診断が難しいため，全国調査研究班の事務局で検査を行っている．

d. APS

小児では下肢深部静脈血栓症，動脈血栓症が多いが，出血傾向を示すループスアンチコアグラント陽性低プロトロンビン血症もみられる．抗リン脂質抗体は小児では感染症後に一過性に陽性になることが多いことに注意する．Sapporo Criteriaを参考に診断する．

e. HIT

ヘパリンの持続投与だけでなく間欠的な投与やAラインでも発症するため，ヘパリン投与中に血小板減少をきたした場合には考慮する．確立した診断基準はなく，血小板数，血小板減少の時期，血栓症や続発症，他の疾患の可能性による4T's スコアリングおよびHIT抗体の存在を参考に診断する．

4. 治療のポイントと予後

後天性TTPでは新鮮凍結血漿を置換液とした血漿交換を行う．ADAMTS13の結果を待たずに開始することも検討する．副腎皮質ステロイドも併用されることが多い．カプラシズマブは12歳以上かつ体重40 kg以上で適応がある．再発・難治例ではリツキシマブを検討する．STEC-HUSについては支持療法が基本となる．抗菌薬については，HUS発症の危険因子であるとする報告と予防効果があるとする報告があり，結論は出ていない．補体介在性TMAでは血漿交換およびエクリズマブが検討される．エクリズマブ投与時は髄膜炎菌に注意する．後天性TTP，STEC-HUS，補体介在性TMAでは血小板投与は重篤な出血時などに限る．APSの急性期ではヘパリン療法が施行され，再発予防は動脈血栓では抗血小板療法が，静脈血栓ではワルファリンが投与される．リバーロキサンバンはループスアンチコアグラント，抗カルジオリピン抗体，抗β2グリコプロテインI抗体のいずれも陽性の場合にワルファリンより血栓症の再発が多いという報告がある．HITでは全てのヘパリン（ヘパリンコートされたカテーテルや透析回路，低分子ヘパリンも含む）を中止する．代替の抗凝固療法にはダナパロイドナトリウム，アルガトロバンが推奨されている．

5. 患者・保護者への説明・指導のポイント

後天性TTP，補体介在性TMA，APSは小児慢性特定疾病の対象疾病である．寛解後も再発の可能性があることを説明する．STEC-HUSはSTECの家庭内感染に注意する．また，予後不良の脳症を起こしうることを説明する．

◆文献

1）大賀正一，編．厚生労働科学研究費補助金（難治性疾患政策研究事業）．血液凝固異常症などに関する研究班．新生児期から成人期までに発症する特発性血栓症（EOT: early-onset thrombophilia）の診療ガイド．東京: 診断と治療社; 2024.
2）Bhat RV, Young G, Sharathkumar AA. How I treat pediatric venous thromboembolism in the DOAC era. Blood. 2024; 143: 389-403.
3）松本雅則，宮川義隆，小亀浩市，他．血栓性血小板減少性紫斑病診療ガイド2023．臨床血液．2023; 64: 445-60.

〈藤田祥央〉

Column 3　小児血液診療の心得

本稿では常日頃自分が心がけていた事を述べ，責に替えたいと思います．

(1) 初診の場と時間を大切にしていました．

後医は名医という言葉があります．時間が経って疾患の経過が分かっているほど，診断は容易になるため，後で診断した医師の方がより正しい診断に近づきやすい，ということを表現しています．患者さんは何故もっと早く分からなかったのだろう，と言う言葉を口にします．保護者としての気持からでる言葉です．前医を責める気持ちはありませんが，あいまいな返答は，前医を責める意味に同意したと受け取られかねません．私は患者から何故もっと早く分からなかったのだろう，という言葉を聞いたときは，現時点での診断が治療にとって最も適切な時期である事を説明していました．患者さんは，重大な疾患の可能性があると言われ，混乱した状態で来院します．初めての診察はその後の信頼関係を構築するとても大切な時間です．私は初診の場は以降の信頼関係の第一歩となる貴重な時間と認識していました．

(2) 患者さんに高校生の間に血液内科に移行する事を勧めていました．

以下は成人科の年齢になって以降も，治療的な投薬（または入院）が必要となる可能性がある患者さんの話です．経過観察と血液検査を目的とする，来院回数の少ない患者さんはこの限りではありません．血液疾患には年齢に関係なく発症する疾患が多くあります．中学生で発症した場合は，あっという間に高校生そして社会人となります．私は将来の治療的な介入の必要性が予想される場合は，経過が小康状態になっている時期をとらえ，高校生の間に成人科への転科を推奨していました．転院（転科）を勧める場合は，高校の卒業式が終わったらとか，生活の区切りに合わせ，前もって示しておくようにしていました．それ以外に自分ができることとして，内科医を含む学会・勉強会等へ参加し，地域の多くの先生と顔のみえる関係を構築する事をこころがけていました．

(3) 悪い知らせは聞く相手に心の準備が必要です．

発症時小学校高学年の白血病患者とのやりとりは，現場を退いた今でも私の心に残り続けています．その時，彼の闘病は２年以上に及び，既に数回の再発を繰り返していました．訪室した際，僕は死ぬの？　と彼は口にしました．私は彼の言葉を否定できませんでした．病状が悪く，死の転帰は避けられないと考えていたからで

JCOPY 498-24500

す．彼には聞きたい気持ちがあって，聞く心の準備ができていると考えました．相手が保護者の場合も同様です．悪い転帰を告げなければならない場合は，「最悪の場合」死のおそれがあります，と伝えていました．「最悪の場合」という言葉には，心の準備をして下さい，というメッセージが含まれています．余命について聞かれた時は，分からないという言い方は避けていました．「最悪の場合は 1 カ月」「経過のいい場合においても半年」などと，数字で示すようにしていました．具体的に示すことで，心の準備が生まれることを願っていました．ただし，期間の予測は間違えることもあります．告げなければならない時は，自分の経験にすぎないので，異なった結果はあり得ます．それは自分の経験不足からくるものです，誤っていた場合はどうぞ許して下さい，と付け加えるのを忘れないようにしていました．

〈花田良二〉

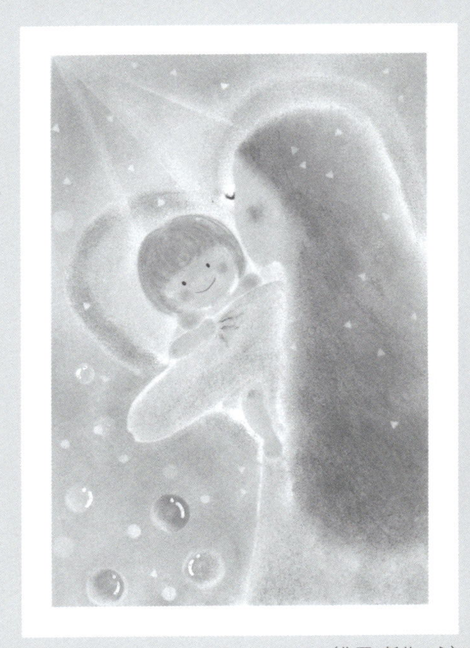

（作画: 新井　心）

索　引

あ行

か行

さ行

た行

な行

は行

ま行

や行

ら行

A

B

C

小児血液疾患診療マニュアル ©

発　行	2025年 2月 10日　1版1刷
編著者	山本将平
	康　勝好
発行者	株式会社　中外医学社
	代表取締役　青木　滋
	〒162-0805　東京都新宿区矢来町 62
	電　話　03-3268-2701(代)
	振替口座　00190-1-98814 番

印刷・製本/三報社印刷(株)　<RM・HI・MU>
ISBN978-4-498-24500-6　Printed in Japan